"十四五"职业教育国家规划教材

学前卫生学

AR版　附微课视频

（第四版）

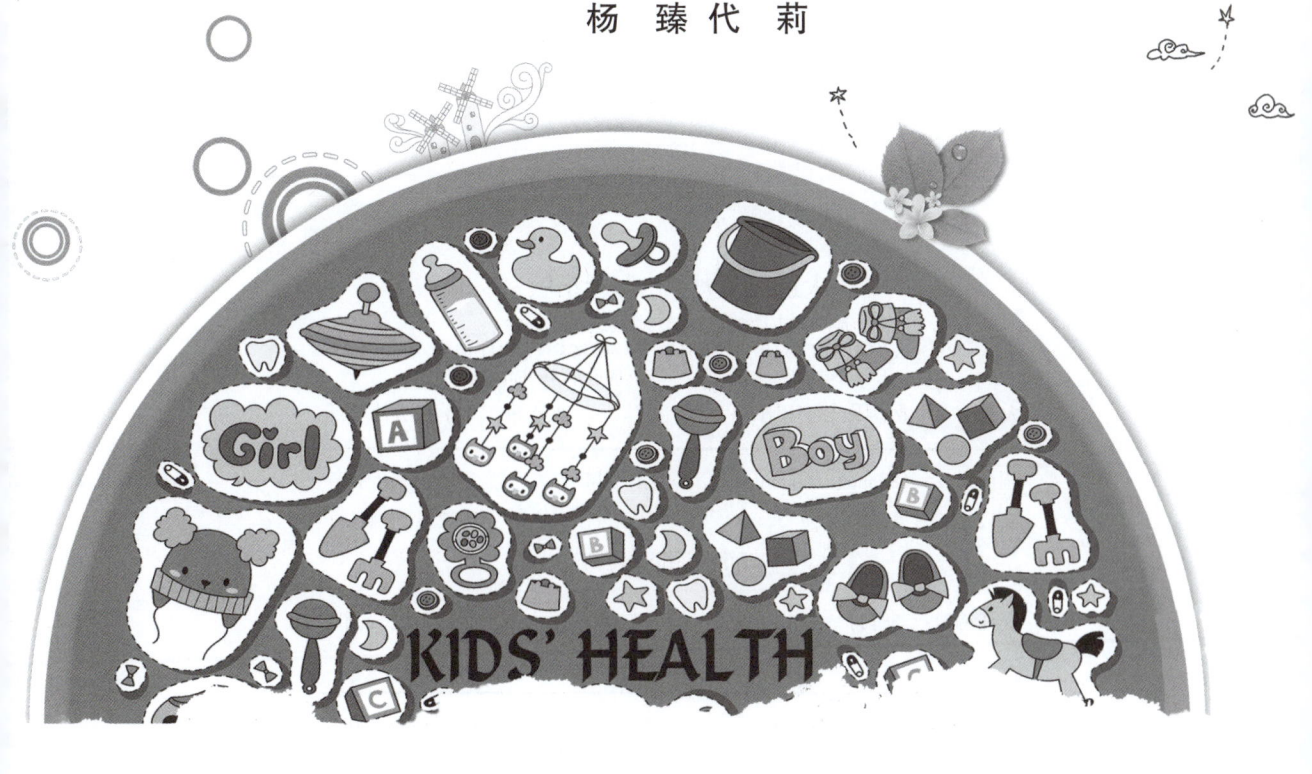

新世纪高等职业教育教材编审委员会　组编

主　编　张　伟　高　骐　王东辉
副主编　赵　濛　王　珊
　　　　杨　臻　代　莉

KIDS' HEALTH

大连理工大学出版社

图书在版编目(CIP)数据

学前卫生学 / 张伟, 高骐, 王东辉主编. -- 4版. -- 大连：大连理工大学出版社, 2022.1（2025.7重印）
ISBN 978-7-5685-3749-0

Ⅰ.①学… Ⅱ.①张… ②高… ③王… Ⅲ.①学前儿童—儿童少年卫生学—高等职业教育—教材 Ⅳ.①R179

中国版本图书馆CIP数据核字(2022)第019995号

大连理工大学出版社出版

地址：大连市软件园路80号 邮政编码：116023
营销中心：0411-84707410 84708842　邮购及零售：0411-84706041
E-mail: dutp@dutp.cn　URL: https://www.dutp.cn

大连永盛印业有限公司印刷　　大连理工大学出版社发行

幅面尺寸：185mm×260mm　　印张：14.75　　字数：346千字
2012年12月第1版　　　　　　　　　　　　2022年1月第4版
2025年7月第6次印刷

责任编辑：刘丹丹　　　　　　　　　　　　责任校对：夏圆圆
　　　　　　　　封面设计：张 莹

ISBN 978-7-5685-3749-0　　　　　　　　　定　价：50.80元

本书如有印装质量问题，请与我社营销中心联系更换。

前言

《学前卫生学》（第四版）是"十四五"职业教育国家规划教材、"十三五"职业教育国家规划教材、"十二五"职业教育国家规划教材，也是新世纪高等职业教育教材编审委员会组编的学前教育专业系列规划教材之一。

为全面贯彻党的二十大和全国职业教育大会精神，更好地适应我国当前学前教育事业发展以及职业教育三教改革的需要，我们根据《国家职业教育改革实施方案》、《幼儿园工作规程》和《学前教育专业师范生教师职业能力标准（试行）》的要求，修订了本教材。

"学前卫生学"是学前教育专业的基础课程，对学前教育专业学生的专业实践能力培养起着重要的作用。该课程以儿童的生理结构、生命活动特点和心理活动特征为基础，引导学生科学认识儿童卫生要求，构建保护儿童的科学体系。

为落实当前职业教育改革要求，突出课程思政核心地位，在编写过程中，我们坚持项目引领、任务驱动的理念，注重思政元素的有机融入。我们以课程标准为依据，以岗位任务为牵引，以工作过程为主线进行"项目式"教材的开发。根据职业岗位所需能力和典型工作任务对教学内容进行重新组合，按照职业活动和能力目标要求构建了学前儿童身心发展、学前儿童营养卫生、学前儿童生活管理、学前儿童日常保健、学前儿童安全防护五个项目。每个项目中设置了多个典型工作任务，任务中既有理论支撑，又有实践操作，有利于实现课程教学与职业需要紧密结合。"项目—任务"式的编排有利于岗位能力的培养，更符合高等职业教育人才培养目标的要求，有力地支撑了高等职业教育教学的实践。我们借鉴幼儿保育的关键经验和技能，增加幼儿保育保健领域新要求、新规范；依据"1+X"制度，将幼儿照护职业技

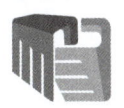

能相关要求融入教材内容；同时充分挖掘思政元素，反映新时代对保教人员综合素质的新要求，从而更好地实现教学过程与幼教机构保育工作过程的对接，专业人才培养规格与幼教机构用人要求的对接，使人才培养质量显著提高。另外，本教材配套的AR资源、微视频、多媒体课件等数字化资源，使学生的学习更有趣味性，也更贴近学生的阅读习惯，可以提升学习效果。本次修订也进一步完善和优化配套资源，构建课程平台，为广大教师、幼教机构提供更方便、实用、高效的教学服务。

在本教材的编写过程中，我们坚持产教融合、校企"双元"开发。本教材由济宁职业技术学院张伟、高骐、王东辉任主编；济宁职业技术学院赵濛、王珊、杨臻，济宁技师学院代莉任副主编；济宁医学院附属医院主治医师胡传兵、济宁职业技术学院孙利兵、济宁市任城区红黄蓝幼儿园赵欣任参编。具体分工如下：张伟编写项目四的任务二、任务四，项目五的任务三、任务四；高骐编写项目一的任务十一，项目四的任务五；王东辉编写项目三；赵濛编写项目一的任务十，项目四的任务一；王珊编写项目一的任务一~任务九；杨臻编写项目二；代莉编写项目四的任务三，项目五的任务二；孙利兵编写项目五的任务一；胡传兵提供学前儿童卫生保健相关标准和临床案例；赵欣提供学前儿童保育案例和管理经验等。张伟、高骐、王东辉负责全书规划、统稿。在编写本教材的过程中，济宁市任城区妇幼保健院、济宁市任城区红黄蓝幼儿园、北京水米田幼之源教育有限公司等多家医院、托幼机构提供了具体建议和教学实际案例，在此深表感谢！

本教材可供学前教育专业学生使用，也可作为幼儿教师的培训教材，并适合从事幼教工作的人员及学前儿童家长学习、参考。

在编写本教材的过程中，我们参考、引用和改编了国内外出版物中的相关资料以及网络资源，在此对这些资料的作者表示深深的谢意。请相关著作权人看到本教材后与出版社联系，出版社将按照相关法律的规定支付稿酬。

由于编者的水平和能力有限，加之时间仓促，书中仍可能存在不足之处，恳请广大专家、读者提出宝贵意见。

编　者

2022年1月

所有意见和建议请发往：dutpgz@163.com

欢迎访问职教数字化服务平台：https://www.dutp.cn/sve/

联系电话：0411-84707492　　0411-84706104

目 录

项目一　学前儿童身心发展 / 1

任务一　学前儿童运动系统生理特点认知及保健 ……………………………… 2
任务二　学前儿童循环系统生理特点认知及保健 ……………………………… 11
任务三　学前儿童呼吸系统生理特点认知及保健 ……………………………… 15
任务四　学前儿童消化系统生理特点认知及保健 ……………………………… 20
任务五　学前儿童泌尿系统生理特点认知及保健 ……………………………… 25
任务六　学前儿童生殖系统生理特点认知及保健 ……………………………… 27
任务七　学前儿童神经系统生理特点认知及保健 ……………………………… 29
任务八　学前儿童内分泌系统生理特点认知及保健 …………………………… 37
任务九　学前儿童感觉器官生理特点认知及保健 ……………………………… 39
任务十　学前儿童生长发育规律认知及保健 …………………………………… 44
任务十一　学前儿童心理健康认知及保健 ……………………………………… 51

项目二　学前儿童营养卫生 / 59

任务一　营养的科普教育 ………………………………………………………… 60
任务二　婴幼儿喂养及合理膳食 ………………………………………………… 70
任务三　托幼机构的膳食管理 …………………………………………………… 76

项目三　学前儿童生活管理 / 89

任务一　编制幼儿一日生活制度 …………………………………………… 90
任务二　入园环节的组织与指导 …………………………………………… 94
任务三　户外活动的组织与指导 …………………………………………… 97
任务四　盥洗的组织与指导 ………………………………………………… 101
任务五　饮水的组织与指导 ………………………………………………… 104
任务六　进餐的组织与指导 ………………………………………………… 106
任务七　如厕的组织与指导 ………………………………………………… 110
任务八　午睡的组织与指导 ………………………………………………… 112
任务九　离园的组织与指导 ………………………………………………… 115

项目四　学前儿童日常保健 / 119

任务一　学前儿童生长发育评价与健康检查 ……………………………… 120
任务二　常见非传染性疾病的照护与预防 ………………………………… 133
任务三　传染性疾病的常规预防 …………………………………………… 148
任务四　常见传染性疾病的识别与应对 …………………………………… 155
任务五　学前儿童常见心理问题的识别与预防 …………………………… 167

项目五　学前儿童安全防护 / 183

任务一　托幼机构的安全维护 ……………………………………………… 184
任务二　托育机构的安全教育 ……………………………………………… 191
任务三　意外伤害的现场急救 ……………………………………………… 194
任务四　托幼机构常用的护理技术认知 …………………………………… 214

参考文献 ……………………………………………………………………… 218
附　录 ………………………………………………………………………… 219

本书配套 AR 资源使用说明

  针对本书配套 AR 资源的使用方法，特做如下说明：首先用移动设备在小米、360、百度、腾讯、华为、苹果等应用商店里下载"大工职教教师版"或"大工职教学生版"APP，安装后点击"教材 AR 扫描入口"按钮，扫描书中带有 ![AR] 标识的图片，即可体验 AR 功能。

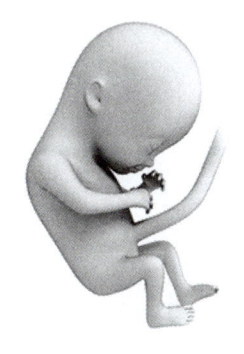

胎儿的发育过程
（教材 47 页）

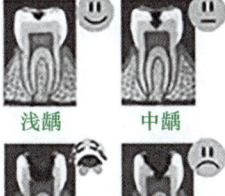

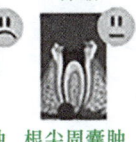

浅龋　　中龋　　深龋　　牙髓炎
根尖炎　根尖周脓肿　根尖周囊肿与肉芽肿　残根

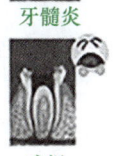

龋齿的形成过程
（教材 142 页）

项目一

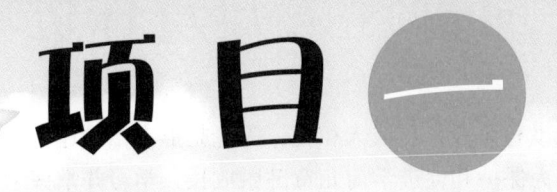

学前儿童身心发展

项目概述

健康是学前儿童全面发展的基础。儿童出生以后，虽然已经具备人体的基本结构和生理功能，但生理、心理处在迅速发育过程中，各个器官发育尚未成熟，心理也未发育完全。探讨学前儿童机体发育和心理发育的一般特点和规律，探讨影响学前儿童健康的各种因素，提出相应的卫生要求和保育措施，可为学前儿童创造良好的发展环境，促进学前儿童健康成长。

学习目标

素质目标 敬畏生命，树立正确的健康观。
　　　　　关爱幼儿，树立科学的育儿理念。
知识目标 掌握学前儿童生理特点。
　　　　　掌握学前儿童生长发育规律和各年龄阶段生长发育特点。
　　　　　熟悉学前儿童心理健康的标准。
能力目标 能根据学前儿童生长发育规律及影响因素针对性提出干预措施。
　　　　　能采取合理措施促进学前儿童身心健康发展。

任务一　学前儿童运动系统生理特点认知及保健

学前儿童的身体正处于生长发育阶段，与成人相比，无论是形态结构还是生理功能都有其特殊性。作为未来的教师，为保护和促进学前儿童健康成长，学习并掌握学前儿童解剖生理特点，不仅是开展学前儿童卫生保健工作的重要基础，而且是实施学前教育教学的基本依据。

任务情景

12月6日，天气寒冷。实习老师西西觉得去年在学校时参加的拔河比赛很有意思，提议组织幼儿在室内进行拔河比赛以锻炼身体。带教老师却说拔河比赛不适合托幼机构的孩子。西西老师很疑惑，幼儿的运动系统和我们有什么不同呢？我们该怎么保护他们的运动系统呢？

任务目标

能根据学前儿童运动系统的特点制定相应的卫生保健措施。

任务探究

人体概述及学前儿童运动系统生理特点

一、人体的基本形态

人体分为头、颈、躯干、四肢四部分。

头包括脑颅和面颅。脑颅里有颅腔，腔内有脑；面颅上有眼、耳、口、鼻等器官。

颈上连头部，下接躯干。

躯干的前面上为胸部，下称腹部。胸部有胸腔，腔内有心、肺等器官。腹部有腹盆腔，腔内有胃、肠、肝、脾、胰、胆、肾等脏器，还有膀胱和直肠，女性还有卵巢、子宫等器官。躯干的后面分为背部和腰部。

四肢包括上肢和下肢各一对。上肢分为上臂、前臂和手三部分。下肢分为大腿、小腿和足三部分。

二、人体的基本结构

（一）细胞

细胞是人体结构、机能和生长发育的基本单位。

人体内的细胞可分为肌细胞、骨细胞、神经细胞、上皮细胞、腺细胞、血细胞和生殖细胞等。细胞如图 1-1 所示。

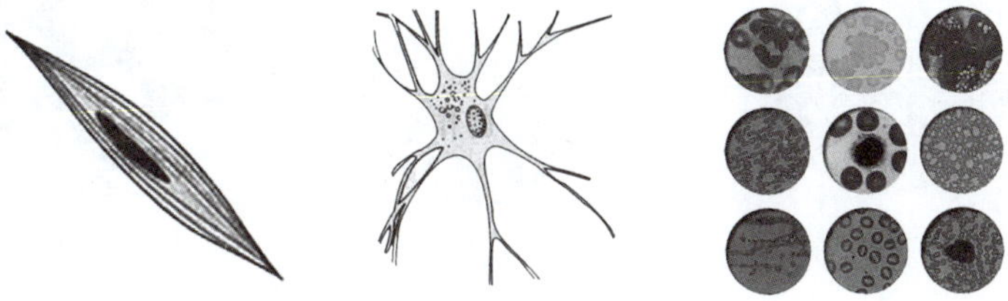

（a）肌细胞　　　　（b）神经细胞　　　　（c）血细胞

图 1-1　细胞

（二）组织

人体组织是由一些功能相似的细胞以及细胞间质构成的。其有支持、连接和营养的作用。人体有四种基本组织，它们是构成人体各器官和系统的基础。

（1）上皮组织（图 1-2）：由许多排列密集的上皮细胞和少量的细胞间质构成。它具有保护、吸收、分泌、排泄和感觉等功能。

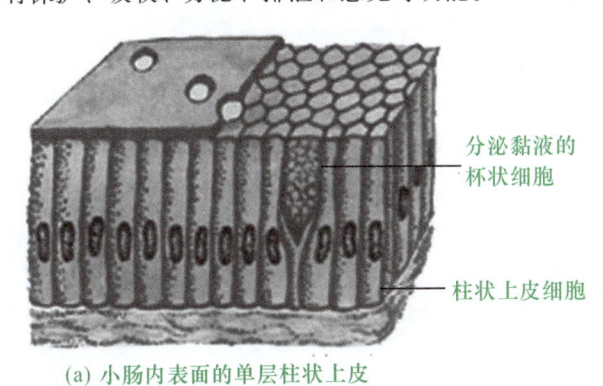

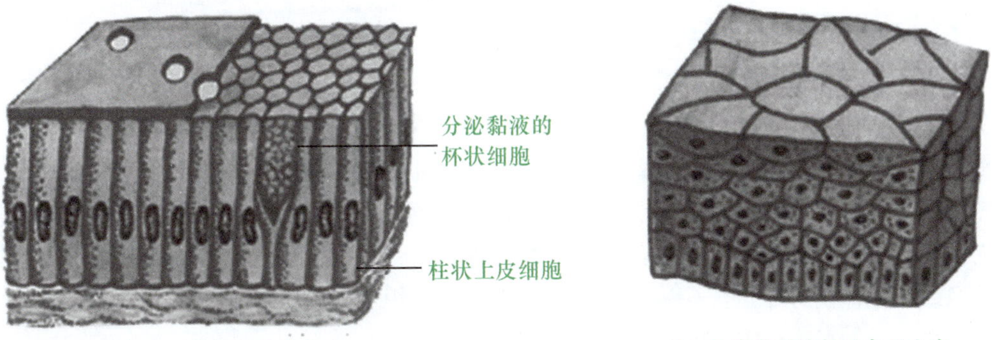

（a）小肠内表面的单层柱状上皮　　　　（b）口腔表面的复层扁平上皮

图 1-2　上皮组织

（2）结缔组织（图 1-3）：由数量较少的细胞和大量的细胞间质组成。它具有连接、保护、支持、营养、防御、修复、运输等功能。

（3）肌肉组织：主要由肌细胞和少量的细胞间质构成。肌细胞的主要功能是收缩（舒张），肌肉的收缩和舒张可完成各种运动。肌肉组织可以分为骨骼肌、平滑肌和心肌三种（图 1-4）。肌肉组织是人躯体运动、消化管蠕动、心脏及血管收缩以及呼吸、泌尿、生殖器官的活动的动力来源。

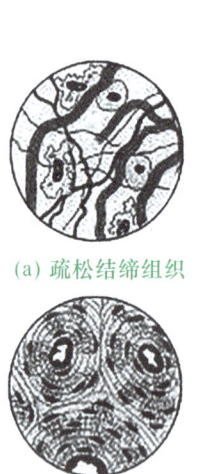

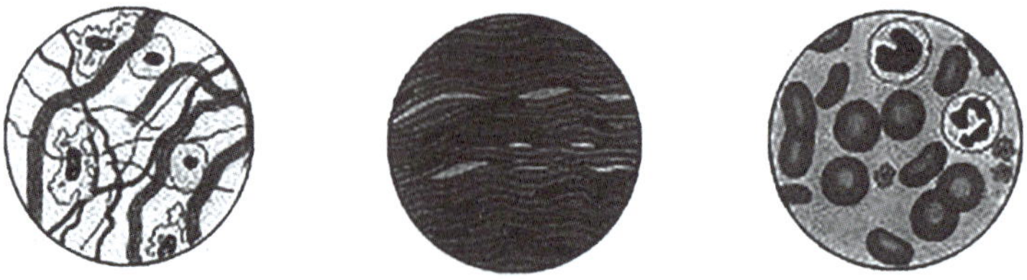

(a) 疏松结缔组织　　(b) 致密结缔组织　　(c) 血液

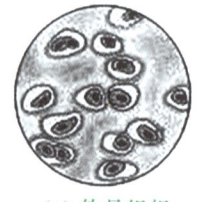

(d) 骨组织　　(e) 软骨组织　　(f) 脂肪组织

图1-3 结缔组织

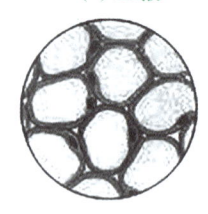

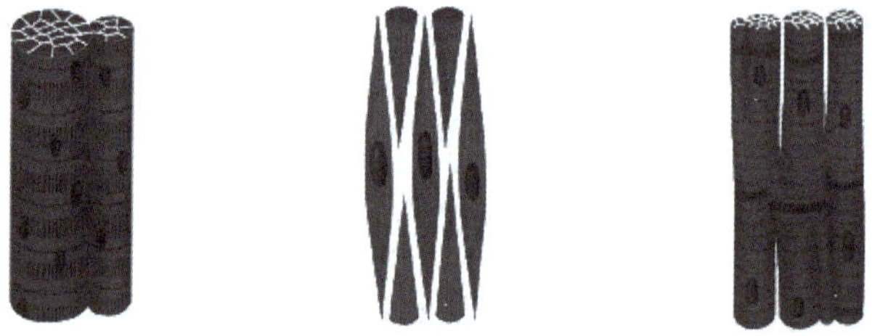

牵动所附着的骨产生随意运动　　形成人体器官（如大肠和小肠）　　从不疲劳，仅存在于心脏壁内，负责把血液泵至全身

(a) 骨骼肌　　(b) 平滑肌　　(c) 心肌

图1-4 肌肉组织

（4）神经组织：主要由神经细胞（又称神经元）和神经胶质细胞组成。神经元（图1-5）有感受刺激、传导兴奋和产生反应的机能。神经胶质细胞是神经组织中除神经元外的另一大类细胞，分布在神经元之间，形成网状支架。其数量是神经元的10~50倍。它们参与神经元的活动，对神经元起支持、保护、营养、形成髓鞘和修复等多种功能。神经组织在体内分布广泛，遍布于身体各部位的组织和器官，把机体的各部分联系成为一个整体，主宰着机体的生命活动。

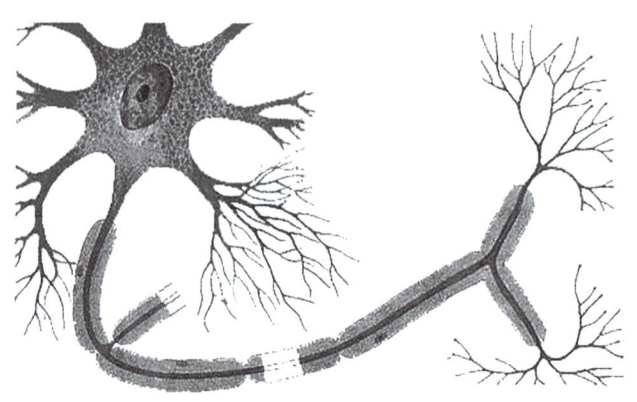

图1-5 神经元

（三）器官

由不同的组织按照一定的次序联合起来，形成的具有一定功能的结构，叫作器官（图1-6）。例如，人的脑、心脏（图1-7）、肺、肠等。这些器官一般由上述四种基本组织构成，并且以某种组织为主。器官的这种结构特点是与它的生理功能相适应的。

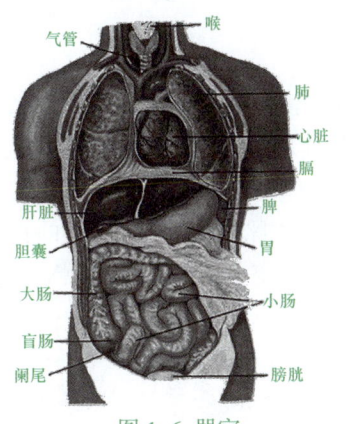

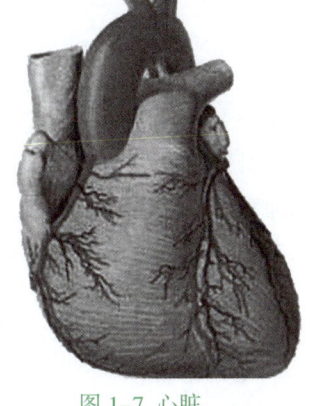

图 1-6 器官　　　　图 1-7 心脏

（四）系统

系统是由共同完成一种或几种生理功能的多个器官构成的。一系列在结构和功能上具有密切联系的器官结合在一起，共同完成某种特定的生理活动，便构成了人体系统。例如：口腔、牙齿、咽、食道、胃、肠、肝、胰等器官，共同完成消化和吸收的功能，所以这些器官总称为消化系统。人体主要由八个系统构成，各个系统都有它们相应的功能。

综上所述，细胞是人体结构和功能的基本单位。细胞构成组织，组织构成器官，器官再构成系统，各个系统构成人体。

人体各个系统的结构和功能各不相同，但是它们在进行各种生命活动的时候，并不是孤立的，而是密切配合的。例如，当我们进行剧烈运动的时候，不但全身骨骼肌的活动加强了，而且呼吸也会加快、加深，可以吸入更多的氧气，呼出更多的二氧化碳；同时，心跳也随着加快、加强，促进血液更快地循环，输送给骨骼肌更多的养料和氧气，运走更多的废料。人体之所以成为一个统一的整体，是由于神经系统和体液的调节作用，特别是神经系统的调节作用。

总之，人体的各个系统是互相联系、互相配合的，在神经系统的调节及支配下进行活动，共同完成人体的各种生理活动，使人体成为统一的有机整体。

三、运动系统概况

运动系统由骨、骨连接和骨骼肌三部分构成。骨与骨通过骨连接有序地连接起来，构成支架，支持人体的重量，维持正常人体的形态；骨骼肌附着于骨上，在神经系统的支配下，通过肌肉收缩和舒张，牵动骨骼产生各种运动。

（一）骨

1. 骨的形态

人体共有 206 块骨，成人全身的骨骼重量约占体重的 20%。骨骼按其所在部位可分为颅骨、躯干骨、四肢骨（图 1-8）。这些骨大小不同、形态各异，可分为长骨、短骨、扁骨和不规则骨（图 1-9）。

2. 骨的结构

骨由骨膜、骨质和骨髓构成（图 1-10）。骨膜是覆盖在骨表面的一层结缔组织膜，内有丰富的血管和神经，对骨有营养、生长和再生作用。骨质是骨中坚硬的部分，分为骨密质和骨松质两种。骨髓填充在长骨中间的骨髓腔和骨松质的空隙里。胎儿时期的骨髓全是红色的，具有造血功能。约 5 岁开始，长骨腔中的红骨髓逐渐变成黄色的脂肪组织，失去造血功能，但在大量失血和贫血时，黄骨髓又可以转变为红骨髓，暂时恢复造血功能。

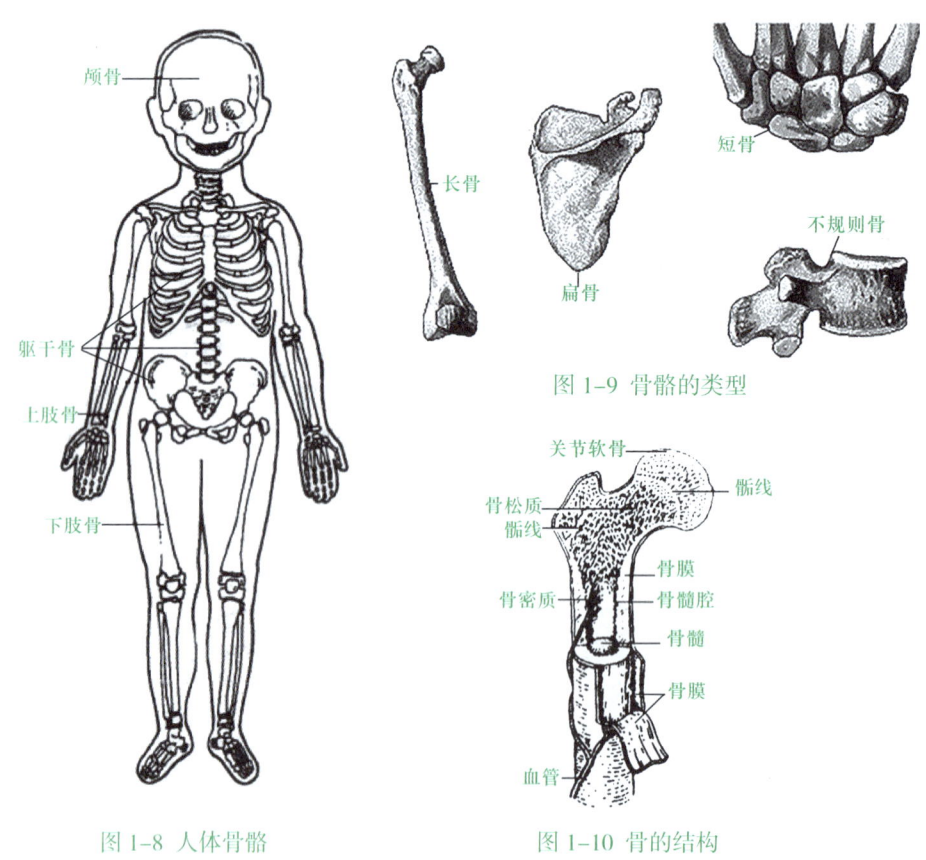

图 1-8 人体骨骼

图 1-9 骨骼的类型

图 1-10 骨的结构

3. 骨的成分

骨是由水、有机物和无机盐构成的，有机物主要是胶原蛋白，无机盐主要是钙盐（磷酸钙和碳酸钙）。有机物使骨具有韧性和弹性，无机盐使骨具有坚固性，两者结合起来使骨既坚硬又有一定的弹性，能很好地保持支持、保护和运动等机能。

（二）骨连接

骨与骨之间的连接称为骨连接，它有直接连接和间接连接两种方式。

1. 直接连接

直接连接是指骨与骨之间以结缔组织膜或软骨相互连接。直接连接的活动范围很小，如颅骨之间的骨缝、椎骨之间的椎间盘。

2. 间接连接

间接连接称为关节，是骨的主要连接方式。关节由关节囊、关节面和关节腔构成。关节囊是包围在关节外面的结缔组织囊；关节内的一凸一凹两个光滑骨面称为关节面；关节内的空腔部分为关节腔。关节周围有许多肌肉附着，当肌肉收缩时，可做伸、屈、外展、内收以及环转等动作。关节的构造如图1-11所示。

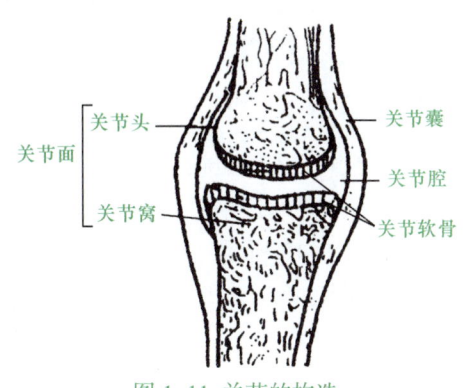

图1-11 关节的构造

（三）骨骼肌

人体全身的骨骼肌约有600块，其重量约占成人体重的40%。其按形态可分为长肌、短肌、阔肌和轮匝肌；按部位可分为头颈肌、躯干肌和四肢肌。骨骼肌是运动系统的动力部分，在神经系统的支配下随意愿而收缩、舒张，牵动骨骼产生运动。

四、学前儿童运动系统的主要特点

学前儿童运动系统的主要特点有：骨组织骨化不完善，易变形；关节、韧带较松弛；肌肉力量差，易疲劳；等等。

（一）学前儿童骨骼的特点

1. 骨膜比较厚

学前儿童的骨膜比较厚，且血管丰富，这对骨的生长及修复起着重要作用。学前儿童发生骨折后，因血液供应充足，新陈代谢旺盛，所以愈合较快。

2. 骨较柔软

学前儿童的骨中有机物较多，无机盐较少。与成人的骨相比，儿童的骨弹性大，硬度小，可塑性强，易发生变形。随着年龄的增长，儿童骨内的无机盐不断沉积，骨的坚硬度也逐渐增大。

> **小贴士**
>
> **警惕儿童发生"青枝骨折"**
>
> 儿童骨骼中有机物多，无机盐少，外层骨膜较厚，在外力作用下可发生"折而不断"的现象，称为"青枝骨折"。儿童"青枝骨折"后，疼痛不明显，肢体仍可活动，易被忽视，骨骼自愈后会形成畸形。"青枝骨折"一般属于稳定骨折，通常是不需要手术治疗的。四肢骨的"青枝骨折"用石膏外固定治疗就有很好的效果。

3. 骨骼在生长

（1）颅骨

婴儿刚出生时，颅骨缝闭合不全，该部位被称为囟门，后囟出生时已接近闭合，前囟在6个月后逐渐骨化而变小，1~1.5岁闭合。新生儿的头骨如图1-12所示。囟门闭合的速度反映了颅骨的骨化过程，闭合过晚，多见于佝偻病或脑积水。

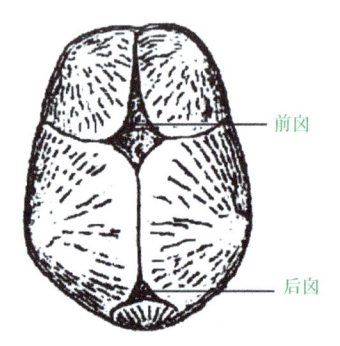

图 1-12 新生儿的头骨

（2）脊柱

脊柱从侧面看有四个生理弯曲：颈曲、胸曲、腰曲和骶曲。新生儿脊柱几乎是直的，生理性弯曲是随着婴幼儿动作的发育逐渐形成的。孩子出生后2~3个月会抬头，形成颈部前曲；6~7个月会坐，形成胸部后曲；开始学走路，形成腰部前曲。直到发育成熟的年龄，这些生理性弯曲才能完全固定下来。不同年龄生理弯曲比较如图1-13所示。另外，在14岁以前，椎骨之间充满软骨，当儿童体位不正或身体长时间一侧紧张，都容易引起脊柱侧弯（从后面看，脊柱的某一段偏离中线，向左或向右弯曲），如图1-14所示。

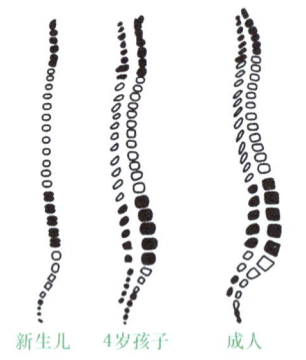

新生儿　4岁孩子　成人

图 1-13 不同年龄生理弯曲比较　　　　图 1-14 脊柱侧弯

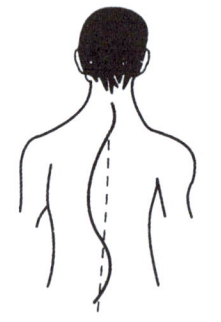

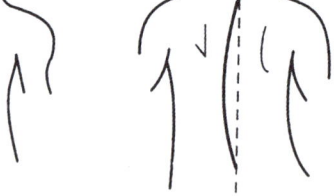

（3）骨盆

学前儿童的骨盆尚未定型，构成骨盆的髋骨由髂骨、坐骨和耻骨依靠韧带和软骨相连而成。随着年龄的增长，软骨逐渐骨化，19~25岁骨化才完成，三块骨形成一块整体的髋骨。在完成骨化之前，组成髋骨的三块骨之间的连接容易在外力的作用下产生位移，影响骨盆的发育。

（4）腕骨

新生儿的腕骨全部是软骨，4~6个月后，逐渐出现骨化中心。儿童的腕骨、指骨和掌骨在10岁左右逐渐骨化。幼儿腕部的力量不足，因此不宜提重物，手部的精细动作持续时间不宜过长。

（5）足弓

足弓具有弹性，可以缓冲行走时对脑及身体其他部位所产生的振荡，还可以保护足底的血管和神经免受压迫。学前儿童足弓的骨化尚未完成，足底的肌肉、韧带等发育不完善，如果足弓负荷超出其负担能力，会引起足弓塌陷，形成扁平足。正常足与扁平足的足印如图1-15所示。扁平足重度患者在跑、跳、行走时，会出现足底麻木或疼痛的现象。

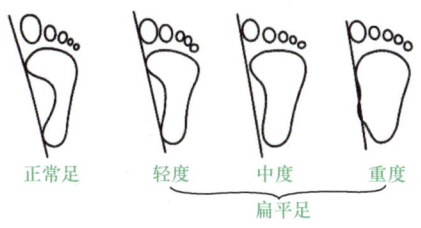

图1-15 正常足与扁平足的足印

（二）学前儿童关节的特点

学前儿童的关节面软骨相对较厚，关节窝较浅，关节的韧带较松，肌肉纤维较细，关节的伸展性及活动范围比成人大，特别是肩关节、脊柱和髋关节的灵活性超过成人。但是其关节囊松弛，关节的牢固性较差，在外力作用下，易引起脱臼。

小贴士

警惕学前儿童牵拉肘

牵拉肘，顾名思义就是牵拉肘部引起的损伤，医学上称为桡骨小头半脱位，这种情况多发生在4岁以下的儿童身上。当成人用力拽起摔倒的儿童或穿衣时从袖口中拽出儿童的胳膊时用力过猛，都可能引起脱臼。如果儿童只是突然间不愿意活动胳膊，而且没有红肿、发烧等症状，大多数可以判定为脱臼。一旦儿童发生脱臼，应及时到医院就诊。曾有过脱臼经历的儿童，很容易再次发生脱臼。这种习惯性脱臼在儿童5岁后就不容易发生了。

（三）学前儿童肌肉的特点

1. 肌肉收缩力差，易疲劳

学前儿童的肌肉柔嫩，肌纤维较细，间质相对较多，水分较成人多，蛋白质、脂肪、糖和无机盐较成人少，能量储备差，肌肉收缩力较差，易疲劳。但由于其新陈代谢旺盛，疲劳后肌肉功能恢复得也较快。

2. 小肌肉群发育较慢，精细动作差

学前儿童各肌肉群的发育是不平衡的。支配上、下肢的大肌肉群发育较早，而小肌肉群发育较晚，手指和腕部还不能运用自如，往往不会很好地使用筷子和笔。儿童5岁以后小肌肉群才开始发育，能比较协调地做精细的动作。随着年龄的增长和不断锻炼，儿童动作的速度、准确度及控制活动的能力会逐步提高。

任务实施

学前儿童运动系统的卫生保健

根据学前儿童骨骼、骨连接和肌肉的生理特点，制定以下卫生保健措施：

一、保持正确的坐立和行走姿势

要培养学前儿童坐有坐相、站有站相，保护脊柱，预防脊柱变形。坐着时，两脚平放在地上，身子坐正，不佝背，不耸肩；站着时，身子正，腿不弯，抬头挺胸；走路时，抬头挺胸，不全身乱扭。正确的姿势不仅可以避免脊柱和胸廓畸形，还可以减少肌肉疲劳，并促进内脏的发育。

二、保证充足的户外活动

经常到户外活动，可增强机体的抵抗力，促进新陈代谢，使骨骼和肌肉得到更多的营养；紫外线照射在人体皮肤上，可使皮肤内的7-脱氢胆固醇转化成维生素D_3，利于骨骼强化，并可促进韧带的发育。

三、活动组织要科学

在组织学前儿童活动时要注意选择合理的运动项目。托幼机构不宜开展拔河、长时间踢球等剧烈运动。牵拉儿童的手臂时避免用力过猛，防止脱臼和肌肉损伤。儿童应避免从高处跳到坚硬的地面上，以免造成组成髋骨的各骨骼移位，影响正常的髋骨愈合，甚至对女孩成年后的生育造成不良影响。

四、营养充足，穿戴合理

学前儿童应多摄取含钙、磷、维生素D、蛋白质丰富的食品，如蛋黄、牛奶、鱼肝油、动物肝脏、豆制品等，以促进骨的钙化和肌肉的发育。穿衣戴帽应宽松适度，既不影响骨骼和肌肉的发育，又不造成活动不便，影响动作的发展。

任务二 学前儿童循环系统生理特点认知及保健

任务情景

晨检时，实习老师西西发现乐乐的耳后有个黄豆大小的包，表面光滑，可以滑动，摸起来也不痛，之后在甜甜的脖子上也发现了类似的小包，这是怎么回事呢？难道是什么传染病？西西老师赶忙叫来了保健医，保健医检查后却说这是学前儿童循环系统的正常表现。那么，幼儿的循环系统和我们有什么不同呢？我们该怎么保护他们的循环系统呢？

任务目标

能根据学前儿童循环系统的特点制定相应的卫生保健措施。

任务探究

学前儿童循环系统生理特点

一、循环系统概况

循环系统包括血液循环系统和淋巴循环系统两部分。血液循环系统保证了机体内环境的相对恒定和新陈代谢的正常进行，淋巴循环系统是血液循环系统的辅助，运输全身淋巴液进入静脉，对机体起到免疫作用。

（一）血液循环系统

血液循环系统是一个密闭的、连续的管道系统，它包括心脏、血管和血液三个主要部分。血液循环系统中，心脏是动力器官，血管是运送管道，血液是运输载体。

1. 心脏——输送血液的泵

心脏位于胸腔内，是血流的动力装置，其收缩和舒张好比水泵一压一放，使血液不断从心脏输入动脉，又不断从静脉回到心脏。

2. 血管——血流的管道

血管在体内四通八达，遍及全身。血管分为动脉、静脉和毛细血管三部分。动脉是将血液从心脏输送到身体各部分去的血管，管壁厚、管腔小、弹性大，管内血流速度快。静脉是将血液从身体各部分送回心脏的血管，管壁较薄、管腔大、弹性小、管内血流速度慢。毛细血管是连接最小的动脉和静脉之间的血管，数量大，分布广，它们在组织内反复分支成网。其特点是管壁非常薄，管径极小，血流速度非常慢，便于血液和组织充分进行物质交换。

3. 血液——流动的组织

血液在血管内呈溶胶状，由血浆与悬浮于其中的红细胞、白细胞、血小板组成。血浆的主要成分是水，其次是血浆蛋白，还有一些无机盐及有机物，其主要功能是运载血细胞和人体生命活动需要的物质及人体产生的废物。

血细胞主要包括红细胞、白细胞和血小板。红细胞呈两面凹陷圆饼状，其功能是运输氧气和二氧化碳。白细胞形态多样，包括粒细胞、单核细胞和淋巴细胞。白细胞如同机体的卫士，对机体有防御和保护的机能。血小板最小，形状不规则，有加速凝血和止血的作用。

4. 血液循环途径

体循环：左心室—主动脉—各级动脉（向上直到头部，向下到肝、脾、胃、肠、肾、下肢等动脉）—全身毛细血管网（进行物质交换）—各级静脉—上、下腔静脉—右心房。经过体循环，鲜红的动脉血变成了暗红色的静脉血。

肺循环：右心室—肺动脉—肺部毛细血管网（进行气体交换）—肺静脉—左心房。经过肺循环，暗红色的静脉血变成了鲜红的动脉血。

（二）淋巴循环系统

淋巴循环系统由淋巴管道、淋巴器官及淋巴液构成。淋巴管道和淋巴器官如图1-16所示。可流动的少量组织液渗透进入毛细淋巴管成为淋巴液，淋巴液在淋巴循环系统中运行称为淋巴循环。淋巴循环的主要功能是运输全身淋巴液进入静脉，同时携带由淋巴器官产生的淋巴细胞、抗体等，清除进入体内的微生物等有害物质。

1. 淋巴管道

毛细淋巴管是淋巴管道的起始部分。毛细淋巴管逐渐汇合成淋巴管道，最后汇入静脉。胸导管和右淋巴导管是淋巴液汇合最后进入血液的管道。

2. 淋巴器官

淋巴器官主要由淋巴组织构成，包括淋巴结、脾和胸腺。

图1-16 淋巴管道和淋巴器官

淋巴结是淋巴管向心流动的路径上的一些膨大的部分，在耳后、枕部、颌下、颈部、腋窝、腹股沟等处可以摸到。淋巴结能产生淋巴细胞并有过滤的作用。

脾是人体中最大的淋巴器官，位于腹腔的左上部，呈椭圆形，颜色暗红。其主要功能：过滤血液；造血；参与免疫；储存血细胞。

胸腺是一个淋巴器官，兼有内分泌功能。胸腺在幼儿时期特别发达，青春期达到顶点，

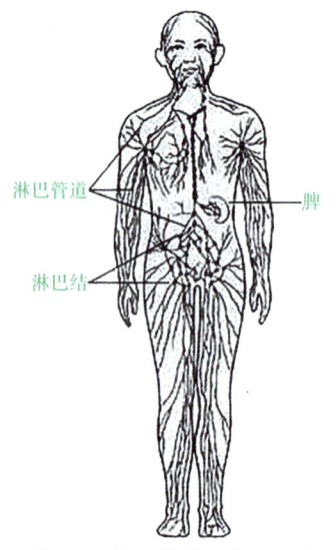

以后逐渐萎缩并被脂肪组织代替。其主要功能是分泌胸腺素和产生 T 淋巴细胞。

3. 淋巴循环途径

淋巴由毛细淋巴管开始，流经各级淋巴管并通过淋巴结，最后汇入两条大的淋巴导管，再流入左、右锁骨下的静脉。

二、学前儿童循环系统的主要特点

（一）心脏

学前儿童心脏的特点包括：

（1）体积较成人大，重量和容积随年龄的增长而增大；心壁较薄，收缩能力差。

（2）心率较快，且节律不稳定。正常成人的心率为 60~100 次 / 分，平均 75 次 / 分。女性稍快，老年人偏慢，儿童的心率偏快。不同年龄学前儿童的平均心率见表 1–1。

表 1–1　　　　　　　　　　不同年龄学前儿童的平均心率

年龄	新生儿	1~2 岁	3~4 岁	5~6 岁
平均心率（次 / 分）	140	110	105	95

（二）血管

学前儿童血管的特点包括：

（1）动脉内径相对于成人粗，动、静脉的口径相差较小。

（2）毛细血管丰富，血流量大，供氧充足。

（3）血管比成人短，血液在体内循环一周所需要的时间短，对消除疲劳有利。

（4）血管壁薄、柔软，弹性较小。

（5）血压较成人低，年龄越小，血压越低。

（三）血液

学前儿童血液的特点包括：

（1）血液增加较快，血液量相对于成人大。这对学前儿童的生长发育是有利的。血液的快速增加，也需要学前儿童从饮食中摄取更多的造血原料。

（2）血浆含水分较多，含凝血物质、纤维蛋白质和无机盐都较少，因此出血时血液凝固较慢。

（3）红细胞含血红蛋白较多。这有利于学前儿童的新陈代谢，能满足其生长发育的需要。

（4）白细胞的数量与成人相当，但对机体防御和保护机能较强的中性粒细胞较少，而防御和保护机能较差的淋巴细胞较多。因此学前儿童对某些感染病的感受性较高，传染病的发病率较成人高。

（四）淋巴系统

学前儿童的淋巴系统发育较快，淋巴结的防御和保护机能比较显著。其表现在幼儿时期常有淋巴结肿大的现象（图1-17）。孩子扁桃体在4~10岁时发育达到高峰，而在14~15岁时逐渐退化，所以幼儿易患扁桃体炎。在对幼儿进行晨、午间检查时，应把扁桃体作为检查重点，以便及时发现感染情况，及时进行治疗。

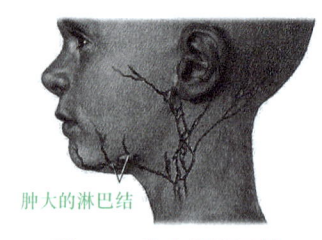

图1-17 肿大的淋巴结

任务实施

学前儿童循环系统的卫生保健

根据学前儿童心脏、血管、血液及淋巴系统的生理特点，制定以下卫生保健措施：

一、营养合理，预防贫血和动脉硬化

适当增加含蛋白质、铁及维生素丰富的食物摄入，减少胆固醇和饱和脂肪酸的摄入量，预防贫血和动脉硬化。

二、经常进行适度的锻炼

体育锻炼可使心肌发达，心跳缓慢有力，心脏不易疲劳。锻炼强度和时间要适度，要避免长时间的剧烈活动及要求憋气的活动。运动前做好准备活动，结束时做整理活动。剧烈运动时不可立即停止，不宜马上喝大量白开水，以免增加心脏的负担。运动时出汗太多，可补充少量的淡盐水。

三、淋巴结肿大要重视

学前儿童常有淋巴结肿大现象，与区域感染有关。保教人员应时刻关注学前儿童淋巴结肿大的现象，以便及早发现，及早治疗。

四、衣着要宽松舒适

学前儿童衣服过紧不仅压迫胸廓影响呼吸，还影响血液循环。

五、注意预防传染病和意外事故

学前儿童血液中中性粒细胞较少，易患传染病。因而，要关心学前儿童的起居和活动，预防各种传染病。还要预防伤害事故的发生，大量出血会影响健康，失血超过血总量的三分之一就会有生命危险。

任务三 学前儿童呼吸系统生理特点认知及保健

任务情景

最近几天天气寒冷,班上的孩子因为咳嗽、发烧请假的特别多,听着孩子们此起彼伏的咳嗽声,实习老师西西心里特别着急。带教老师告诉她每年冬季都是幼儿呼吸道疾病的高发期,要特别注意幼儿呼吸系统的日常保健。那么,幼儿的呼吸系统和我们有什么不同呢?我们该怎么保护他们的呼吸系统呢?

任务目标

能根据学前儿童呼吸系统的特点制定卫生保健措施。

任务探究

学前儿童呼吸系统生理特点

一、呼吸系统概况

呼吸系统(图1-18)是由呼吸道和肺组成的。呼吸道是气体进出肺的通道,由鼻、咽、喉、气管、支气管组成。肺是主要的呼吸器官,是气体交换的场所。呼吸系统的功能主要是与外界进行气体交换,吸进氧气,呼出二氧化碳。

(一)呼吸道

1. 鼻

鼻是呼吸道的起始部分,是呼吸系统的第一道防御器官。在鼻毛、鼻黏膜、黏膜下血管的作用下,进入鼻腔的空气得以净化,可以起到加温、湿润等作用。

2. 咽

咽是呼吸道和消化道的共同通道,气体和食物都要从此经过。在鼻咽部后壁两侧上方各有一对咽鼓管的开口(咽口)。咽鼓管与中耳鼓室相通。咽具有吞咽和呼吸的功能。此外,咽也是一个重要的发音共振器官,对发音起辅助作用。

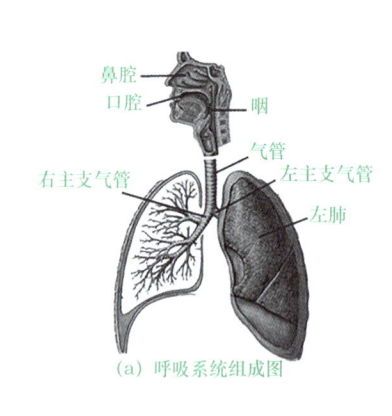

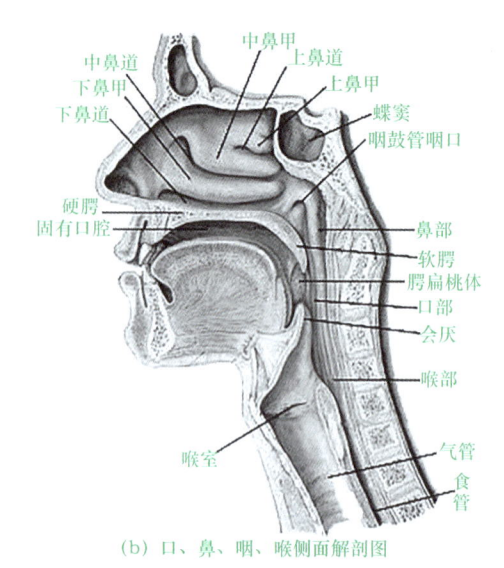

图 1-18 呼吸系统

3. 喉

喉既是呼吸通道，又是发音器官，由黏膜、软骨和肌肉构成。喉的软骨中甲状软骨最大，它的中间向前方突出的部分叫喉结。会厌软骨位于甲状软骨的后上方，吞咽时自动关闭，防止食物进入气管；呼吸或发音时打开，空气可以自由出入。喉腔侧壁左、右各有一条声带，声带之间的空隙叫声门裂。说话和唱歌时，声带拉紧，声门裂缩小，呼出的气流冲出声带，引起声带振动而发出声音。

4. 气管和支气管

气管和支气管是连接喉与肺的管道部分，由软骨、黏膜等构成。黏膜分泌的黏液，可粘住空气里的灰尘和微生物，具有抑菌和抗病毒的作用。黏膜上的纤毛可将尘粒、黏液一起运送到喉部，并经咳嗽把痰排出体外。

（二）肺

肺位于胸腔内，左、右各一，呈圆锥形。其功能主要是进行气体交换。

二、学前儿童呼吸系统的主要特点

（一）呼吸器官娇嫩

（1）鼻腔相对短小，鼻道狭窄，缺少鼻毛，阻挡灰尘和细菌的能力差；黏膜柔嫩，血管丰富，因此很容易感染。当感染时鼻黏膜充血肿胀使鼻腔更加狭窄，甚至堵塞，引起呼吸困难，致使幼儿张口呼吸。又因鼻腔四通八达，故鼻腔一旦感染，还可能引起扁桃体炎、咽炎、喉炎、中耳炎、泪囊炎等。

（2）咽部淋巴组织丰富，易患扁桃体炎。咽鼓（耳咽）管短、粗且呈水平位，易患中耳炎。

（3）喉腔狭窄，呈漏斗形，软骨柔软，黏膜柔嫩，血管和淋巴组织丰富，发炎肿胀时易发生呼吸困难。幼儿声门窄而短，声带短而且薄，声门肌肉娇嫩，容易疲劳。其易充血肿胀变厚，造成声音嘶哑。

（4）气管及支气管管腔窄小，管壁柔软，缺乏弹性组织。黏膜柔嫩，血管丰富，黏液腺分泌黏液不足而较干燥，黏膜纤毛运动差，清除吸入的微生物等作用不足。因此，不仅易感染，而且易引起呼吸道狭窄与阻塞。

（5）肺弹力组织发育较差，肺泡数量少，容量也小，但间质发育良好，血管丰富，含气量少而含血多，故易感染。炎症也易蔓延。

（二）呼吸浅而快

学前儿童胸廓较短小，呈圆桶状。胸腔狭小，呼吸肌不发达，力量弱，只能做浅表的呼吸。学前儿童新陈代谢旺盛，需氧量接近成人，为满足机体代谢和生长的需要，只能通过增大呼吸频率来代偿。因此，幼儿的呼吸浅而快。年龄与呼吸频率见表1-2。

表1-2　　　　　　　　　　年龄与呼吸频率

年龄	新生儿	1岁	2~3岁	4~7岁	8~14岁	成人
呼吸频率（次/分钟）	40~44	30	24	22	20	16~20

你知道吗

中医小儿推拿止咳化痰

中医学是我国传统医学，它既有着医学科学的防病治病疗效，又有着自然科学原创思维的特有属性，还有着中国古代哲学思想理念和中华传统文化的内涵，是一个多维的、全方位的科学文化体系。长期以来它以其多元化的理论、实践和贡献彰显着世界上独有的"东方之美"。

2022年10月16日，中共二十大报告指出"推进文化自信自强，铸就社会主义文化新辉煌"，弘扬和发展中医学是中国向世界"展示中华文明的精神标识和文化精髓"的有效手段。促进中医药传承创新发展能够加速推进健康中国建设，有利于尽快达成"增进民生福祉，提高人民生活品质"的最终目标。

中医推拿疗法是中医学的重要组成部分，长期以来为健康做出了巨大的贡献。冬、春季节是幼儿咳嗽高发期，推拿相关穴位，可止咳平喘，顺气化痰，缓解幼儿咳嗽。

1. 揉肺俞（图1-19）

位置：第三胸椎下旁开1.5寸。

操作方法：操作者双手四指轻轻扶住宝宝背部的两侧，双手拇指放在肺俞穴位点处，向下施加一定的压力，达到肌肉层面，力量柔和，不要使用蛮力，一般双指同时向外揉。每次揉1~5分钟，也可以根据情况适当延长时间。揉动时，接触点不要移动，固定在穴位点处。速度为每分钟100~200次。

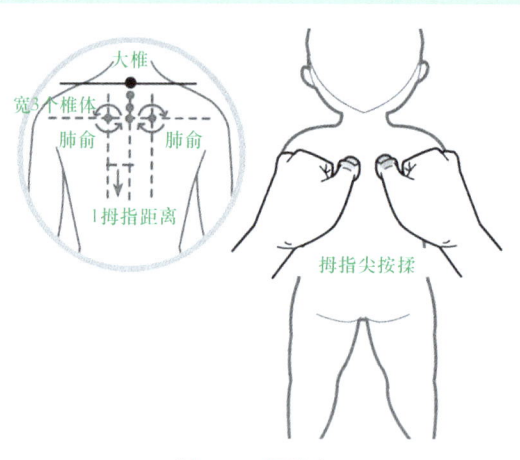

图1-19 揉肺俞

2.揉掌小横纹（图1-20）

位置：掌小横纹即掌面小指根下，尺侧掌纹头。

操作方法：用中指或拇指端按揉100~500次，主治痰热喘咳、口舌生疮、顿咳流涎。本法能清热散结，宽胸宣肺，止咳化痰，是治疗百日咳、肺炎的要穴，对治疗肺部湿性罗音也有一定疗效。

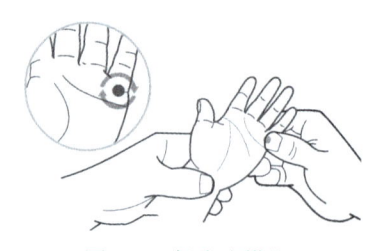

图1-20 揉掌小横纹

3.掐推小横纹

位置：小横纹（图1-21）即食、中、无名、小指掌指关节横纹处。

操作方法：

（1）掐揉法：用拇指甲逐个掐揉本穴（可掐1次，揉3次），称掐揉小横纹。

（2）推法：用拇指面逐个纵向上下来回推本穴，或使患儿四指并拢，横向来回推本穴，称推小横纹。纵推：30~50次。横推：100~300次。

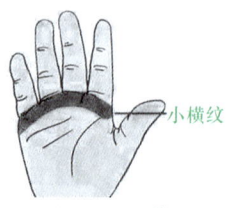

图1-21 小横纹

4. 分推肩胛骨（图1-22）

位置：肩胛骨位于胸廓的后面，是倒置的三角形扁骨，介于第2和第7肋之间。

操作方法：用双手拇指沿双肩胛骨骨缝内缘做弯月形从上向下分推100~300次，分推肩胛骨有宣肺镇咳的作用，可用来镇咳与治疗急慢性气管炎、支气管哮喘。

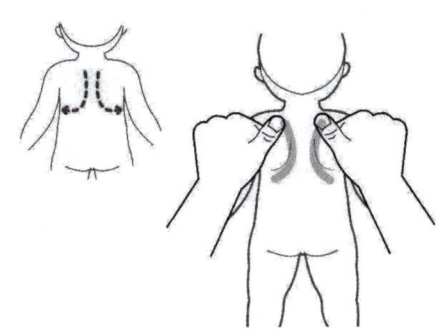

图1-22 分推肩胛骨

5. 揉膻中

位置：膻中（图1-23），即两乳头连线中点，在胸骨上。

操作方法：用两拇指自穴中向两边分推至乳头称分推膻中；用食指和中指自胸骨切迹向下直推至剑突称为推膻中。揉、推、分推各50~100次。

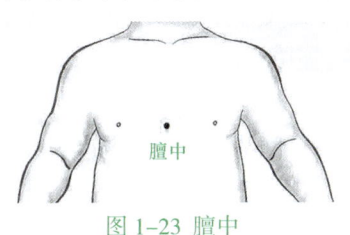

图1-23 膻中

任务实施

学前儿童呼吸系统的卫生保健

根据学前儿童呼吸系统娇嫩易感染，呼吸浅而快等生理特点，制定以下卫生保健措施：

一、培养良好的呼吸卫生习惯

（1）用鼻呼吸，勿用口呼吸。

（2）学会擤鼻涕。正确的方法是：用手纸轻捂一侧鼻孔，将另一侧鼻内的鼻涕擤出，然后再擤另一侧。

（3）不要用手指挖鼻孔。经常用手指挖鼻孔不仅会使鼻毛脱落、黏膜损伤，血管破裂引起出血，而且会使鼻腔感染，甚至造成危险的并发症。除此之外，长期挖鼻孔，会使鼻孔扩大，影响美观。

（4）不随地吐痰、咳嗽、打喷嚏时要遮挡口鼻。

（5）不蒙头睡觉。被窝里空间小，氧气量会随着呼吸越来越少，蒙头睡觉容易使人感觉不舒服、头昏、全身无力、做噩梦，影响睡眠和健康。

（6）安静进餐，口中不含异物。要教育孩子吃饭时不说笑、打闹，也不要边吃边玩，以免食物呛入呼吸道。告诉孩子不要口中含异物玩耍，以免异物不慎进入气管造成严重后果。

二、保持室内空气新鲜

室内要经常开窗换气，新鲜的空气不仅利于学前儿童生长发育，而且可降低呼吸系统疾病的发病率。

三、保持正确的坐、立、行姿势

若学前儿童体位不正，会造成脊柱和胸廓的变形，直接影响胸廓的正常运动和肺的正常功能。

四、组织学前儿童进行体育锻炼和户外活动

经常参加体育锻炼可加强呼吸肌的力量，还可以增强呼吸系统的抵抗力，降低呼吸道疾病的发生。

五、保护好学前儿童的声带

不要让学前儿童经常哭喊或扯着嗓子说话、唱歌；为学前儿童选择适合其音域的歌曲和朗读材料；唱歌、朗读的场所空气要清新，避免尘土飞扬，温度、湿度要合适，中间适当休息；伤风感冒了要少说话，多喝水。

任务四 学前儿童消化系统生理特点认知及保健

任务情景

午饭时间，实习老师西西帮助带教老师给每一位小朋友分好了饭菜，大家都吃得津津有味，鹏鹏却不好好吃饭，跑到建构区玩起积木来。无论西西老师怎么说，他都不肯坐下好好吃饭，刚吃两口又跑了。这时，带教老师及时阻止了正要端起碗追上去的西西老师，并告诉她，追着喂饭很容易造成幼儿消化不良。西西很好奇，幼儿的消化系统有什么特点？我们该怎么保护他们的消化系统呢？

任务目标

能根据学前儿童消化系统的特点制定相应的卫生保健措施。

任务探究

学前儿童消化系统生理特点

一、消化系统概况

消化系统由消化道和消化腺组成。消化道是一条起自口腔，延续为咽、食管、胃、小肠（十二指肠、空肠、回肠）、大肠（盲肠、结肠、直肠），终于肛门的很长的肌性管道。消化腺可分为两大类：一类是位于消化道外的大腺体，包括唾液腺、肝脏和胰腺，它们通过导管开口于消化道；另一类是在消化道内的小腺体，如胃腺、肠腺，直接开口于消化道。

1. 口腔——消化道的开始部分

口腔里有牙齿、舌及三对唾液腺的开口，有咀嚼、初步消化食物、尝味、辅助发音等功能。牙齿是全身最坚硬的器官，可以咬切、磨碎食物，还可辅助发音。舌由舌黏膜和舌肌构成，舌黏膜上面布满了味蕾，能辨别食物的滋味。舌还有搅拌食物、帮助吞咽及辅助发音的功能。唾液腺有腮腺、颌下腺和舌下腺三对，其中腮腺最大。唾液有湿润口腔黏膜、调和食物及分解淀粉和杀菌的作用。

2. 食管——消化道最扁窄的部分

食管是一条肌性管，上续咽，下接胃的贲门，是输送食物的管道。

3. 胃——消化道中最膨大的部分

胃的入口叫贲门，出口叫幽门。胃的功能：容纳和暂时贮存食物；初步消化食物；搅磨和推送食物；吸收少量的酒精、水分、无机盐及药物。

食物进入胃后，胃能产生蠕动，使胃液和食物混合形成食糜，便于消化酶发挥作用，并且把食物推向幽门，然后经幽门进入十二指肠。食糜进入十二指肠的过程，叫作胃的排空。胃的排空时间与食物的数量、质量和胃的运动有关。

4. 小肠——消化管中最长的一段

小肠从上到下由十二指肠、空肠和回肠三部分组成，全长为 5~6 m [图1-24(a)]。小肠壁的黏膜和黏膜下层向肠腔突出形成许多环形的皱襞，皱襞表面细小的突起是绒毛。皱襞和绒毛的存在，使小肠的吸收面积大大地增大了 [图1-24(b)]。

食物到了小肠的末端，绝大部分养分已被吸收，剩下的食物残渣随小肠的蠕动进入大肠。

(a) 肠道解剖图

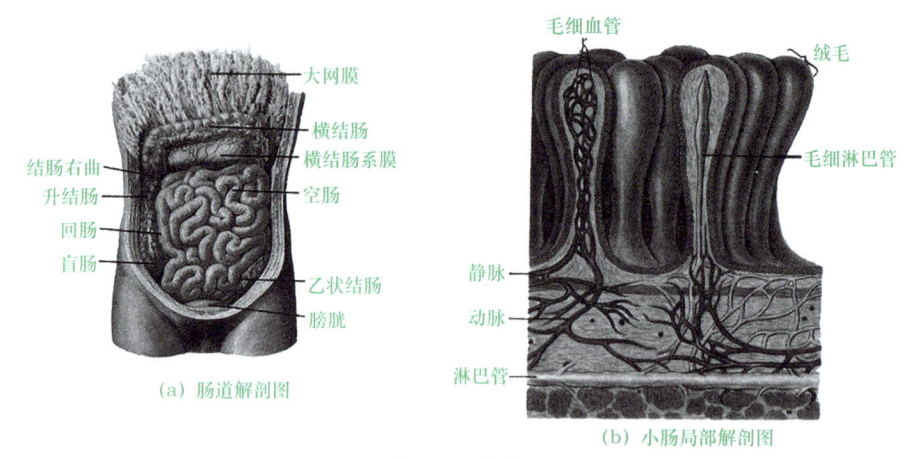

(b) 小肠局部解剖图

图1-24 小肠

5. 大肠——消化道的末段

大肠起自回肠，终于肛门，分为盲肠、结肠、直肠三部分。直肠为大肠的末段，下端以肛门而终。大肠的主要功能是吸收残余的水分和暂时贮存粪便。

6. 肝脏——人体中最大的消化腺

肝脏的主要功能包括分泌胆汁（有利于促进脂肪新陈代谢及维生素A、D、E、K的吸收）、贮存养分、解毒，以及吞噬防御、造血、参与物质代谢等功能。幼儿的肝下缘位置较低，露出于右肋弓下属正常情况。

7. 胰腺——人体第二大消化腺

胰腺位于胃的后方，可分为胰头、胰体和胰尾三部分（图1-25）。胰腺兼具外分泌和内分泌的双重功能。外分泌功能为分泌胰液消化食物；内分泌功能为分泌胰岛素和胰高血糖素，调节体内血糖浓度，保持血糖相对稳定。

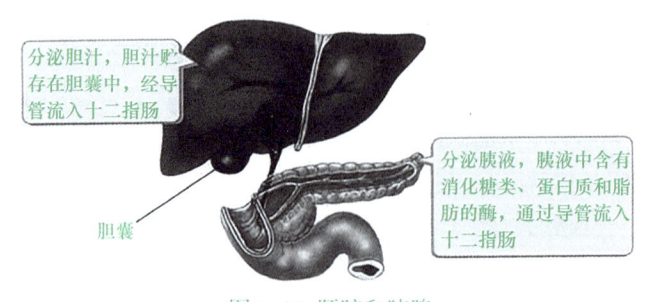

图1-25 肝脏和胰腺

二、学前儿童消化系统的主要特点

（一）长牙和换牙

1. 乳牙的萌出

新生儿有20个乳牙的牙胚，一般在出生后6~8个月开始长出，2岁半左右出齐[图1-26(a)]。婴儿最先长2个下乳中切牙。

乳牙的特点：牙釉质薄，牙本质松脆，牙髓腔较大，易生龋齿。

乳牙的生理功能：

（1）咀嚼食物，帮助消化。

（2）促进颌骨的发育。

（3）有助于正常发音。

（4）诱导恒牙的萌出，防止牙齿排列不齐。

2. 换牙

在乳牙萌出过程中，恒牙已开始发育[图1-26(b)]。在恒牙逐渐发育完成的过程中，乳牙牙根开始逐渐被吸收，于是乳牙逐渐松动脱落，恒牙露出牙槽，这个生理过程叫换牙。换牙的顺序与乳牙萌出的顺序基本上是一致的。恒牙一般从6岁开始萌出，渐次与乳牙交换，13岁左右全部换完。恒牙中有20个与乳牙交换，还有12个磨牙是从乳牙后方增生出来的（注：恒牙全部出齐一共是32颗，正常情况下会有28颗恒牙，其余4颗属于"智齿"。每个人的口腔状况不同，出现的牙齿状况也会不同）。6岁左右最先萌出的恒牙是第一恒磨牙（4个），长在乳磨牙里面，并不与乳牙交换，又称六龄齿。六龄齿萌出后，乳牙松动，先后脱落，逐渐换上恒牙。

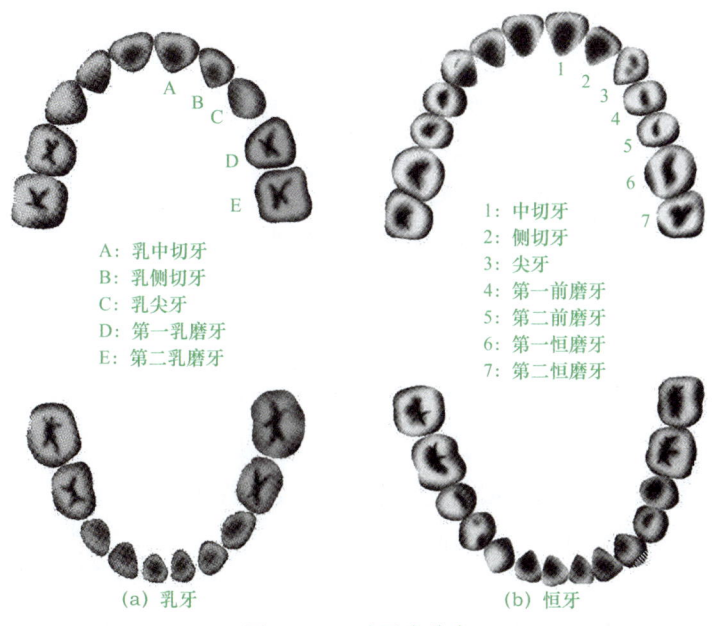

A：乳中切牙
B：乳侧切牙
C：乳尖牙
D：第一乳磨牙
E：第二乳磨牙

1：中切牙
2：侧切牙
3：尖牙
4：第一前磨牙
5：第二前磨牙
6：第一恒磨牙
7：第二恒磨牙

(a) 乳牙　　　　(b) 恒牙

图1-26 口腔牙齿分布

（二）消化道消化能力较弱，吸收能力较强

（1）食道短而窄，黏膜薄嫩，管壁弹性较差，易损伤。

（2）胃容量较小，胃的消化能力较弱。

（3）肠的吸收能力较强。一旦发生消化道感染，肠内的细菌或毒素也容易进入血液，加重病情。肠壁肌肉组织和弹性纤维发育较差，消化能力较差；肠蠕动比成人弱，容易发生肠道功能紊乱；食物通过较慢，大肠吸收大量水分，易造成便秘。此外，学前儿童肠的固定性差，容易发生肠套叠、脱肛等疾病。

（三）消化腺未发育完善

（1）唾液腺在出生时已形成，但唾液分泌少，口腔比较干燥。3~6个月发育完善，唾液分泌增加。6~7个月更加旺盛，但由于此时婴儿口腔较浅，又没有吞咽大量唾液的习惯，因此唾液往往流到口腔外面。这种现象属于"生理性流涎"。

（2）肝脏相对较成人大，肝细胞发育不健全，肝功能也不完善。学前儿童对脂肪的消化能力较差；肝糖原贮备少，饥饿时容易出现头晕、心慌、出冷汗等"低血糖症"，严重时还会出现休克。肝脏的解毒能力不如成人，抵抗感染的能力较差。

（3）胰腺很不发达，分泌的消化液及消化酶较少。对淀粉、脂肪类食物消化能力较差。

任务实施

学前儿童消化系统的卫生保健

根据学前儿童处于长牙、换牙期，消化系统消化能力较弱、吸收能力较强，消化腺未发育完善等生理特点，制定以下卫生保健措施：

一、保持口腔与牙齿的卫生

（1）定期检查牙齿。及时发现问题，及早进行诊治。

（2）养成漱口、刷牙的好习惯。

（3）不吃过于冷、热的食物，避免外伤。

（4）预防牙列不齐。给婴儿喂奶，要使其坐立起来。人工喂养时，奶瓶注意不要过分上翘或下压。在换牙的时候，要把滞留的乳牙拔掉，使恒牙正常萌出。换牙期间告诉孩子不要舔新牙；教育孩子改正不良习惯，如吮吸手指、托腮、咬下嘴唇、手指甲、其他硬物等。另外，还要防治幼儿鼻咽部炎症，以免引起幼儿经常张口呼吸而造成上腭高拱，前牙突出，突唇露齿；注意保护六龄齿。

（5）给牙齿适宜的刺激，适当吃些粗纤维食物，少吃甜食。

（6）保证充足的营养和阳光。钙、磷等无机盐是构成牙齿的原料，需要从饮食中提供。人的皮肤经阳光中的紫外线照射后，可以产生维生素D，能促进钙、磷的吸收和利用。

此外，孕妇不要滥用抗生素，如四环素、土霉素等。这些药物可经胎盘进入胎儿体内，使幼儿乳牙黄染，牙釉质发育不全。

二、建立合理的饮食制度，培养良好的饮食和卫生习惯

幼儿的食量、饭菜的烹调方式、用餐时间等都要符合幼儿消化系统的特点。为了保证幼儿消化器官的健康和供给幼儿生长发育所需要的养料，要培养幼儿良好的饮食卫生习惯，具体包括：

（1）细嚼慢咽，不吃汤泡饭。

（2）定时定量，不暴饮暴食，少吃零食。

（3）饮食要均衡，不挑食、偏食。

（4）注意饮食卫生，防止病从口入。餐具要消毒，食物要卫生，饭前便后要洗手。提倡分餐制，幼儿进餐时教师不要打扫卫生。

（5）保持愉快情绪，安静进餐。饭前和吃饭时都不应指责幼儿行为上的问题，让幼儿保持愉快情绪。进餐时保持安静，不说笑打闹，防止食物误入气管而伤害幼儿。

三、饭前、饭后不做剧烈运动

饭前应安排幼儿进行室内较安静的活动，饭后 1 h 左右再进行体育活动。午饭后不宜立即午睡，最好组织幼儿散步 15~20 min 再睡。

四、培养学前儿童定时排便

婴儿过了半岁，就可培养定时排便的习惯。幼儿应养成早饭后排便的习惯。大便不定时，粪便在大肠内停留时间过久，容易产生便秘。经常参加运动，多吃蔬菜、水果及一定比例的粗粮，多喝热水，可以预防便秘。

任务五 学前儿童泌尿系统生理特点认知及保健

任务情景

午睡起床时，实习老师西西发现小宇蒙着被子拒绝起床，伸手一摸，原来他又尿床了，这已经是本周他第三次尿床了。西西老师怀疑小宇是故意的，带教老师却说这个年龄段的孩子尿床是很常见的。为什么会这样呢？幼儿的泌尿系统有什么特点？我们该怎么保护他们的泌尿系统呢？

任务目标

能根据学前儿童泌尿系统的特点制定卫生保健措施。

任务探究

学前儿童泌尿系统生理特点

一、泌尿系统概况

泌尿系统由肾、输尿管、膀胱和尿道组成（图1-27）。人体通过排尿不仅排出了在代谢过程中产生的废物，而且调节了体内水分和无机盐的含量，对保持体内环境的相对稳定，维持组织细胞的正常生理机能起到了非常重要的作用。

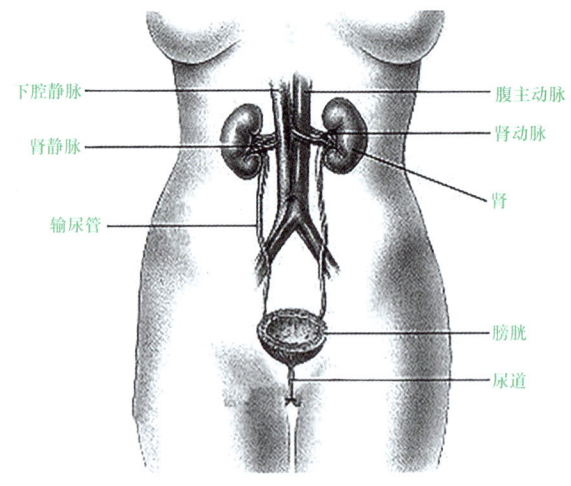

图 1-27 泌尿系统的组成

肾（左、右各一，泌尿器官）形成尿液，通过输尿管（一对细长的肌性管道，上连肾盂，下端开口在膀胱）流入膀胱（贮存尿液的囊状肌性器官）暂时贮存，当膀胱贮尿到一定量后，便发生排尿反射，使尿液顺着尿道（男性尿道细长，约为 20 cm；女性尿道较短，为 3~5 cm，且开口处近肛门，故容易受感染）排出体外。

二、学前儿童泌尿系统的主要特点

（1）肾功能不完善，易脱水也易水肿。

（2）排尿次数较多，主动控制排尿的能力差。

①幼儿膀胱的容量小，贮尿机能差，加之新陈代谢旺盛，进水量较多，所以排尿次数较多。

②幼儿神经系统发育不够完善，对排尿的调节作用较差。当膀胱内尿液充盈到一定量时，就会发生不自觉的排尿。一般要到 3 岁左右，幼儿才具有主动控制排尿的能力。

（3）尿路易感染。

①输尿管的管壁肌肉及弹性纤维发育较差，弯曲度较大，容易被压扁而扭转，发生尿路梗阻，而且容易感染。

②幼儿的尿道较短，黏膜薄嫩，又跟外界相通，易受感染。感染后细菌经尿道上行，到达膀胱、输尿管、肾脏，易引起膀胱炎及肾盂肾炎。

任务实施

学前儿童泌尿系统的卫生保健

根据学前儿童肾功能不完善、排尿次数多、排尿控制力差、尿路易感染等生理特点，制定以下卫生保健措施：

一、培养及时排尿的习惯，防止遗尿

新生儿无自觉排尿的能力，3~5个月婴儿可定时"把尿"，6个月左右婴儿可坐便盆。1岁左右可训练幼儿对排尿的主动控制，但要掌握好"度"，既不能让幼儿太频繁地排尿，也不能让幼儿憋尿。幼儿每天排尿6~7次，因而应在组织活动前、睡觉前让幼儿排尿。对有尿床习惯的幼儿，要做好遗尿的防范工作。

二、每天饮适量的水

每天饮适量的水，保证体内废物能及时随尿排出并减少上行性感染。

三、保持会阴部清洁卫生，预防尿道感染

每晚睡前要给幼儿清洗会阴部，尽早穿满裆裤；厕所、便盆要每天洗刷，定期消毒；教会幼儿便后擦屁股的方法；注意防止个别幼儿玩弄生殖器。

四、预防肾炎，保护肾脏的正常功能

应加强锻炼，增强抵抗力，避免诱发肾炎的因素。预防急性肾炎，要从预防感染入手。患扁桃体炎要用抗生素彻底治疗。患猩红热后1~2周要验尿，以便及早发现异常。

任务六 学前儿童生殖系统生理特点认知及保健

任务情景

今天离园时，实习老师西西听到带教老师悄悄地跟苗苗的妈妈反映苗苗最近午睡有时会出现习惯性擦腿动作，嘱咐她注意孩子生殖系统的清洁卫生，不要给孩子穿过紧的内裤。这是为什么？幼儿的生殖系统和成人有什么不同？我们该怎么保护他们的生殖系统呢？

任务目标

能根据学前儿童生殖系统的特点制定卫生保健措施。

任务探究

学前儿童生殖系统生理特点

一、生殖系统概况

生殖系统的主要功能是产生生殖细胞、繁育后代、分泌性激素。生殖系统由内生殖器和外生殖器组成。

男性的外生殖器主要有阴茎和阴囊；内生殖器有睾丸、附睾、输精管、精囊腺和前列腺等。男性的生殖系统如图 1-28 所示。

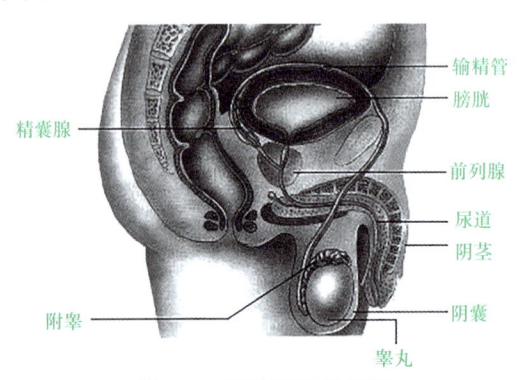

图 1-28 男性的生殖系统

女性的外生殖器主要有大阴唇、小阴唇、阴蒂和前庭大腺（阴阜、阴道口、尿道口和处女膜）等；内生殖器包括卵巢、输卵管、子宫和阴道。女性的生殖系统如图 1-29 所示。

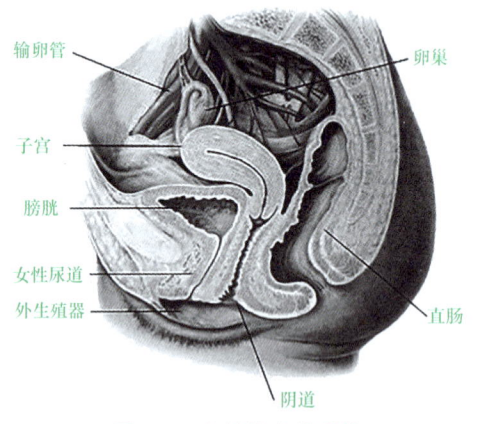

图 1-29 女性的生殖系统

二、学前儿童生殖系统的主要特点

（1）生殖系统发育很缓慢。十二三岁以前生殖系统发育是较缓慢的，幼儿期尤其如此，

只有到青春期以后生殖系统发育才变得迅速。

（2）学前期是形成性角色及性心理的重要时期。

（3）学前儿童容易发生外生殖器感染。

任务实施

学前儿童生殖系统的卫生保健

根据学前儿童处于形成性角色及性心理的重要时期，生殖系统发育缓慢，易发生外生殖器感染等生理特点，制定以下卫生保健措施：

（1）要注意科学的性教育。幼儿期是性心理发育的关键时期。3岁左右，幼儿会发现男女之间的一些差异，如男女小便的姿势不同，并对"我是怎么来的？"之类的问题感兴趣。家长和教师要注意对幼儿进行科学的、系统化的性教育，使幼儿形成正确的性别自我认同，防范性侵害。

（2）保持外生殖器的卫生。

①尽早穿满裆裤，内裤常换洗。

②教会孩子从前向后擦大便。

③养成每晚清洗外阴的习惯。盆和毛巾要专用，要从前往后洗，毛巾要经常消毒。

④避免幼儿玩弄生殖器。若幼儿出现玩弄生殖器的现象或出现"习惯性擦腿动作"，成人要以有趣的事情吸引其注意力。同时，应查明原因，如因内裤过紧引起，则要给幼儿换上宽松舒适的内裤；如因蛲虫引起，则要积极治疗疾病。

（3）避免翻越或跨坐在硬物上，以免受伤。

（4）勿滥服"补药"，防止性早熟。生殖器官的疾病应及早诊治。

任务七 学前儿童神经系统生理特点认知及保健

任务情景

今天是实习老师西西第一次独立上课，怀着既紧张又兴奋的心情，西西老师按照自己精心准备的内容滔滔不绝地讲了起来，可刚听了不到10分钟孩子们就坐不住了，七嘴八舌地接话，有的甚至离开座位在教室里乱跑起来。看着垂头丧气的西西，带教老师安慰道：

"别灰心，不是你讲得不好，是因为孩子们的注意力容易分散，这跟幼儿神经系统发育的特点有关。"那么，幼儿的神经系统有什么特点？我们该怎么保护他们的神经系统呢？

任务目标

能根据学前儿童神经系统的特点制定相应的卫生保健措施。

任务探究

学前儿童神经系统生理特点

一、神经系统概况

神经系统是人体生命活动的主要调节机构。它在生命活动的全部过程中直接或间接地起着主导的调节作用。

（一）神经系统的组成和功能

神经系统由中枢神经系统和周围神经系统两部分组成。中枢神经系统包括脊髓和脑。周围神经系统包括脑神经、脊神经以及植物神经。

神经系统最基本的结构和功能单位是神经元。神经元由细胞体和突起两部分构成（图1-30）。突起分为树突和轴突。树突较短，分支多，能接受刺激，将刺激传向细胞体；轴突较细长，数目只有一个且分支少，可将神经冲动从细胞体传出。突起又称神经纤维，许多神经纤维集合成束形成神经。在脊髓和脑中，神经元的轴突的外围包有髓鞘。髓鞘有绝缘作用，可防止神经纤维在传导冲动时相互干扰，保证冲动传递迅速、准确。

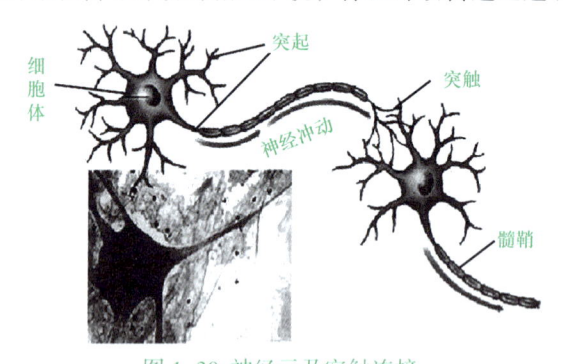

图1-30 神经元及突触连接

1. 中枢神经系统

（1）脊髓

脊髓位于脊柱的椎管内，呈圆柱状，上端与延髓相连，成人下端平第一腰椎（胎儿时期占椎管全长；新生儿下端平第三腰椎；4岁平第二腰椎）。脊髓是中枢神经系统的低级部位，起着上通下达的桥梁作用，主要功能是反射和传导。

① 反射功能

脊髓灰质里有许多低级神经中枢，可以完成许多基本的反射活动，如排便反射、膝跳反射等。

② 传导功能

来自人体大部分器官的神经兴奋，传达到脊髓，然后沿上行传导束传达到脑；脑所要传出的大部分神经冲动沿下行传导束传达到脊髓，然后再由脊髓传达到人体相应的器官，完成各种运动。当脊髓因损伤而横断时，因为脑与躯体、内脏之间联系的脊髓白质上、下行兴奋的传导中断了，身体在损伤面以下的感觉和运动发生障碍，会成为截瘫。

（2）脑

脑位于颅腔内，是中枢神经系统的高级部位。它由脑干、间脑、小脑和大脑组成。

① 脑干

脑干位于大脑之下，由下至上依次为延髓、脑桥和中脑。

脑干上连间脑，下接脊髓，背部与小脑相连。延髓的灰质中有调节生命活动的重要中枢，如呼吸、心跳、血管运动中枢等，延髓受损会立即引起心跳、呼吸、血压的严重障碍而危及生命，因此延髓有"生命中枢"之称。延髓和脑桥的灰质中还有吞咽、呕吐等中枢。中脑与维持觉醒或睡眠、保持肌肉的紧张度以及维持身体的平衡和姿势有关。

② 间脑

间脑位于中脑上方，大部分被大脑覆盖，由丘脑和下丘脑两部分组成。丘脑是传入信息的中转站，即外部器官活动的信息由传入神经传入脊髓、脑干，再继续上行，经丘脑中转至大脑。丘脑能对传入信息进行较粗糙的分析、选择，是皮质下较高级的感觉中枢。来自全身的传入神经纤维，在到达丘脑前已交叉到对侧，所以一侧丘脑损伤时，对侧肢体将发生感觉障碍。

下丘脑位于丘脑的前下方，其功能非常复杂，是大脑皮质下调节植物神经较高级的中枢。它可以调节内脏活动，调节水代谢、控制体温、调节摄食等。同时，它参与发动和整合伴随着情绪而出现的植物神经活动的一系列变化。它还控制垂体的内分泌活动，并通过垂体影响其他内分泌腺的分泌活动。

③ 小脑

小脑位于脑干的背侧，大脑的后下方。小脑通过神经纤维与脑干、脊髓相联系，其主要功能是维持身体平衡，协调肌肉运动。因此，小脑有病时，走路歪斜易倒，身体不能维持平衡，动作不准确，运动不协调，不能完成精确的动作。

④ 大脑

大脑由左、右两半球构成，借由神经纤维构成的胼胝体相连。大脑表面覆盖着由灰质构成的大脑皮质，平均厚度为 2~3 mm。人的大脑表面积约有 2 200 cm2，大脑皮质神经元细胞体的总数为 140 亿左右。

大脑表面通过外侧裂、中央沟和顶枕裂分为额叶、顶叶、颞叶和枕叶等区域。根据大脑皮质各部位生理功能的差异，可将其分为许多功能区，称为大脑皮质功能定位，或称为中枢。某个功能区称为某种反射的中枢。例如，额叶中央沟前回，是支配对侧肢体运动的高级中枢，称为躯体运动中枢；顶叶中央沟后回，是管理对侧皮肤、肌肉感觉的高级中枢，称为躯体感觉中枢；在颞叶的颞横回，是听觉的高级中枢；枕叶内侧面，是视觉的高级中枢。

语言中枢可以分为运动性、听觉性、视觉性和书写性四种。

运动性语言中枢在额叶中央沟前回下端的前方，与说话功能有关，又称为说话中枢，此区受损伤就会丧失说话能力。

听觉性语言中枢位于颞叶的颞上回的后方，能调整自己的语言和理解别人的语言。此区受损伤后，病人虽能说话，但语言混乱而割裂；虽能听到别人说的话，但不能理解话的意思。

视觉性语言中枢，又称阅读中枢，在顶叶靠近视觉中枢。此区受损伤后，病人不能理解文字，阅读困难。

书写性语言中枢在额叶，与中央沟前回管理上肢运动的区域靠近。此区受损伤后，病人写字、绘画将发生障碍。

大脑皮质功能定位不是绝对的，每一个功能都与整个大脑皮质有关，因此，当大脑皮质的某功能区受损伤时，也往往影响该功能区以外的其他功能。

2. 周围神经系统

（1）脑神经

脑神经共12对，从脑发出，主要分布在头、面部各器官，其中迷走神经分布在胸、腹腔的内脏器官中。

（2）脊神经

脊髓发出的脊神经由脊椎骨两侧的椎间孔传出，脊神经共31对，分布在躯干和四肢，调节躯干和四肢的活动。

（3）植物神经

植物神经又称自主神经，从脑和脊髓发出，分布在内脏器官和腺体上，是支配内脏器官的传出神经，其主要功能是调节机体的呼吸、循环、分泌、排泄、生殖等机能活动，并影响全身组织的新陈代谢。

植物神经分为交感神经和副交感神经，每个脏器都受这两种神经的双重支配，而它们的作用却是相反的。当人处在比较安静的状态时，通常是副交感神经活动占优势，交感神经处于抑制状态，表现为心跳减慢、血管舒张、血压下降、胃肠活动加强、消化腺分泌增加；相反，当机体处于紧张状态时（如剧烈运动、情绪激动等），交感神经活动占优势，副交感神经相对抑制，表现为心跳加快、血管收缩、胃肠活动减弱。可见，正是交感神经和副交感神经的相互协调、密切配合，才使内脏器官的活动协调而精确，在中枢神经系统的调节下，与外界环境的变化相适应。

（二）神经系统的基本活动方式——反射

反射是人体对外界和内部各种刺激发生的反应，分为非条件反射和条件反射两种。非条件反射是机体生来就有的，是一种较低级的神经活动，如婴儿生下来就会吮吸，食物进入口腔就会引起唾液分泌。条件反射是后天获得的，是在非条件反射的基础上在生活过程中通过一定条件建立起来的一种高级神经活动。

（三）大脑皮质活动的特性

大脑皮质的活动是有规律的，了解和掌握其中的规律，对指导儿童科学用脑、挖掘大脑的潜力、提高做事效率大有益处。

1. 对侧支配，呈倒立分布，皮质支配面积与器官功能的精细、准确程度成正比

大脑的左、右两半球具有对侧支配的特点，且躯体不同部位在皮质的代表区呈倒立分布，即皮质最上部支配下肢与躯干，中部支配上肢，最下部支配头、面部。皮质支配面积与器官功能的精细、准确程度成正比，不与器官大小相一致。大脑皮层躯体感觉定位图如图1-31所示。

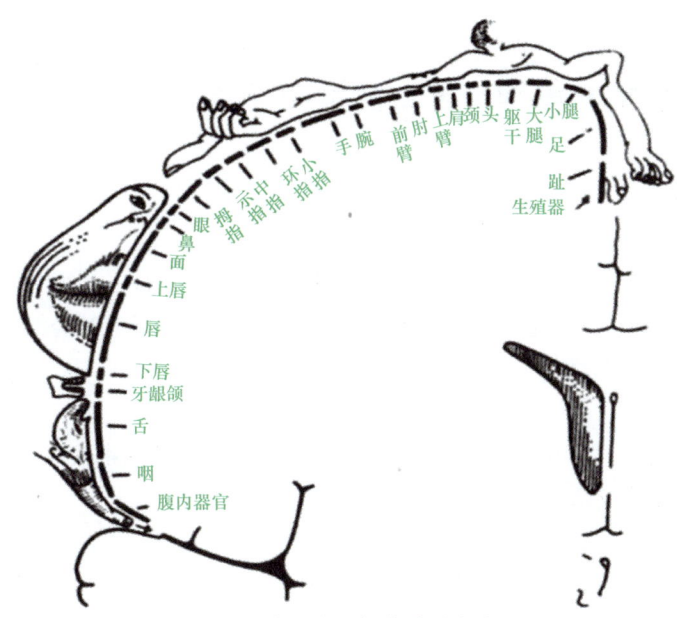

图1-31 大脑皮层躯体感觉定位图

2. 左、右大脑功能有分工

在正常的情况下，大脑是作为一个整体来工作的，来自外界的信息，经胼胝体传递，左、右两个半球的信息可在瞬间进行交流。人的每一种活动都是两个半球信息交换和综合的结果。在具体的活动中，大脑两个半球是有分工的，左半球负责理解文字、语言以及数学、计算，通过语言和逻辑来表达内心世界；右半球负责鉴赏绘画，欣赏音乐，欣赏自然风光，凭直觉观察事物，把握整体等，通过情感和形象来表达内心世界。

3. 优势原则

人们在工作或学习时，其效率取决于相关的大脑皮层是否处于"优势兴奋"状态，若有关的大脑皮质区域处于兴奋状态，人们的注意力会比较集中，理解力、创造力也会大大加强，思维非常活跃，从而提高学习或工作的效率。兴趣能诱发"优势兴奋"状态的形成。年龄小的儿童，其优势兴奋区容易形成，也容易消失。

4. 动力定型

条件反射的形成过程是大脑皮质形成暂时神经联系的过程。若一系列的刺激总是按照一定的时间、顺序先后出现，重复强化，这种时间和顺序就在大脑皮质上"固定"下来形成条件反射，每到一定时间，大脑就会暂时重现这一系列的活动，并提前做好准备，这种大脑皮质活动的特性称为动力定型。动力定型后大脑细胞能以最经济的消耗取得最好的工作效果。

5. 镶嵌式活动原则

大脑皮质有着十分精细的分工。在从事某一项活动时，只有相应区域的大脑皮质处在兴奋状态，而与这项活动无关的区域则在休息（处于抑制状态）。随着活动性质的改变，兴奋（工作区）与抑制（休息区）不断轮换，使大脑皮质各区域有劳有逸，以逸待劳，维持高效率。如果大脑皮层某一区域长时间地、单调地受到刺激而得不到休息，就会大量消耗这一区域的能量，这一区域的工作能力就会大大下降。

二、学前儿童神经系统的主要特点

（一）发育迅速

1. 脑细胞数目的增长

孩子出生前半年和出生第一年是脑细胞数目增长的重要阶段。出生一年后，神经细胞的数目不再增加，而神经细胞的体积则由小变大，突起由短变长，神经细胞如同一棵小树苗逐渐长成枝繁叶茂的大树。

2. 脑重的变化

新生儿的脑重约为 350 g；3 岁时约为 1 000 g；7 岁左右已基本接近成人，为 1 400 g。同时脑的功能也逐渐复杂、成熟和完善。

3. 神经纤维的髓鞘化

新生儿，许多神经纤维还没有髓鞘。在髓鞘还没有完全形成时，会发生"串电"现象，即婴幼儿对外来刺激的反应慢且不精确。到了 6 岁左右，儿童大脑半球神经传导通路髓鞘化完成，儿童对刺激的反应日益迅速准确，条件反射形成，比较稳定。

（二）发育不均衡

出生时，脊髓和延髓基本发育成熟，而小脑发育则相对较晚，这是婴儿肌肉活动不协调的主要原因。3 岁时小脑功能逐渐加强，幼儿肌肉活动的协调性也随之增强。幼儿大脑皮层发育尚不成熟，直到学龄前期，大脑皮层各中枢才接近成人水平，为儿童智力的迅速发展提供了可能性。

（三）既容易兴奋又容易疲劳

幼儿大脑皮层活动的特点：兴奋过程强于抑制过程，即兴奋占优势，常表现为活泼好动，容易激动，自控力较差，注意力不容易集中，且很难持久，容易随外界刺激而转移（主动注意时间 3 岁时达 7 min，5 岁时达 15 min，7 岁时达 20 min）。

幼儿的神经细胞较脆弱，能量贮备较少，很容易疲劳，但由于其新陈代谢旺盛，疲劳的恢复也很快，年龄越小，此特点越明显。

（四）脑细胞耗氧量大

神经系统的耗氧量比其他系统高，在神经系统中，脑的耗氧量最高。幼儿在空气污浊、氧气不足的环境中，会很快发生头晕、眼花、全身无力等现象。幼儿如果长期处于空气污浊的环境中，将影响脑的正常发育。

（五）植物神经发育不完善

交感神经兴奋性强而副交感神经兴奋性较弱。幼儿心率及呼吸频率较快，但节律不稳定，胃肠消化能力容易受情绪影响。

任务实施

学前儿童神经系统的卫生保健

根据学前儿童神经系统发育迅速，易兴奋、易疲劳，脑细胞耗氧量大，植物神经发育不完善等生理特点，制定以下卫生保健措施：

一、制定和执行合理的生活制度

根据幼儿生理特点，制定科学的生活制度，并严格执行。长期执行合理的生活制度，养成有规律的生活习惯（形成动力定型）。活动安排上，注意动静交替，经常变换活动的内容与方式（利用镶嵌式活动原则），可使大脑皮层的神经细胞轮流地工作和休息，以避免疲劳。

二、保证充足的高质量睡眠

睡眠是大脑最好的休息方式。睡眠持续的时间与脑发育的程度有关。婴幼儿的神经系统各部分机能发育不完善，因而需要较长时间的睡眠，年龄越小，睡眠时间越长（表1-3）。除了保证充足的睡眠时间外，还要保证睡眠质量，让幼儿睡得熟，睡得安稳。

表1-3　　　　　　　　年龄与睡眠时间

年龄	1~6个月	7个月~1岁	1~2岁	2~3岁	5~7岁
睡眠时间（小时）	16~18	14~15	13~14	12	11

三、提供合理的营养

1. 脑组织的能量代谢需要葡萄糖

中枢神经系统的能量来源单一，只能利用碳水化合物分解成的葡萄糖作为能量来源。因此每餐均应有一定量的粮谷类或根茎类食物，为大脑提供热能。

2. 大脑供氧离不开血红蛋白

血红蛋白是机体运送氧气的供能物质，人体内缺铁或蛋白质都会影响血红蛋白的合成，造成贫血。儿童脑耗氧量大，而贫血的最大危害就是使大脑缺氧，影响生长发育，影响智力发展。因此，幼儿膳食中要有适量的动物性食品以及含铁丰富的食物。

3. 髓鞘的生长需要多不饱和脂肪酸（DHA）

鱼、坚果等食物中含有较丰富的多不饱和脂肪酸，每天应给孩子适量补充。

4. 神经细胞之间信息的传送需要乙酰胆碱

磷脂是合成乙酰胆碱的重要物质。鸡蛋、动物肝脏和大豆等食物蛋白质含量丰富，在人体内都可分解出磷脂。相对于鸡蛋、动物肝脏来说，大豆胆固醇更低。孩子可以多吃豆腐、豆浆等易于消化的豆制品。

5. 及时清除体内的垃圾和毒素，保持头脑清醒

食物中的纤维素，可以吸附体内的废物、毒素，将其排出体外。维生素C（各种水果）、胡萝卜素（胡萝卜、番茄、南瓜、杧果等）、番茄红素（番茄等），这些抗氧化物可以削弱病毒的毒性，又可以增强人体的免疫力。益生菌可以抑制有害病菌，起到保护大脑的作用。在日常饮食中可以添加以上营养素，及时清除体内的垃圾和毒素，保持头脑清醒。

6. 禁止幼儿饮酒

喝酒容易造成贫血，影响大脑的发育，甚至出现酒精中毒的情况。

四、保持愉快的情绪

心情舒畅、精神愉快是幼儿身心健康发展的基本保证。保教人员必须消除让幼儿精神紧张的因素，努力为孩子创造一个轻松愉快的生活环境。

五、开发右脑，协调左、右脑

大脑两半球的功能是不同的，各具特点。左脑是大多数人每时每刻都在运用着的，而右脑则往往被忽略。开发右脑是婴幼儿知识积累的基础，能使儿童的观察力、思考力增强。

六、精神发育监测要早发现，早干预

精神发育分为5个领域：

（1）大运动能力：反映脑对大肌肉的控制能力，也是反映脑成熟度的一个重要指标。

（2）精细动作能力：手眼协调能力。

（3）认知能力：对环境刺激的感知、综合分析的能力，解决问题的能力等。

（4）言语能力：言语的感知、理解、表达能力。

（5）情绪和社会行为能力：社交行为能力、社会认知能力、独立生活能力。

任务八 学前儿童内分泌系统生理特点认知及保健

任务情景

某天入园时,实习老师西西听到兵兵妈妈跟带教老师抱怨兵兵最近一到晚上就特别兴奋,睡得越来越晚,早上又怎么都叫不起来。带教老师建议兵兵妈妈逐步帮兵兵调整作息时间,以免睡眠不足,导致内分泌紊乱,影响孩子的生长发育。西西很好奇,睡眠和内分泌究竟有什么关系?幼儿的内分泌系统又是如何影响生长发育的?我们该怎么保护他们的内分泌系统呢?

任务目标

能根据学前儿童内分泌系统的特点制定相应的卫生保健措施。

任务探究

学前儿童内分泌系统生理特点

一、内分泌系统概况

内分泌系统由许多内分泌腺和分散在机体各处的内分泌细胞构成,它是人体重要的调节系统(图1-32)。人体的主要内分泌腺有垂体、甲状腺、胸腺、肾上腺、胰腺、性腺(女性是卵巢,男性是睾丸)等。分散的内分泌细胞可见于消化道黏膜、下丘脑、肾、心等器官。

下面主要介绍垂体、甲状腺和胸腺。

(一)垂体

垂体位于脑的底部,倒悬于间脑下面,大小如豌豆。垂体能分泌多种激素(生长激素、促甲状腺激素、促肾上腺皮质激素、促性腺激素、催乳素、促黑激素、抗利尿激素、催产素),调节新陈代谢、生长发育和其他内分泌腺活动,有"内分泌之王"之称。

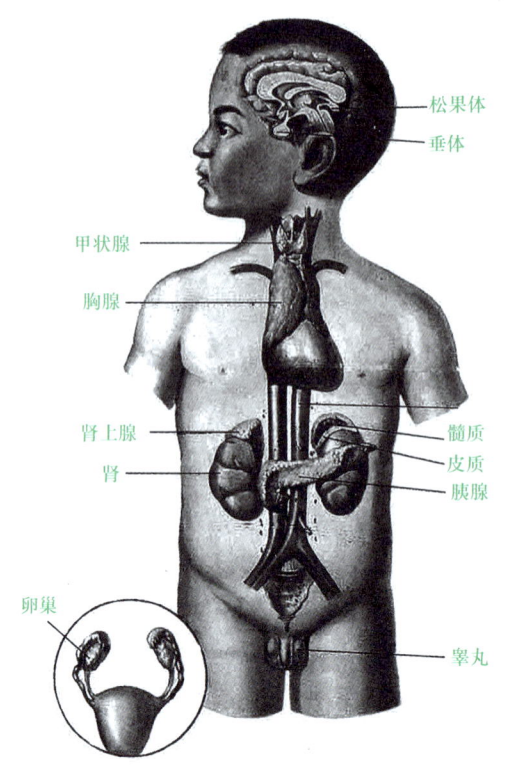

图 1-32 内分泌系统

（二）甲状腺

　　甲状腺是人体最大的内分泌腺，位于气管上端甲状软骨两侧，分左、右两叶，似蝴蝶状。甲状腺分泌的甲状腺素可以促进新陈代谢，维持机体正常生长发育，提高神经系统的兴奋性。此外，它可使心跳加强加快，心输出量增多，还可增加食欲，促进肠蠕动。甲状腺素分泌过多或过少对人体的生理机能都会产生重大影响，都会引起新陈代谢的紊乱。

（三）胸腺

　　胸腺与机体的免疫机能有密切关系。胸腺可分泌胸腺素。胸腺素可将来自骨髓、脾等处的原始淋巴细胞转化为具有免疫能力的T淋巴细胞，参与细胞免疫反应。

二、学前儿童内分泌系统的主要特点

1. 垂体分泌的生长激素较多

　　四岁以前及青春期垂体机能比较活跃，身体生长发育最为迅速。在一昼夜中，垂体分泌的生长激素是不均匀的。夜间入睡后，生长激素分泌明显增多。如果儿童睡眠时间短，睡眠不好，生长激素的分泌减少，就会影响身高的增长。

2. 儿童缺碘会影响甲状腺的功能

　　儿童缺碘会影响甲状腺的功能，引起儿童体内甲状腺激素合成减少，对人体的生理机能产生重大影响，导致新陈代谢紊乱。主要影响骨骼和神经系统的发育，长期缺碘的儿童不仅个子矮小，而且智力低下。因此，如果发现儿童缺碘，一定要马上治疗，避免影响身高和智力。

3. 幼儿胸腺发育不全会影响免疫功能

胸腺同人体的细胞免疫功能有着密切的关系，当胸腺发育出现障碍时，就会造成细胞免疫功能缺陷，这样，人体对各种病菌就没有什么抵抗力，会直接影响儿童的免疫功能。

4. 性腺在青春期前发育缓慢

女性的性腺是卵巢，男性的性腺是睾丸。它们既是生殖器官，又是内分泌器官。性腺在青春期前发育缓慢，性成熟期才迅速发育。

任务实施

学前儿童内分泌系统的卫生保健

根据学前儿童垂体生长激素分泌较多，缺碘易影响甲状腺功能，胸腺发育不全易影响免疫功能，性腺发育缓慢等生理特点，制定以下卫生保健措施：

一、合理安排一日生活，保证充足睡眠

制定并执行合理的生活制度，活动与休息做到劳逸结合，才能促进幼儿内分泌系统的正常发育。保证幼儿充足高质量的睡眠，可以促进垂体分泌生长激素，促进生长发育。

二、科学安排幼儿的膳食

合理的营养，能促进幼儿内分泌功能的提高。注意在饮食中补碘，防止出现甲状腺功能不全的疾病。

三、不要乱服营养品，防止性早熟

有些儿童营养品的成分不明确，有的含有激素，长期服用会导致激素在体内蓄积，引发幼儿性早熟。发育正常的儿童不需要服用营养保健品。

任务九 学前儿童感觉器官生理特点认知及保健

任务情景

今天，实习老师西西协助带教老师上了一节科学课"不一样的感觉"，鼓励孩子们通过触摸、观察和倾听去感受不同的物品。看着孩子们好奇地利用自己的感觉器官积极地探

索，西西老师也变得好奇起来，幼儿的感觉器官和我们一样吗？我们该怎么保护他们的感觉器官呢？

任务目标

能根据学前儿童感觉器官的特点制定相应的卫生保健措施。

任务探究

学前儿童感觉器官生理特点

一、感觉器官概况

（一）皮肤

皮肤覆盖在人体表面，柔韧而有弹性，是人体的第一道屏障，也是人体最大的感觉器官。

1. 皮肤的构造

皮肤由表皮、真皮和皮下组织三部分组成，皮肤内还有毛发、汗腺、皮脂腺、指（趾）甲等附属物（图1-33）。

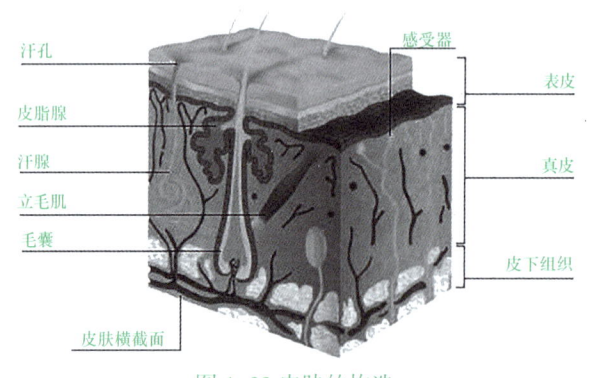

图1-33 皮肤的构造

2. 皮肤的功能

（1）感觉作用：在皮肤的真皮中有丰富的感觉神经末梢，能接受触、压、痛、冷、温等刺激，从而产生相应的感觉。

（2）保护机体：皮肤可保护体内组织免受外界侵害。角质层使细菌不易侵入，能抵御外界物理性和化学性损伤；皮下真皮及脂肪柔软而富有弹性，能防御和缓冲外力撞击、摩擦和挤压等机械性损伤；黑色素能防止紫外线穿透皮肤而损伤内部组织。

（3）分泌排泄：皮脂腺分泌皮脂，滋润皮肤和毛发；汗腺分泌汗液，可以排出代谢的废物。

（4）调节体温：皮肤通过汗液挥发、血管收缩舒张、流经血流量的多少在调节体温上起着重要作用。

（二）视觉器官（眼）

眼的主要组成部分是眼球，还有眼睑、结膜、泪器、眼外肌等附属结构。眼球位于眼眶内，呈球形，由眼球壁（外层纤维膜、中层血管膜、内层视网膜）和内容物（前房、晶状体、玻璃体）组成（图1-34）。

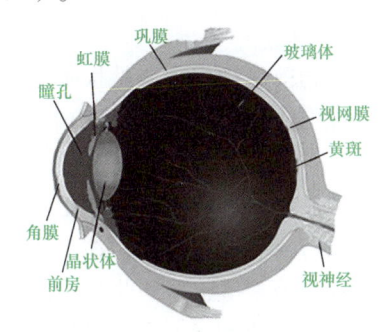

图1-34 眼的构造

（三）位听器官（耳）

人耳由外耳（耳郭、外耳道和鼓膜）、中耳（鼓室和咽鼓管）、内耳（半规管、前庭和耳蜗）三部分组成（图1-35）。耳朵具有双重功能，既能感受声音，又能感受身体在空间的位置。

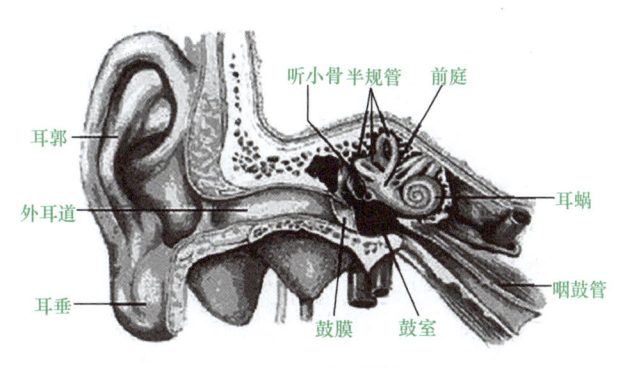

图1-35 耳的结构

二、学前儿童感觉器官的特点

（一）学前儿童皮肤的特点

1. 保护机能较差

幼儿皮肤薄嫩，角质层发育不完善，因此保护机能差，对外界刺激的抵抗力弱，很容易受伤和感染。

2. 调节体温的功能差

幼儿皮肤的散热和保温功能都远不及成人。幼儿神经系统对体温的调节作用还不稳定，当外界温度发生变化时，往往不能很快适应，易受热中暑或受凉生冻疮。

3. 渗透作用强

皮肤的角质层薄，血管很多，因而皮肤的渗透力强，有机磷农药、苯、酒精等都可经皮肤渗透到体内，引起中毒。

（二）学前儿童眼的特点

（1）生理性远视。幼儿眼球的前后径较短，晶状体比成人扁，物体往往成像于视网膜的后面，称为生理性远视。随着年龄的增长，眼球的前后距离变长，一般到5岁左右就可转为正视。

（2）晶状体弹性大。幼儿的晶状体弹性大，调节能力强。幼儿即便把画书放在离眼睛很近的地方（10 cm以内），也能看清楚。但长此以往，就容易使睫状肌疲劳，形成近视。

（3）眼球发育不成熟，对环境因素敏感。幼儿眼球发育不成熟，眼肌很容易疲劳；加上巩膜较柔弱，眼轴易伸长，因此对各种不良的环境因素更敏感，容易受影响，会使近视眼较早出现。幼儿中弱视也是常见的。

（4）玻璃体透明度大，视力较成人敏锐。

（5）色觉发育不完善。幼儿3岁时已能辨别红、蓝、绿等基本颜色，但对相近的颜色还不能清楚地分开。

（三）学前儿童耳的特点

（1）皮下组织非常少，血液循环较差，易生冻疮。
（2）外耳道比较狭窄，皮肤娇嫩，易生疖。
（3）咽鼓管短而粗，位置平直，易患中耳炎。
（4）听觉灵敏，对噪声更敏感。

任务实施

学前儿童感觉器官的卫生保健

根据学前儿童皮肤、眼和耳的生理特点，制定以下卫生保健措施：

一、皮肤的卫生保健

1. 培养良好的卫生习惯，保持皮肤清洁

要常洗澡、洗头、勤换内衣、剪指甲。在托幼机构里，教师要根据幼儿的年龄特点，培养他们的盥洗习惯，使幼儿养成随时保持清洁、脏了就洗的好习惯。

2. 锻炼皮肤对冷热的适应力

经常进行户外活动，充分接受空气和阳光，改善皮肤的血液循环。让幼儿养成用冷水洗脸的习惯，通过冷水对面部及双手的刺激，提高幼儿的耐寒能力，预防感冒、气管炎等呼吸道疾病，还可改善皮肤组织的营养结构，增强皮肤弹性。但是，幼儿洗脸用的冷水温度也不能过低，应保持在15 ℃以上，否则会冻伤幼儿娇嫩的皮肤。对于从来没有用冷水洗过脸的幼儿，开始几天可以先试着用冷水拍拍脸，等幼儿逐渐适应后再改为每天早晨用冷水洗脸。有条件的托幼机构可以让幼儿学习游泳等。

3. 注意衣着卫生

幼儿的衣着宜选择透气性好、质地柔软、吸水性强、不掉色的棉布料。应根据气候的变化和幼儿的活动情况，及时为幼儿增减衣服。

4. 预防和及时处理皮肤外伤

对幼儿加强安全教育，预防外伤的发生。皮肤外伤为细菌侵入机体开了一道门，若不及时处理就会引起躯体疾病。

5. 预防中毒

幼儿皮肤渗透作用强，在皮肤上涂擦药物要注意浓度和剂量，不得过量。不要用有刺激性的化妆品和肥皂，也不要给幼儿戴耳环、烫头发、涂口红等。

二、眼的卫生保健

近年来，由于不注意用眼卫生、视力负担过重等造成视力异常的儿童越来越多。保教人员要为幼儿创造良好的条件，保护幼儿的视力，促进幼儿眼的正常发育。

1. 预防近视，保护视力

（1）讲究用眼卫生：看书、写字要有正确的坐姿。不躺着看书，不在走路或行进的车中看书，不在弱光或强光下看书、写字，用眼时间不宜过长。

（2）改善环境条件：学习环境采光照明要科学，桌椅高矮适中，并定期调换座位。给幼儿选配的图书字体要大，图案要清晰。教具大小适中、颜色鲜艳、画面清楚。

（3）缓解用眼紧张：采用望远、做眼保健操等方式缓解用眼紧张。

2. 培养良好卫生习惯，预防眼病

教育幼儿不用手擦、揉眼睛；每人有专用手帕、毛巾并经常清洗、消毒；用流动的水洗脸，可预防沙眼、结膜炎。

3. 加强安全教育，预防眼外伤

不要玩可能伤害眼睛的物品，如弹弓、小刀、剪子、牙签等。不撒沙子，不燃鞭炮。

4. 定期检查视力，及时矫治视觉异常

幼儿期是视觉发育的关键期和可塑阶段，也是矫治视觉缺陷效果最明显的时期。孩子过了3岁，每半年要检查一次视力，以便发现异常，及时矫治。

5. 通过各种活动培养和发展幼儿的辨色能力

颜色鲜艳的玩、教具，可以使幼儿色觉得到发展。因此，应组织幼儿进行辨认颜色的游戏及交互式作业等，使幼儿能区别近似的颜色并说出它们的名称。

三、耳的卫生保健

（1）禁止用锐利工具为幼儿挖耳朵。

（2）预防中耳炎。保持鼻咽喉的清洁，能正确擤鼻涕；洗头、洗澡、游泳时要防止污水进入外耳道，若耳朵进水要及时清理干净；积极预防和治疗感冒、鼻炎、鼻窦炎、扁桃体炎及腮腺炎等。

（3）防噪声污染，保护听力。
（4）防止耳用药物致聋。
（5）注意进行听力监测。
（6）组织各种活动，发展幼儿的听力。教师可组织各种游戏活动，如唱歌、欣赏音乐、辨别风声和鸟鸣等各种细微而复杂的声音等，以促进幼儿听力的发展。

任务十　学前儿童生长发育规律认知及保健

任务情景

细心的保育员张老师发现，小班幼儿不仅在身高、体重方面低于中、大班的孩子，而且在季节交替时小班幼儿比中班和大班的幼儿生病率高。她还发现即便是同样年龄的孩子，身高、体重、运动能力、语言能力等也存在很大的不同。儿童的生长发育有规律可循吗？作为保教人员，我们又该如何促进学前儿童的生长发育呢？

任务目标

能根据学前儿童生长发育规律，有效利用影响生长发育的因素，促进学前儿童生长发育。

任务探究

学前儿童生长发育规律及影响因素

生长是指身体各个器官以及全身的大小、长短和重量的增加与变化，是机体在量的方面的变化。发育是指细胞、组织、器官和系统功能的成熟与完善，是机体在质的方面的变化。生长和发育相互依存、密不可分，包含了机体质和量两方面的动态变化。如胃肠道的长度和容积在不断增加的同时，消化道的功能也在日渐完善。当机体的生长发育达到一种完备的状态时，称之为"成熟"，标志着个体发育在形态、生理、心理上全面达到成人阶段。

身体的生长发育是衡量儿童健康状况的一个重要指标。只有了解儿童生长发育的特点，掌握其生长发育的规律，才能积极创造各种条件，科学地开展保育和教育活动。

一、学前儿童生长发育的一般规律

学前儿童生长发育的规律是指群体儿童在生长发育过程中的一般现象。虽然在生长发育过程中，受到环境、营养、疾病等因素的影响，会出现个体差异，但一般的规律还是存在的。

（一）生长发育是由量变到质变的过程

儿童的生长发育是由细小的量变到突然的质变的复杂过程，不仅表现为身高、体重的增加，还表现为全身各个器官的逐渐分化，功能的逐渐成熟。量变和质变通常是同时进行的，但各有一定的缓急阶段。

因此，在进行卫生保健、教养工作时，必须结合幼儿生长发育的特点来安排具体措施，决不能脱离幼儿的实际，以成人的标准来安排幼儿的生活和教育。

（二）生长发育是有阶段性和程序性的连续过程

儿童的生长发育是有阶段性的，每个阶段各有特点，各阶段按顺序衔接着，不能跳跃。前一阶段为后一阶段的发展打下必要的基础，任何一个阶段的发育受到阻碍都会对下一阶段的发育带来不良影响。

身体各部分的生长发育有一定的程序，一般遵循由上到下、由近到远、由粗到细、由低级到高级、由简单到复杂的规律。例如，胎儿期的形态发育顺序为：头部领先，其次是躯干，最后为四肢。再如，婴幼儿的动作发育顺序为：首先是头部的运动，其次发展到上肢，再次发展到躯干的活动，最后发展到下肢的活动（如图1-36）。这个由头部开始逐渐延伸到下肢的发展趋势也叫"头尾发展规律"。从上肢的发育又可以看出，在初生时，婴儿只会无意识地乱动，手几乎不起任何作用；4~5个月时，才能有意识地去拿东西，但这时只会用全手一把抓；到10个月左右会用指尖去拿东西；要在12个月左右才会灵巧地用两个手指捏起细小的物体。这说明动作是由整个上肢逐渐发展到手指，由身体正中向侧面发展。这称之为"正侧发展规律"。

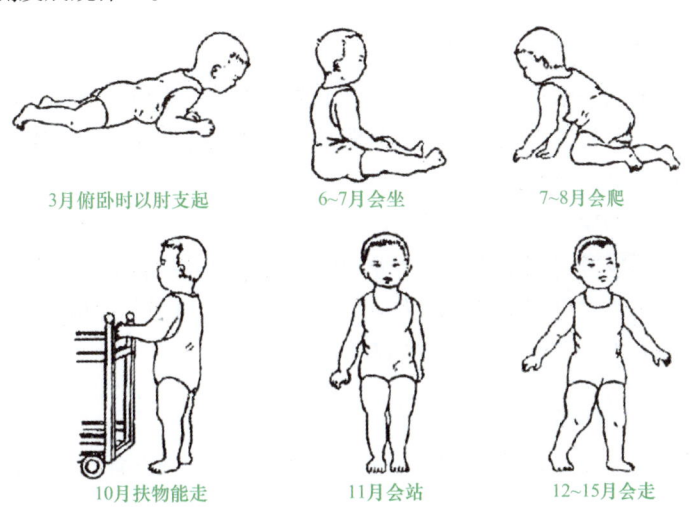

3月俯卧时以肘支起　　6~7月会坐　　7~8月会爬

10月扶物能走　　11月会站　　12~15月会走

图1-36 婴幼儿的动作发育

（三）生长发育的速度是波浪式的，身体各部分的生长速度也不均衡

儿童身体的生长发育是快慢交替的，因此发育速度并不是随年龄呈直线上升，而是呈波浪式上升的。在整个生长发育期间，全身和大多数器官、系统有两次生长突增高峰，第一次是在胎儿期，第二次是在青春发育初期（女生比男生大约早两年出现）。

在生长发育的过程中，身体各部分的生长速度不完全相同，因此身体各部分的增长幅度也不一样。一个人从出生到发育成熟，头部增大了1倍，躯干增长了2倍，上肢增长3倍，下肢增长4倍。头部增长最少，下肢增长最多。从身体形态上看，从出生时较大的头颅（占身长的1/4），较长的躯干和短小的双腿，逐渐发展为成人时较小的头颅（占1/8）、较短的躯干和较长的双腿。

（四）身体各系统的发育不均衡，但协调统一

身体的不同器官或系统的发育不是同时进行的。某一器官可能增长得快，另一些器官增长得比较慢，有的器官却在一定阶段趋于退化，呈现出不同的发育趋势。

（1）神经系统领先发育。神经系统，尤其是大脑，在胎儿期和出生后发育一直是领先的。出生时脑重约350 g，相当于成人的25%，而同期的体重仅为成人的5%左右；6岁时脑重已相当于成人的90%。在这段时间里，伴随着大脑的迅速发育，儿童的各种身体机能、语言发展和动作发展也是比较快的。

（2）淋巴系统发育得最快。因为儿童时期机体对疾病的抵抗力弱，需要淋巴系统来进行保护，因而，出生后淋巴系统的发育特别迅速（10岁左右达到高峰，几乎达到成人时期的200%），10岁以后随着其他各系统的逐渐成熟和对疾病的抵抗力增强，淋巴系统逐渐萎缩。

（3）生殖系统发育较晚。生殖系统在第一个10年中发育缓慢，在第二个10年，特别是在青春期迅速发育并达到成人水平。

身体各系统的发育时间和速度虽然各有不同，但机体是统一的整体，各系统的发育并非孤立地进行，而是互相联系、互相影响、互相适应的。

（五）生长发育具有个体差异性

儿童的生长发育有一般的规律，但因为受到先天遗传因素以及环境因素的影响，所以无论是身体的形态还是机体的功能都存在着明显的个体差异。先天因素决定一个孩子发育的可能性，后天因素决定他发育的现实性。

在评价某个儿童的生长发育状况时，不能简单地将其指标数据同标准平均数进行比较，并由此得出结论，而应考虑到个体发育的差异性，将他们以往的情况与现在的情况进行比较，观察其发育动态，才更有意义。成人应尽可能改善幼儿的后天环境条件，使每个幼儿都能充分发挥遗传潜能，使其生长发育达到应有的水平。

（六）生理的发育和心理的发展密切联系

生理和心理的发育在儿童身上是统一的。生理发育是心理发育的基础，而心理的发展也同样影响生理功能。

幼儿生理和心理之间相互影响。生理上的缺陷会引起幼儿心理活动的不正常。如斜视

的幼儿，因没有及时矫正视力，常受到讥笑，就会引起自卑，于是经常主动地闭上斜视的眼睛来掩盖自己的缺点，结果会造成一只眼大，一只眼小。因此对幼儿生理上的缺陷应进行及时的治疗，还应热情关心、帮助他们，鼓励他们克服困难，树立奋发向上的信心，使幼儿身心都正常健康发展。

心理的状态也会影响生理的发育。例如，当幼儿情绪不好时，消化液分泌会减少，致使食欲减退，直接影响消化和吸收，长此以往会引起消化机能紊乱，影响幼儿获得营养，妨碍生长发育。相反，在精神愉快时，食欲旺盛，消化吸收的效率也高，有利于生长发育。因此，心理的正常发展能保证和促进幼儿身体的正常发育。

二、学前儿童各年龄期的发育特点

我们根据儿童的平均发育水平，人为地将生长发育过程划分为若干个年龄期，便于针对不同年龄期的身心特点，在教养、生活、学习等方面提出合理要求，并进行保健指导。各年龄期是相互连续的，并无固定的、明显的界限。

（一）胎儿期（受孕至分娩）

从受精卵的形成到分娩共约280天（40周），统称为胎儿期。这一时期的特点：胎儿完全依赖母体生存，组织器官正在形成，母体的身体状况、情绪、营养、卫生环境等均可影响胎儿的生长发育。胎儿的发育过程如图1-37所示。

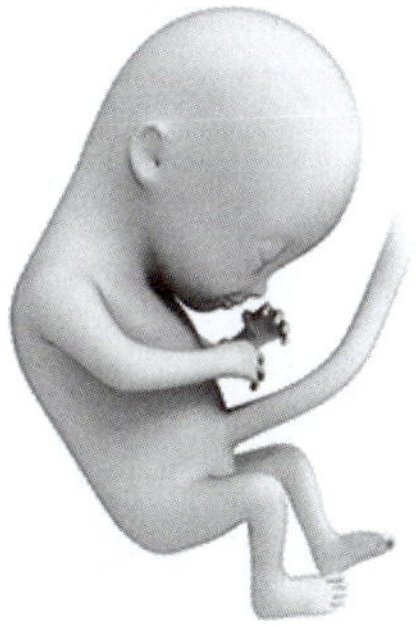

图1-37 胎儿的发育过程

胎内1~8周又称胚期，是生长发育最重要的时期，是细胞和组织按照一定的顺序进行分化的过程，在这一过程中任何一个环节受到干扰，都有可能引起畸形发育。从第9周到第40周又称为胎儿发育期。中间3个月为内脏发育更趋完善时期；后3个月为形体增长、体格发育更加迅速的时期。这一阶段应注意孕期保健，如生活要有规律，避免情绪激动；多摄取富含营养的食品；防止各种疾病尤其是病毒性疾病；防止接触各种有毒物品和放射源等。保证胎儿正常生长发育，预防各种先天性畸形，以达到优生的目的。

（二）新生儿期（娩出至生后28天）

从胎儿娩出结扎脐带开始，到出生后28天称为新生儿期。新生儿的日龄越小，发病率、死亡率越高。

这一时期的基本特点是从胎内依赖母体生活转到胎外独立生活，面临着内外环境巨变（新生儿面临"三关"：温度关、营养关、感染关），全身各系统功能从不成熟转变到初建和巩固。此时，新生儿离开母体，开始建立个体生活，环境骤然发生了质的改变，他们必须独立进行维持生命的活动，适应全新的、不断变化的外部环境。

新生儿的一些器官和系统有时会出现功能紊乱。如出生后的2~3天内，会出现生理性的体重减轻、生理性黄疸、乳房肿胀和生理性阴道流血等。另外，由于体温调节机能不健全，体温容易随周围气温变化而发生变化，因而新生儿容易受热或着凉。因此，要注意新生儿的保健，加强护理，包括喂养、保暖及脐带、皮肤和黏膜的清洁，预防感染性疾病，帮助新生儿顺利度过这一重大转折时期。

(三) 婴儿期（29天~1岁）

从出生29天至1岁，称婴儿期，亦称乳儿期。这是孩子生长发育最迅速的阶段。身长在一年中增长50%，体重增长2倍，头围增加12 cm。乳牙开始萌出；从吃奶过渡到吃饭；从嗷嗷待哺变为牙牙学语；从只会睡在襁褓中，变为会翻身、爬、坐、立乃至行走；从一天把2/3的时间用在睡眠上，变为"眼观六路、耳听八方"的活泼可爱的小宝宝。用日新月异来形容这一时期孩子身体内外的变化，是再恰当不过的了。

要支持这样迅速的生长发育，就需要有足够的热量及营养物质，需要消化、呼吸、循环等系统的辛勤工作。婴儿消化机能较弱，又处于哺乳与辅食交替时期，易患消化及营养紊乱等疾病。同时，来自母体的免疫力逐渐消失，自身免疫功能尚未完善，对疾病的抵抗力较弱，易感染疾病。因此在生活中必须注意合理调配营养，适时增加辅食。要重视传染病的预防，按时进行预防接种和健康检查。培养良好的卫生习惯，加强生活护理，经常接触新鲜空气、晒太阳，保持口腔、皮肤清洁，避免环境中不良因素的影响，增强机体适应外界环境的能力。

(四) 幼儿前期（1~3岁）

幼儿前期相当于托儿所阶段。其主要特点是身长、体重的增长减慢，中枢神经系统的发育加快。骨骼加速钙化过程，囟门一般在1岁半左右闭合。乳牙在2岁左右全部出齐，由母乳转为普通食物喂养。生活范围的扩大，与周围环境的接触增加，促进了幼儿动作的发展，孩子从走不稳到走得很稳，并且开始学习跑、跳，到3岁时走、跑、跳能运用自如，能单足站稳，单足跳跃。接触的事物增多，也促进了语言、思维和交往能力的发展，智能发育较快。但由于好奇心强和识别危险的能力较差，运动能力的不完善，容易发生危险，故成人要多加保护。幼儿活动范围扩大，接触传染病的机会增多，但免疫力仍然较低，容易患传染性疾病。该时期成人仍应注意调配膳食，给予幼儿富含营养、质软易消化的食物，以保证生长发育的需要。继续做好疾病的预防工作，加强预防接种。应防止中毒或创伤等意外事故的发生。还要对他们进行适合年龄特点的早期教育，使他们养成良好的生活、卫生习惯。

(五) 幼儿期或学龄前期（3~6岁）

幼儿期相当于幼儿园阶段。这一时期幼儿体格发育减慢，但四肢增长较快。身高每年增加 4~6 cm，6 岁幼儿腿长可占身高的 44.6%。体重每年增加 1.5~2 kg。中枢神经系统的功能逐渐完善，使得语言和行为的发展出现了飞跃。智力发展加快，理解能力逐渐加强，求知欲强、好奇、好问、模仿性强。运动协调能力逐渐完善，可以从事一些较细致的手工和轻微的劳动，也能学习简单的文字、图画及歌谣，为入小学学习奠定了基础。幼儿对疾病的抵抗力虽已增强，但因生活范围扩大，接触疾病和受伤的机会增多，该期仍需做好卫生保健工作，加强户外活动，充分利用日光、空气和水进行体格锻炼，增强体质。幼儿活动量大，应供给充足的营养。要对幼儿进行安全教育和卫生习惯的培养。保教人员要注意言传身教，为幼儿树立榜样，从小培养幼儿良好的道德品质。同时还要给予适当的引导、启发和教育，发挥幼儿的智力潜能。

三、影响儿童生长发育的因素

影响儿童生长发育的因素很多，概括起来有两类：内在因素和外在因素。遗传基因决定了生长发育的潜力，而环境和教育条件等则影响了遗传潜力的发挥，最后决定发育的速度及达到的程度。

（一）内在因素

1. 遗传因素

遗传因素是影响生长发育的最基本因素，对儿童的生长发育起着决定作用。儿童生长发育的特征、潜力、趋向、限度都受父母双方遗传因素的影响，遗传性疾病对生长发育也有影响。研究表明，同卵双生子成年后，其身高差别很小，头围也很接近，体重的差别则较大，这说明骨骼系统的发育受遗传的影响较大，而体重却易受环境因素的影响。

2. 性别

一般男孩比女孩重且高，但女孩青春发育期比男孩早。

3. 内分泌

垂体、甲状腺、肾上腺等内分泌器官及激素都与儿童生长发育有关。大脑发育不全或内分泌器官发育异常都会严重影响儿童的生长发育。

（二）外在因素

1. 母亲的健康状况

母亲孕早期如受到精神创伤、患感染性疾病、受 X 射线照射、服药、中毒等都会影响胎儿发育（导致胎儿畸形或先天性疾病）。母亲孕期营养不良，可导致早产或胎儿出生时体重过轻，并伴有脑细胞减少及智力发育迟缓等现象。哺乳期母亲的营养、工作条件及情绪状况也会影响婴儿的生长发育。

2. 营养

合理而充足的营养是保证儿童生长发育的物质基础。营养丰富而且平衡的膳食能促进儿童生长发育，反之，营养缺乏或不合理的膳食不仅影响儿童正常的生长发育，而且会导致各种营养缺乏症。营养摄入也不是越多越好，营养过剩会引起肥胖症等问题。

儿童年龄越小受营养的影响越大。许多研究表明，儿童早期，尤其是出生前 3 个月至出生后 6 个月的营养对智力发育有着决定性的影响。出生后 12 个月严重的营养不良，将会影响大脑的正常发育，还可能影响以后的学习能力。

3. 疾病

疾病对生长发育有直接影响。不同的疾病对生长发育的影响程度不同，这取决于疾病涉及的部位、病程的长短和疾病的严重程度。有些疾病还会严重影响器官的正常功能，如胃肠道疾病影响儿童消化吸收，导致营养不良、体重减轻，甚至推迟动作和语言的发展。某些急性传染病，如流脑、乙脑、灰质炎等，不仅会造成严重的后遗症，还会威胁儿童的生命。因此，积极防治儿童常见病、传染病和寄生虫病，对保证儿童的正常发育是十分重要的。

4. 体育锻炼

体育锻炼可以加快机体的新陈代谢，提高呼吸、运动和心血管系统的功能，特别是能促进骨骼和肌肉的发育。因此经常参加锻炼的儿童，不仅可使肌纤维变粗，肌肉重量增加，而且能促进骨骼的生长发育，加速骨的钙化，使骨质更加粗壮坚实，同时也促进了韧带的发育，增加了关节的牢固性和灵活性。总之，经常参加锻炼的儿童，其身高、体重、胸围等方面的发育都较理想。

5. 生活制度

在合理的生活制度下，儿童身体各部分的活动与休息能得到适当的交替，可消除疲劳；身体的营养消耗也可得到及时的补充，保证机体的正常代谢。有些幼儿在家里生活无规律，身高、体重增加都比较慢，且容易得病；而进入托儿所、幼儿园后，生活有规律，不仅身高、体重明显增加，而且动作的发展也加快了。

6. 药物

如果用药不当或过量，对儿童的生长发育会有不良的影响，因此，对幼儿用药应谨慎小心。如链霉素会造成听力减退，甚至耳聋。孕妇在妊娠中期服用四环素族药品，可使幼儿乳牙变成黄色，并可引起牙质发育不良及骨生长障碍。

7. 季节与气候

一般来说，在春季身高增长最快，在秋季体重增长最快。9~11 月份体重增长最快，而在炎夏季节还可能有体重减轻的趋势。3~5 月份身高增长较快，是 9~11 月份 3 个月身高增长的 2~2.5 倍。

8. 社会因素

社会因素对儿童生长发育的影响是综合性的，如贫困、食物缺乏、文化落后、疾病流行、居住拥挤、缺乏必要的卫生设施等都严重影响着儿童的身心发育。父母的职业和经济状况也起着重要作用。一些调查表明，在同样经济条件下，家庭人口的多少尤其是子女的多少，对儿童生长也有一定的影响。

此外，大气、水和土壤中有害物质的污染以及噪声的危害，对儿童生长发育都有不良的影响。

任务实施

学前儿童生长发育的卫生保健

根据学前儿童生长发育规律，有效利用影响生长发育的因素，可以促进学前儿童生长发育。具体措施如下：

（1）坚持优生优育，婚前、婚后到孕前、孕期三个阶段做好生殖保健工作。

（2）注意孕期营养，母亲要避免接触毒物、射线等，还应避免紧张、焦虑等不良情绪，注意休息，保证足够的睡眠时间。

（3）出生后科学喂养，营养全面均衡。

（4）做好防护，减少疾病的影响。

（5）加强体育锻炼，提高呼吸、运动和心血管系统的功能。

（6）合理安排幼儿一日生活，生活有规律，睡眠要充足。

（7）幼儿用药应谨慎小心，按医嘱服用。

（8）根据季节调整幼儿膳食和活动安排，如春天多给幼儿吃含钙和维生素 D 丰富的食物，组织幼儿进行户外运动，增加日照时间。

（9）在遵循幼儿生长发育规律的同时，还应意识到个体差异性，做出客观而全面的评价，使每个幼儿的生长发育都能达到应有的水平。

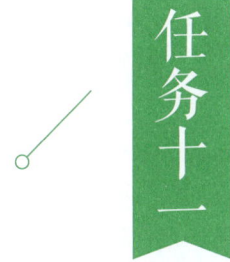

任务十一　学前儿童心理健康认知及保健

任务情景

根据两年的工作经验，小美老师发现家长们经常问老师的问题是孩子在幼儿园吃得多不多、睡午觉了没有、今天学了什么等，很少有家长关注孩子的情绪情感问题。作为一名幼儿教师，小美认为儿童的心理健康和生理健康同样重要，但是只有老师重视是远远不够的。那么如何提高家长对于儿童心理健康的认知，做好家园共育，促进儿童的身心健康发展呢？

任务目标

能根据学前儿童心理健康的标准，有效利用影响心理健康的因素，促进学前儿童心理健康发展。

任务探究

学前儿童心理健康及影响因素

学前儿童的卫生保健不能只局限于婴幼儿的身体保健，还应该包括婴幼儿的心理保健，逐步提高他们的心理素质，避免心理疾病的发生。《幼儿园教育指导纲要（试行）》中明确指出："幼儿园必须把保护幼儿的生命和促进幼儿的健康放在工作的首位。树立正确的健康观念，在重视幼儿身体健康的同时，要高度重视幼儿的心理健康。"因此，维护婴幼儿的心理健康，是托幼机构卫生保健工作的一项重要内容。

一、心理健康的含义

国内外学者对心理健康的含义至今尚未有统一的意见。目前大家比较认同的一种解释是："心理健康是指个体不仅没有心理疾病或变态，而且在身体上、心理上以及社会行为上均能保持最高、最佳的状态。"

心理健康有两种含义：一种是指没有心理障碍或心理疾病；另一种是指心理状态稳定，具有抵御挫折、迎接挑战、适应环境的良好人格素质，使人的潜能和创造力得到充分发展，能够更好地实现自我价值。

心理疾病就是指一个人在情绪、观念、行为、兴趣、个性等方面出现一系列的失调。心理疾病不完全等同于"精神病"。心理疾病患者可以清楚地感觉到自己某方面的不正常，并没有丧失判断能力，行为大多能够自我控制；病人自我感觉十分痛苦，但往往又不被他人理解；有强烈的求治欲望，大多数病人会寻求治疗；病情具有反复性、多变性和不稳定性。单纯用药物治疗效果并不理想，多数病人易受心理暗示的影响。发病有一定的诱发因素，常在某一种或多种精神因素打击或心理压力下患病。

二、学前儿童心理健康工作的意义和内容

（一）学前儿童心理健康工作的意义

习近平总书记在中共二十大报告中指出："人民健康是民族昌盛和国家强盛的重要标志。把保障人民健康放在优先发展的战略位置，完善人民健康促进政策。"其中，推进健康中国建设，要重视心理健康和精神卫生，深入开展健康中国行动和爱国卫生运动，倡导文明健康生活方式。

学龄前期是人的一生中身心各方面发展最迅速、最重要的时期。由于年龄尚小，经验与能力都有欠缺，而且也极易受到各种不良因素的影响，因此在其成长过程中，成人应重视幼儿的心理健康，加强对幼儿的心理保健，增强他们的心理承受能力，尽可能避免幼儿出现心理问题或心理障碍，这对于幼儿心理的健康发展是十分重要的。

从社会背景来看，现代社会正处于急剧变化之中，社会竞争的日益激烈、人们生活节奏的不断加快、人际关系的日益复杂、家庭结构与居住环境的改变等，都在无形之中增加了幼儿在成长过程中的紧张因素，致使幼儿的心理问题较以前明显增多。

如果学前阶段的心理问题没有得到及时消除，将会使幼儿在成长的过程中遭受挫折，这不仅会影响幼儿现阶段的生活和活动，还可能会影响其一生的健康。许多研究表明，一个人在心理方面的异常、障碍，并不是无缘无故、突然发生的，其大多起源于儿童时期在心理方面所受到的不良刺激或不良影响。

因此，必须加强学前儿童的心理健康工作，这是维护和增进幼儿心理健康的重要保证。

（二）学前儿童心理健康工作的内容

学前儿童心理健康工作的内容相当广泛，凡是能维护和增进幼儿心理健康的措施和方法，都属于学前儿童心理健康的范畴。概括地说，一般包括以下几个方面：

1. 为学前儿童提供良好的生活环境和教育环境

幼儿的家庭、托幼机构和整个社会，都应该为幼儿的健康发展提供良好的生活环境和教育环境，使幼儿的基本权益得到保障，减少并消除有损于幼儿身心正常发育的各种因素，从而使幼儿受到良好的保护并得到充分的发展。

2. 加强各种心理保健措施，对学前儿童进行心理健康教育

在幼儿生长发育的过程中，做好相应的心理保健工作。根据幼儿发展的年龄特点，对幼儿进行心理健康教育。培养幼儿良好的心理品质，增强幼儿自身的心理适应力，提高幼儿心理健康的水平，从而使幼儿更好地适应社会生活。

3. 对于学前儿童心理问题要及早发现、及早干预和及早治疗

通过观察、诊断、筛查等方法，可以及早发现有心理问题的幼儿，并及时采取相应的措施，对其进行早期干预和早期治疗，这样便可以把心理问题消灭在萌芽状态，从而为童年期的心理健康奠定良好的基础。

三、学前儿童心理健康的标准

怎样衡量心理健康及其水平，可以说是心理卫生中首要，也是极为复杂的问题。虽然目前心理学家对心理健康没有统一的界定标准，但国内外有关资料把学前儿童心理健康的标准主要概括为：

1. 智力发展正常

正常的智力是人们正常生活最基本的心理条件，是心理健康的首要条件。智力一般是观察力、注意力、记忆力、思维力和想象力的综合表现，它以思维力为核心。智力正常的儿童在认知方面一般表现出想象力丰富、好奇心强、求知欲旺盛、动

手能力和动作协调能力较强。

2. 情绪稳定愉快，反应适度

情绪是一个人对客观事物是否符合自己的需要而产生的内心体验，它既是一种心理过程，又是心理活动产生的背景。心理健康的儿童表现为情绪安定、积极向上、具有对他人的爱心和同情心。在他们身上积极情感总是多于消极情感，能较长时间保持良好的心境，没有不必要的紧张感和不安感。对待环境中的各种刺激能表现出与其年龄相符的适度反应，逐渐学会调节和控制情绪。当心里有了委屈、痛苦、挫折等不良情绪时，能做到合理地宣泄。

3. 乐于与人交往，人际关系和谐

个体的心理健康状态是在与他人的交往中表现出来的。和谐的人际关系既是心理健康不可缺少的条件，也是获得心理健康的重要途径。心理健康的儿童，在与环境相互作用的过程中，能逐渐学会与环境建立起和谐的关系，虽然他们人际交往的技能较差，但他们乐于与人交往、合群、能理解和接受别人，也容易被别人理解和接受，能与他人友好相处。

4. 行为协调统一

心理健康的儿童，心理活动和行为方式是协调一致的。其行为通常表现为既不过于敏感，也不迟钝，面对新的刺激情境能做出合理的反应，具有与大多数同龄儿童基本相符的行为特征。相反，心理不健康的儿童，注意力不能集中，兴趣时常转移，思维混乱，语言支离破碎，行为经常出现前后矛盾的现象，自我控制和自我调节能力很差。

5. 性格乐观开朗

性格是个性的最核心、最本质的表现，它反映在对客观现实的稳定态度和习惯化的行为方式之中。心理健康的儿童，一般具有活泼开朗、乐观、自信、积极主动、独立性较强、谦虚、诚实、勇敢、热情、慷慨等性格特征。相反，心理不健康的儿童与别人和现实环境经常处于不协调的状态，表现出冷漠、自卑、孤僻、胆怯、执拗、依赖、吝啬和敌意等不良的性格特征。

6. 自我意识良好

自我意识是主体对自己及自己与客观世界关系的意识。自我意识在性格形成中起着关键的作用。当幼儿在语言中出现"我"时，就可以说他已经开始有了自我意识。具有良好自我意识的儿童，能了解自己，取悦和容纳自己，体验到自己存在的价值。在他们身上积极的、肯定的自我观念占优势，表现出自爱、自尊、自豪感；对他人则表现出友善、同情、尊敬和信任。

上述几种心理健康的标准，只是"理想"的标志。所以，在评价和衡量幼儿是否健康的时候，不能简单地依照这些标准来进行判断，而是要积极创造条件，努力促使每个幼儿都能朝着健康的目标发展。

四、影响学前儿童心理健康的因素

在学前儿童身心发展过程中，影响他们心理健康，导致各种问题行为、心理偏差、心理障碍产生和发展的因素是复杂多样的。总的来说，问题来自生理、心理和社会三个方面。

（一）生理因素

1. 遗传因素

遗传因素是心理发展必要的前提，对心理健康的影响早已被肯定。人的许多心理行为受遗传的影响，如性格内向或外向，情绪焦虑或抑郁等。许多遗传病都会导致智力缺陷。

2. 非遗传因素

（1）营养不良的影响。低体重儿可能有脑细胞减少、智力发育迟缓、脑功能异常等缺陷，会对心理的健康发展产生不可挽回的不利影响。

（2）患病或用药不慎的影响。孕妇患病和使用药物不慎会给儿童的心理健康带来损害。许多药物都可以通过胎盘进入胎儿血液，导致胎儿畸形。

（3）情绪状态的影响。孕妇精神受到刺激，特别是突然的重大刺激，会造成过度心理紧张，从而引起胎儿的发育异常和障碍。

3. 脑损伤或疾病

分娩中的脑损伤、由于受到意外碰撞造成的较严重的脑外伤以及肿瘤、传染性脑疾病，都会影响心理发育。

4. 生长发育迟缓

儿童大小便的自控能力、动作和语言等方面的发育迟缓，不仅是单纯的身体发育障碍，还可造成儿童孤独、退缩、自卑的性格，导致各种心理问题。

（二）心理因素

1. 气质与性格

气质指一个人典型和稳定的心理活动的动力特征。美国学者托马斯等从养育的角度将儿童的气质分成三种类型。容易型（占研究样本的40%）——"容易护理"的儿童。他们生理活动的规律性强；喜欢探究新事物；适应性强；遇到困难能坚持。困难型（占研究样本的10%）——"护理困难"的儿童。他们的生理活动没规律；对新事物难以适应；对外界刺激反应强烈；情绪波动；遇到挫折易灰心。迟缓型（占研究样本的15%）——"慢慢活跃起来"的儿童。他们的生活节律多变；初遇新事物或陌生人时往往会退缩，对环境的适应较慢；对外界刺激的反应强度弱；心境带有否定性；活动量小。其余占研究样本的35%为混合型。每个儿童最初的气质类型各不相同，不同气质类型的幼儿行为反应有很大的差异。

性格是个性的核心，是人对客观现实表现出的比较稳定的态度以及与之相适应的习惯化的行为方式。性格是幼儿最明显、最主要的心理特征。

2. 需要与动机

随着身心的发展以及与社会接触面的扩大，儿童的需要也越来越复杂。如产生被爱、被尊重、被认可的需要。儿童年龄越小，对低层次的生理需要就越迫切。儿童的某些合理需要得不到满足，就会产生不良的情绪，导致一些问题行为和心理障碍产生。

动机是在需要的基础上产生的。当儿童的动机在现实生活中不能得到满足或不能全部得到满足时，就可能产生动机冲突。有些动机冲突的情境若不及时和妥善地解决，就会造成幼儿强烈的情绪波动，从而给他们的健康带来威胁。

3. 情绪

情绪是人对客观现实的一种态度体验，主要反映了客观现实与人的需要之间的直接关系。学前儿童心理的紧张状态和平衡失调往往与他们的消极情绪联系在一起。焦虑和恐惧两种消极情绪对幼儿心理健康的影响比较明显，常使幼儿产生一些行为问题。

4. 自我意识

正确地认识自我是儿童使自己的行为适应环境的基本条件之一，对幼儿个性的发展和行为的适应性具有重要的影响作用。学前儿童在做自我评价时，常常以自己的情绪体验作为评价的依据，较多的儿童表现出过高地评价自己。随着年龄增长，儿童的自我评价会逐渐接近客观事实。

（三）社会因素

1. 家庭

家庭是社会的基本单位，是学前儿童最早接触的社会环境，也是学前儿童个性社会化的主要场所，对学前儿童身心健康的发展十分重要。家庭结构和功能、家长的教育能力以及对孩子的期望水平、教育方法和教养态度、父母的职业及社会地位、家庭的物质条件和氛围、生活习惯和兴趣爱好等，都与学前儿童的心理健康有着密切的关系，最终影响他们的行为和人格。

2. 托幼机构

托育机构、幼儿园是儿童最早进入的集体教育机构，是一个以教师和儿童之间的相互关系为主要构成的社会集体，其基本功能就是通过教师与幼儿之间的双向交互作用来促进幼儿的社会性发展。

托幼机构的物质环境与精神环境对幼儿的情绪和行为都会产生深远的影响，和谐的师幼关系（其中起主导作用的是教师的教育思想、教育态度、教学方法和人格特征）和同伴关系、清新的空气、整洁与幽雅的环境、适度和谐的色彩与照明，让幼儿感到恬静、安逸。合理完善的生活作息制度、膳食制度、适当的防病措施与制度等，也与学前儿童的心理健康有密切的关系。

3. 社会生活环境

在现代社会中，人们经常处于紧张状态中，心理上的种种冲突、压力和焦虑不断地增加。社会价值观的多元化对幼儿产生了不可低估的影响，潜移默化地影响他们的心理健康。

人口密集导致幼儿的活动空间明显缩小，长期生活在单元楼房内的幼儿，易形成孤僻、脆弱、暴躁等不良性格。电子产品的使用让幼儿的知识量、接收的信息量剧增，视野空前拓宽，并可从中学到社会行为，但同时也给幼儿的行为发展带来了负面影响，使得他们只是被动地接收信息，缺少主动交流，与同龄人之间交往的机会也随之减少，容易产生沉默、退缩、自私等不良行为。

在学前儿童心理发展过程中，生理因素、心理因素和社会因素相互影响、相互制约。生理因素是基本因素，社会因素通过心理因素来体现，它们错综复杂地交织在一起，对学前儿童的心理健康产生影响。因此，在对学前儿童进行心理健康教育时，必须充分考虑各种因素的作用，采取合理有效的措施促使学前儿童心理健康地发展。

任务实施

学前儿童心理保健

学龄前期是人生中的一个特殊时期，我们在关注幼儿身体健康的同时，也要重视幼儿心理健康的维护。根据学前儿童心理健康的标准和影响因素，制定以下保健措施：

（1）了解影响幼儿心理健康的生理因素，坚持优生优育。尽量避免遗传、药物、营养不良等造成的生长发育问题对幼儿心理健康产生的不利影响。

（2）认识到幼儿的性格差异，不要随意"贴标签"，帮助幼儿了解和接纳自己。

（3）创设爱的氛围，满足幼儿正当的生理需求。

（4）帮助幼儿学会感知、理解和控制情绪，使幼儿保持积极的情绪。

（5）发挥游戏的功能，帮助幼儿建立和谐的人际关系。

（6）提高家长对幼儿心理健康的重视程度，对幼儿实施健康教育要做到家园合作，充分发挥家庭和家长在幼儿成长中不可替代的作用。

（7）在家庭、托幼机构和社会的共同努力下，为幼儿创设良好的环境，共同促进幼儿心理健康的发展。

> **你知道吗**
>
> **《孩子们从生活中学习》**
>
> 多萝西·洛·诺尔特（摘自《学习的革命》）
>
> 如果一个孩子生活在批评之中，他就学会了谴责。
> 如果一个孩子生活在敌意之中，他就学会了争斗。
> 如果一个孩子生活在恐惧之中，他就学会了忧虑。
> 如果一个孩子生活在怜悯之中，他就学会了自责。
> 如果一个孩子生活在讽刺之中，他就学会了害羞。
> 如果一个孩子生活在妒忌之中，他就学会了忌妒。
> 如果一个孩子生活在耻辱之中，他就学会了负罪感。
> 如果一个孩子生活在鼓励之中，他就学会了自信。
> 如果一个孩子生活在忍耐之中，他就学会了耐心。
> 如果一个孩子生活在表扬之中，他就学会了感激。
> 如果一个孩子生活在接受之中，他就学会了爱。
> 如果一个孩子生活在认可之中，他就学会了自爱。
> 如果一个孩子生活在承认之中，他就学会了要有一个目标。
> 如果一个孩子生活在分享之中，他就学会了慷慨。
> 如果一个孩子生活在诚实和正直之中，他就学会了什么是真理和公正。
> 如果一个孩子生活在安全之中，他就学会了相信自己和周围的人。
> 如果一个孩子生活在友爱之中，他就学会了这世界是生活的好地方。
> 如果一个孩子生活在真诚之中，他就学会了头脑平静地生活。

项目二

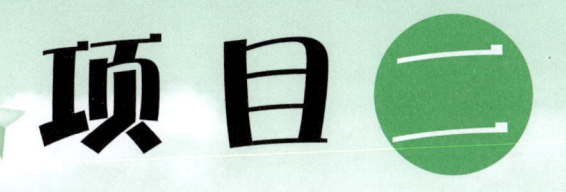

学前儿童营养卫生

项目概述

营养是保证儿童正常生长发育和身体健康的物质基础。学前儿童正处于生长发育极为旺盛的时期，合理的营养尤为重要。学前儿童的营养不仅要维持一切生命活动，还需要更多的营养素和能量，保证其生长发育。生长发育越迅速，所需的营养素和能量也越多。为幼儿提供合理、平衡的膳食是保证幼儿营养全面、健康成长的基础。

学习目标

素质目标 树立科学、平衡膳食的理念。

关爱幼儿，在营养教育和膳食指导中具有爱心、耐心和责任心。

知识目标 了解各种营养素的功能和食物来源。

熟悉常见维生素、矿物质缺乏的表现。

熟悉婴幼儿喂养和膳食的要求、方法。

熟悉膳食搭配的原则和儿童进餐的心理。

能力目标 能开展有效的营养科普教育。

能编制科学合理的幼儿营养食谱。

任务一 营养的科普教育

任务情景

托幼机构保教主任在巡班时发现，小班幼儿挑食现象较为严重。经过调研，发现小班幼儿的饮食喜好多受家长和家庭饮食习惯的影响。托幼机构决定举办一次家长课堂，给家长科普营养学的基础知识以及如何科学、平衡地饮食。

任务目标

具备营养学的基础知识，能够讲授平衡营养的重要性和学前儿童膳食搭配原则，并能针对现实中存在的具体问题给出合理的营养建议。

任务探究

营养的基础知识

一、营养素与能量

营养是指机体摄取、消化、吸收和利用食物中的营养素以维持生命活动的过程，它能维持机体正常的生理、生化、免疫功能以及生长发育、新陈代谢等生命活动。营养素是指食物中所含的能够维持生命和健康并促进机体生长发育的化学物质（或营养成分）。目前已知人体的必需营养素有40多种，概括为六大类：蛋白质、脂类、糖类（碳水化合物）、无机盐（矿物质）、维生素和水。营养素具有供给人体热量、构成和更新人体细胞组织、调节生理功能等作用。

能量是人体进行生理活动和生活活动所需要的动力来源。人体所需要的能量来源于食物中的产热营养素，即碳水化合物、脂肪和蛋白质。它们在机体内经过氧化释放出热量，供机体维持生命、生长发育和从事活动等。人体能量的消耗主要用于基础代谢、体力活动、摄取食物和排泄等方面。

对于正在生长发育过程中的儿童而言，要适当增加其生长发育所需的能量。儿童基础代谢快，生长发育迅速。如果膳食中总能量长期供给不足，可使幼儿发育迟缓，体重减轻，抵抗力差且容易生病。而如果能量长期供给过多，多余的热能就会转化为体脂贮存于体内导致肥胖，这样不仅会增加心、肺负担，甚至可能诱发高血压、冠心病、糖尿病，故应使能量的供给与消耗保持平衡。根据中国居民膳食热能的参考摄入量，学前儿童膳食热能的参考摄入量见表2-1。

表2-1　　　　　　　　　　学前儿童膳食热能的参考摄入量

年龄（岁）	男孩（kJ）	女孩（kJ）	年龄（岁）	男孩（kJ）	女孩（kJ）
0~0.5	120/kg体重		3~4	5 852	5 643
0.5~1	110/kg体重		4~5	6 270	6 061
1~2	4 807	4 598	5~6	6 897	6 479
2~3	5 225	5 016	6~7	7 315	6 897

二、六大营养素

（一）蛋白质

蛋白质是维持生命和构成身体组织所必需的物质。人体中的蛋白质含量占体重的16%~20%，恩格斯曾指出"生命是蛋白质存在的形式"，这充分说明蛋白质对生命的重要意义。

1. 蛋白质的组成

蛋白质是一种复杂的有机化合物，它是由许多氨基酸按不同顺序和构型所组成的。在营养学上氨基酸可分为两类：一是必需氨基酸，是指人体体内不能合成（或合成速度缓慢，合成量远不能满足机体需要），必须每日由食物来供给的氨基酸；另一种是非必需氨基酸，是指能在体内自行合成或由别的氨基酸转化而成的氨基酸。人体自身能合成十多种氨基酸。

2. 蛋白质的生理功能

（1）构成和修补人体组织。蛋白质是构成一切细胞和组织的基本物质。没有蛋白质就无法形成新的组织和细胞。

（2）调节生理功能。蛋白质是合成人体内各种酶、激素、抗体、血红蛋白的基本原料。这些物质都能调节人体的生理功能。

（3）增强机体抵抗力。作为保护机制的抗体就是各种蛋白质，或由蛋白质衍生而成的物质。

（4）提供热量。蛋白质是三大产热营养素之一，人体需要总热量的10%~14%来源于蛋白质。但提供热能不是蛋白质的主要生理功能。

此外，蛋白质还会影响大脑皮层的兴奋和抑制过程以及条件反射。所以儿童时期如果能够补充充足的蛋白质，对提高理解力和记忆力也有好处。

3. 蛋白质的营养价值

食物中蛋白质的营养价值取决于食物中蛋白质的含量以及蛋白质在体内的消化吸收率和利用率。

各类食物中蛋白质的含量差异很大（表2-2）。动物性食品蛋白质的含量较高；粮食中蛋白质含量较低，豆类蛋白质含量较高，蔬菜、水果中蛋白质含量低。

表2-2　　　　　　　　　　每100 g食物中蛋白质的含量

食物类别	肉类	鱼类	蛋类	豆类	粮谷类	蔬菜
蛋白质含量（g）	80	50~60	60	150	40	5~10

蛋白质的利用率是指食物蛋白质被消化吸收后在体内被利用的程度。衡量蛋白质利用率最常用的指标是蛋白质的生物学价值，简称生物价。某种食物蛋白质中必需氨基酸的种类齐全，相互搭配比例适当，符合人体的需要，而且容易被人体吸收，其生物价就高。常用食物蛋白质的利用率（生物价）见表2-3。

表2-3　　　　　　　　　　常用食物蛋白质的利用率（生物价）

食物	利用率（%）	食物	利用率（%）	食物	利用率（%）
全鸡蛋	94	大米	77	白面粉	52
鸡蛋白	83	小麦	67	小米	57
鸡蛋黄	96	生大豆	57	玉米	60
脱脂牛奶	90	熟大豆	64	红薯	72
鱼	83	扁豆	72	马铃薯	67
牛肉	76	蚕豆	58	花生	59
猪肉	74	豆芽	76	豌豆	52

4. 蛋白质的食物来源

膳食中蛋白质的来源有两类：一类是动物性食物，如乳、蛋、肉、鱼等，其蛋白质含量丰富，品质优良；另一类是植物性食物，如谷类、豆类、干果类，其中豆类的蛋白质含量高，质量好。学前儿童每日膳食蛋白质的推荐摄入量见表2-4。

表2-4　　　　　　　　　学前儿童每日膳食蛋白质的推荐摄入量

年龄（岁）	蛋白质（g）	年龄（岁）	蛋白质（g）
0~1	1.5~3.0	4~5	50
1~2	30	5~6	55
2~3	35	6~7	60
3~4	40	7~8	65

（二）脂类

1. 脂类的组成

脂类是一类极复杂的化学物质，难溶于水而易溶于有机溶剂。机体中的脂类包括两大部分：脂肪和类脂（如磷脂、糖脂、固醇类等）。

2. 脂类的生理功能

（1）构成人体组织细胞。人体内的脂肪含量占体重的10%~20%，主要分布在皮下、腹腔、脏器周围及肌内间隙等处。

（2）供给和储备能量。脂肪是体内产热量最高的热源，是人体储存能量的仓库。当机体需要热能（如饥饿）时，就会动用储存的体脂，以保护体内的蛋白质。

（3）维持正常保温，保护内脏。贮存在皮下的脂肪，能防止体内热量的散失，维持正常体温。内脏器官周围的脂肪，能减少运动造成的摩擦和撞击，起固定和保护内脏的作用。

（4）促进脂溶性维生素的吸收。脂肪不仅与脂溶性维生素共存，还能促进其在肠道的吸收。胡萝卜素和维生素A、D、E、K等都是脂溶性维生素，只能在脂肪或脂肪溶剂中溶解。

（5）增加食物美味和饱腹感。在烹调时，脂肪可增进食物的色、香、味，引起食欲。脂肪在胃中停留时间较长，不易产生饥饿感。

3. 脂类的食物来源

膳食中脂类的来源是各种植物油和动物脂肪。植物油来源如大豆、花生、芝麻、菜籽及干果等，大部分植物油含不饱和脂肪酸较多；动物脂肪如猪油、牛油、羊油等。动物性油脂含饱和脂肪酸多，但鱼类脂肪例外，含不饱和脂肪酸较多。这其中以乳类及蛋类的脂肪最好，因为它容易消化而且含有维生素A及D。

脂肪摄入过多或过少都不好，应适当控制脂肪摄入量。我国营养学家建议，0~0.5岁婴儿食物中脂肪占总热量的45%~50%，0.5~1岁幼儿占35%~40%，1~6岁幼儿占30%~35%，7岁以上儿童则占25%~30%。

（三）糖类（碳水化合物）

1. 糖类的组成

糖类由碳、氢、氧三种元素组成。碳水化合物按其分子结构可分为：单糖（葡萄糖、果糖和半乳糖）、双糖（蔗糖、麦芽糖和乳糖）和多糖（淀粉、糖原和膳食纤维）。单糖可以直接被人体吸收，双糖和多糖必须经过水解生成单糖后才能被人体吸收。

2. 糖类的生理功能

（1）提供热能。碳水化合物是人体内主要的供能物质，我国居民膳食中60%~70%的能量来自碳水化合物，远远高于脂类和蛋白质。血糖是神经系统能量的唯一来源。

（2）构成机体组织。神经组织、结缔组织、多种细胞中都含有碳水化合物，糖蛋白还是许多激素、酶和抗体的基本成分。

（3）合成糖原，贮存能量。被机体吸收入血的糖为血糖。血糖经过血糖循环，供给各个器官使用，若有多余，则以肝糖原和肌糖原的形式贮存于肝脏和肌肉中。

（4）抗生酮体和解毒作用。充足的碳水化合物有抗生酮体的作用，肝糖原能加强肝脏的解毒能力。

（5）节约蛋白质。供给充足的糖作为热量的来源，可以减少蛋白质的消耗，以保证蛋白质充分发挥其特有的生理功能。

（6）膳食纤维的特殊功能。膳食纤维不能被人体消化吸收，但可刺激肠蠕动，吸收和保留水分，促进排便，还能维持肠道正常菌群，可预防肠道疾病和肿瘤的发生。膳食纤维体积大，易产生饱腹感，可以减少热能摄入，对控制肥胖有积极作用。但膳食纤维并不是越多越好，若粗纤维食物摄入过多，过度刺激肠黏膜可引起胀气和腹泻，还会影响某些矿物质和微量元素的吸收和利用。

3. 糖类的食物来源

糖类主要来源于谷类（大米、白面、小米、高粱等）和根茎类（甘薯、土豆、山药、芋头、藕等）食物。这两类食物含有大量的淀粉，在体内可分解成葡萄糖，经氧化释放出能量，因此是主要供给热量的食物。其次是干豆类和乳类食品。乳类是婴儿摄入碳水化合物的主要来源。乳类含有乳糖，不会刺激胃肠黏膜，能阻止有害细菌在肠道繁殖，维持肠道健康。蔬菜和水果是纤维素和果胶的主要来源，也可提供少量的果糖。

婴幼儿对碳水化合物的需要量相对比成人多。中国营养学会建议，1~6岁学前儿童每日膳食中糖类供给的热量应占总热量的55%~60%。如果婴幼儿膳食中碳水化合物摄入过少，会使体内能量不足，蛋白质合成减少，生长发育缓慢，体重减轻；如果摄入过多，可在体内转变成脂肪储存，容易造成肥胖。

（四）无机盐（矿物质）

1. 无机盐的分类

人体中的无机盐含量占体重的4%~5%。人体内的各种元素，除碳、氢、氧、氮主要以有机化合物的形式存在外，其他各种元素统称为无机盐，又称矿物质。其中含量在0.01%以上（＞5 g）的称常量元素，有钙、镁、钾、钠、硫、磷、氯7种元素。这些元素在体内含量较大，需要量也大。每日膳食需要量都在100 mg以上。含量小于0.01%的称微量元素，目前已知人体至少有14种必需微量元素：铁、锌、铜、钴、铬、钼、碘、硒、锰、镍、锡、氟、硅、钒。这些元素需要量都不高，但对维持正常生理功能和促进生长发育都是很重要的。一旦缺乏，会严重影响儿童的生长发育和健康。

2. 无机盐的生理功能

各种无机盐都不供给机体热量，它们的生理功能主要有以下几个方面：

（1）构成机体组织。如钙、镁、磷是骨骼和牙齿的重要成分；磷、硫是构成某些蛋白的成分。

（2）维持机体酸碱平衡和渗透压。酸性离子硫、磷、氯与碱性离子钙、镁、钾、钠，共同维持着体内的酸碱平衡。

（3）维持神经肌肉的兴奋性和细胞通透性。如婴儿血钙含量过低，会使肌肉兴奋性增高，引起肌肉抽搐。钙与细胞膜中的磷脂紧密结合，控制着细胞的通透性。

（4）构成机体某些具有特殊生理功能的重要物质。如铁是构成血红蛋白的成分，碘是甲状腺素的构成成分，锌是胰岛素的成分，铜参与肾上腺类固醇的生成。

（5）是多种酶的激活剂或组成成分。如盐酸对胃蛋白酶有激活作用，氯离子对唾液淀粉酶有激活作用。许多金属酶都含有微量元素。

3. 学前儿童容易缺乏的无机盐

无机盐不能在体内生成，必须靠食物或水来提供。机体在代谢过程中，每天都有一定量的无机盐通过各种途径（毛发、汗、尿、粪）排出体外，必须通过膳食补充。学前儿童在生长发育过程中比较容易缺乏的无机盐主要有钙、铁、锌、碘等。

（1）钙

钙是人体中含量最多的无机盐，其中99%存在于骨骼和牙齿之中，其余1%存在于体液和软组织中。人体神经肌肉的兴奋、神经冲动的传导、心脏搏动等都与血浆中钙离子浓度以及钙、镁、钾、钠离子的平衡有关。

膳食中钙在肠道的吸收很不完全，仅有20%~30%的钙被吸收入血，而70%~80%的钙将从粪便、尿、汗液中排出。食物中的草酸和植酸，过多的脂肪酸与纤维素，都会降低钙的吸收。维生素D、乳糖、膳食蛋白质等可促进钙的吸收；食物中钙的浓度高或机体需要量大也有利于钙的吸收。

钙缺乏可引起手足抽搐症，长期缺乏可影响骨骼和牙齿的发育，使牙齿不整齐，骨钙化不良，会引起骨骼变形，甚至佝偻病。

钙的食物来源主要有：

①乳类及其制品，是食物钙的最好来源，不但含量丰富而且容易吸收，是婴幼儿最为理想的钙源。

②虾米（皮）、鱼干、海带、紫菜等含钙量特别丰富。

③豆类及豆制品，是膳食中钙的主要来源。

④蛋类及骨粉。在婴幼儿膳食中添加食用骨粉或蛋壳粉，是补钙的有效措施。

⑤绿叶蔬菜（如芹菜、油菜、小白菜、菠菜、苋菜）和花菜等蔬菜的含钙量也较多，但不易被人体吸收。

⑥坚果类，如杏仁、瓜子、核桃、榛子等。

给幼儿提供膳食时，多提供蛋白质、维生素D含量丰富的食物，可促进钙的吸收。

（2）铁

铁是人体含量最多的微量元素，主要存在于血红蛋白（60%~75%）和肌红蛋白（3%）中。此外，与细胞氧化有关的酶都含有铁，约占1%。在肝、脾与骨髓中也储存有铁（25%）。

铁的主要生理功能是参与氧的运输和组织的呼吸。同时，铁是合成血红蛋白和肌红蛋白的重要原料。

机体对植物性食物中的铁吸收率较低，对动物性食物中铁的吸收率较高。机体对铁的吸收还受很多因素的影响，如食物中植酸盐和磷酸盐可与铁结合形成不溶性铁盐而降低吸收率；胃中缺乏胃酸不利于铁离子释出，也会阻碍铁的吸收。而维生素C有助于铁的吸收；肉类、鱼类和禽类等动物蛋白质也可促进机体对铁的吸收。

正在生长发育期的婴幼儿，机体对铁的缺乏比较敏感。如果膳食中铁供应不足，容易发生缺铁性贫血，影响幼儿体格及智力的发育，还会导致表情冷漠呆板、易烦躁、抵抗力下降等情况。

膳食中铁的良好来源是动物肝脏、动物血、红色瘦肉、鱼类、蛋黄等。植物性食品中黑木耳、海带、芝麻酱含铁量较高。豆类、绿叶蔬菜、有色水果（红果、樱桃、葡萄、草莓、桃），干果（柿饼、干枣）含铁量也高。动物性食品中的铁更易被人体吸收。

铁在人体内可被反复利用，排出体外的数量很少，因此需要量不大。中国营养学会推荐0~6个月为0.8 mg/d，0.5~7岁为10mg/d。幼儿膳食中应适量提供动物血、瘦肉、豆类等食物，同时还应多提供含维生素C丰富的蔬菜和水果，以促进铁的吸收。

（3）锌

锌分布于人体所有组织、器官、体液及分泌物中，约60%的锌存在于肌肉中，30%存在于骨骼。

锌在维持机体正常代谢、促进生长发育、促进食欲、提高免疫功能、保护正常视力和维持头发、皮肤健康方面有重要作用。

缺锌对儿童的危害较大，表现为生长发育迟缓、体格矮小、性器官发育不全、伤口不易愈合、暗适应能力下降、食欲不振、味觉减退、异食癖、经常发生皮炎、口腔炎及口腔溃疡等，严重的会导致缺锌性侏儒症。

高蛋白食物含锌量较高，海产品是锌的良好来源，肉类、鱼类、奶类含量次之；植物性食物一般含锌较少，吸收率较低。干豆类、坚果类含锌较多。牛奶比母乳含锌多，但母乳比牛奶中锌的吸收率高。哺乳期的母亲如果不缺锌，通过母乳喂养一般能满足婴儿需要。

（4）碘

碘的生理功能是通过甲状腺素来实现的。甲状腺素是人体的一种重要激素，能调节机体的新陈代谢，促进组织氧化及生长发育。

婴幼儿食物中长期缺碘会导致甲状腺功能低下，引起甲状腺肿大、患克汀病或亚克汀病。

富含碘的食物为海产品，如海带、紫菜、海鱼、海虾、干贝、海参、海盐等。海带、紫菜含碘最多，每千克可含 0.8~4.5 g，是碘的最佳来源。在日常生活中食用含碘的食盐，也是补碘的一种重要途径，但不应擅自服用碘剂或碘片，以防碘中毒。

（五）维生素

维生素是一大类低分子有机化合物，在体内含量甚微。它既不是构成身体组织的原料，也不供给组织能量，但它是维持机体正常生命活动所必需的营养素，在物质代谢中起着重要作用。机体不能自行合成维生素或合成量很少，必须由食物供给。

1. 维生素的种类

维生素的种类很多，目前发现的已有30多种，按其溶解性质，可分为两大类：

（1）脂溶性维生素：包括维生素 A、D、E、K，不溶于水，溶于脂肪。大部分贮存于脂肪组织和肝脏中，如果摄入过多易在体内蓄积，引起中毒。

（2）水溶性维生素：包括 B 族维生素（B_1、B_2、B_6、B_{12}、叶酸、烟酸等）和维生素 C，溶于水，不溶于脂肪。在体内仅有少量贮存，须经常通过食物补充，摄入不足易引起缺乏症，摄入过多可以从肾脏排出体外。

2. 学前儿童容易缺乏的维生素

与婴幼儿营养有关的维生素有八种：维生素 A、D、B_1、B_2、B_6、叶酸、B_{12}、维生素 C 等。其中与生长发育有密切关系，又较易缺乏的有 5 种：

（1）维生素 A

维生素 A 又称视黄醇，在热、酸和碱环境下较稳定，一般加工烹调和罐头加工不致引起破坏，但易被氧化。胡萝卜素在小肠和肝脏中经酶的作用，可转变为维生素 A。因此，胡萝卜素又称维生素 A 原。

维生素 A 的生理功能主要有：

①维持正常视觉。

②维持上皮细胞的正常发育和结构完整。呼吸道、消化道、泌尿道以及皮肤的健康均与维生素 A 有关。

③促进生长发育。

④维持和增强免疫功能。

维生素 A 缺乏时，暗适应能力下降，严重时可致夜盲症；角膜及结膜干燥，易形成眼干燥症，严重的可使角膜软化、溃疡、穿孔而致失明；上皮细胞过度增生角化，皮肤干燥粗糙，容易脱屑，毛发干脆易于脱落，甚至指甲开裂；儿童生长停止、发育迟缓、骨骼发育不良；损伤免疫功能，对感染性疾病易感性增高，易反复发生呼吸道、消化道感染等。婴儿喂养不合理，如长期饮用炼乳、脱脂乳或以稀粥为主食，长期腹泻都可导致维生素 A 缺乏。

维生素 A 主要来源于动物性食品，如动物肝脏中维生素 A 含量最多，其次为乳类，蛋黄中也有一定量的维生素 A。植物性食物中不含维生素 A，但可能含有胡萝卜素，深绿色或红黄色的蔬菜、水果含有较多的胡萝卜素，如菠菜、豌豆苗、苋菜、青椒、胡萝卜、南瓜、红心甜薯、杏、柿子等。维生素 A 属脂溶性维生素，易被紫外线和氧化剂所破坏。

婴幼儿维生素 A 的摄取应注意两点：一是吃鱼肝油不可过量。鱼肝油中维生素 A 丰富，但过量服用可引起中毒。二是若幼儿看电视、看书、绘画等时间过长，用眼过度，会消耗大量的维生素 A，因此应适量补充。

（2）维生素 D

维生素 D 又称钙化醇，是抗佝偻病维生素。维生素 D 种类很多，以维生素 D_2 和 D_3 较为重要，前者是植物中麦角固醇经紫外线照射转变而成，后者是人体皮肤中 7-脱氢胆固醇经紫外线照射的产物。

维生素 D 的生理功能主要有：

①促进肠对钙和磷的吸收。

②促进骨骼和牙齿的正常生长与钙化。

③与甲状腺素共同作用调节血钙含量。

缺乏维生素 D 可影响儿童牙齿钙化，延缓牙齿萌出，严重缺乏时可患佝偻病。缺乏维生素 D 也可使抵抗力降低，易患呼吸道及消化道疾病。

维生素 D 主要来自动物肝脏、鱼肝油、蛋黄等，奶类中含量不高，故 6 个月以下以奶为主食的婴儿，要适量补充。对婴幼儿来说，经常接受日照是机体获取维生素 D_3 的重要途径。人体皮肤中的 7-脱氢胆固醇，经阳光中的紫外线照射后可转化为维生素 D_3，这是获得维生素 D 最经济可靠的办法。

（3）维生素 B_1

B 族维生素包括 B_1、B_2、烟酸、B_6、B_{12}、叶酸等，以前三种为主。维生素 B_1 也称硫胺素，在酸性环境下较稳定，遇碱或高温易被破坏，烹调方法不当会造成其损失。

维生素 B_1 的生理功能主要为：

①以辅酶的形式参与糖类的代谢，促进生长发育。

②维持神经系统和心脏的正常功能。

③促进胃肠蠕动，增进食欲。

维生素B_1缺乏时很容易患脚气病。最初症状是食欲不振、疲劳、健忘、头痛、腿无力。病情进一步发展，可出现肢体麻木、水肿、感觉迟钝，严重时因心力衰竭而死亡。若乳母饮食中缺乏维生素B_1，乳儿可患维生素B_1缺乏症，主要表现为烦躁不安或嗜睡，眼睑下垂，哭声嘶哑或失音，吮奶无力。病情较严重的，因颈肌无力，致头后仰，四肢无力，手不能抓握，不能站立。严重者可昏迷、抽搐以至死亡。

维生素B_1含量丰富的食物有粮谷类、豆类、坚果类、酵母、动物内脏、瘦猪肉和蛋类等。由于维生素B_1主要存在于谷类的外皮和胚芽中，因此粮食加工碾磨愈细则损失愈多。烹调方法不当，如加碱、高温油炸、反复搓洗等也会造成维生素B_1损失。因此提倡儿童多食用碾磨不太细的粮食，多吃各种杂粮及富含维生素B_1的食品。

（4）维生素B_2

维生素B_2也称核黄素，能耐热，在酸性溶液中较稳定，遇碱和光易分解破坏。一般烹调加工损失率不高，多数能保存70%以上。

维生素B_2的生理功能主要是：

①维持正常的物质代谢和能量代谢。

②维持眼睛的健康。

维生素B_2不足，可引起物质和能量代谢紊乱，出现口角炎、舌炎、唇炎、阴囊炎、脂溢性皮炎、眼睛会感到疲劳、刺痒、畏光等，长期缺乏可使儿童生长发育迟缓；妊娠期缺乏可致胎儿骨骼畸形。

维生素B_2主要来源于各种动物食物，特别是动物内脏、奶类、蛋类，植物性食物中豆类和绿叶蔬菜含量较多，谷类和一般蔬菜含量较少。某些野菜、调味品及菌藻类含量也较高。

（5）维生素C

维生素C也称抗坏血酸，在酸性溶液中较稳定，遇碱、光、热易分解破坏。在贮存、加工和烹调中很容易被破坏损失。

维生素C的生理功能主要是：

①促进胶原蛋白合成，有益于伤口愈合、止血。

②参与胆固醇代谢。对防治心血管疾病有一定的作用。

③促进对铁的吸收和转化，促进叶酸的吸收，防止贫血。

④保护和解毒功能。维生素C是一些重金属，如铅、汞、砷、苯及细菌毒素的解毒剂。

⑤提高免疫力。维生素C与免疫球蛋白的合成有关，能增强人体免疫力。

缺乏维生素C易患坏血病。这是一种以多处出血为特征的疾病，可引起皮下出血、骨膜下出血，牙龈出血、溃烂、牙齿松动，关节及肌肉疼痛，严重的可引起死亡。维生素C是治疗坏血病的特效药。

维生素C广泛存在于新鲜水果和蔬菜中，柑橘、山楂、鲜枣、柠檬、猕猴桃、柚子等水果及韭菜、菠菜、青椒等绿色蔬菜含量较多。乳母如果饮食正常，一般可满足婴儿对维生素C的需要。牛奶煮沸后会致维生素C损失殆尽。含维生素C的食物在贮存时要求低温、高湿、空气少流动，能生吃的尽量生吃。

（六）水

人体处处皆含水。新生儿体内含水总量约占体重的80%，婴儿为70%，幼儿为65%，成人为60%。水是维持生命活动的重要物质，人体失水10%会产生酸中毒，失水20%以上则可危及生命。

1. 水的生理功能

（1）构成细胞和体液。它广泛分布在组织细胞的内外，构成人体的内环境。

（2）促进体内物质代谢。机体内一切化学反应都有水的参与，有利于营养物质的消化、吸收、运转和代谢产物的排泄。

（3）调节体温。水的比热大、蒸发性大、流动性大，是调节和维持体温的重要物质。

（4）润滑作用。水是体腔、关节、眼球等器官良好的润滑剂。

2. 水的需要量

学前儿童新陈代谢旺盛，体表面积相对较大，水分蒸发多，所以每千克体重需水量相对比成人高，年龄越小，需水量相对越大。活动量大、气温高时需水量大；蛋白质和无机盐摄入量大时也会增加需水量；人在发烧、呕吐、腹泻时应注意补充水分。

3. 水的来源

人体所需要的水主要有三个来源：一为饮用水，这是人体所需水的主要来源；二为食物中含有的水；三为代谢水，糖、脂肪、蛋白质在体内氧化后产生的水也能被人体利用。

理想的饮用水是白开水，日常生活中尽量不选用矿泉水、纯净水、果汁、饮料等代替白开水。为了保证学前儿童每日的需水量，应在每餐膳食中提供足够的水分。如果喝水太少，会使尿液浓缩，各种代谢废物不易排出，所以，一定要让孩子养成常喝白开水的好习惯。

你知道吗

饮用水的分类和要求

目前，我国居民的饮用水主要有：自来水、白开水、纯净水、人造矿化水和矿泉水。

自来水是直接取自天然水源（地表水、地下水），经过一系列处理工艺净化消毒后供使用的水，是目前国内最普遍的生活饮用水。自来水经煮沸，就成为白开水。

白开水最符合人体需要，它具有很多优点：（1）自来水煮沸后，既洁净、无细菌，又能使过高硬度的水质得到改善，还能保持原水中某些矿物质不受损失；（2）制取简单，经济实惠，用之方便。因而，白开水是满足人体健康需要、最经济实用的首选饮用水。

纯净水一般以城市自来水为水源，把有害物质过滤的同时，也去除了钾、钙、镁、铁、锌等人体所需的矿物元素。

人造矿化水是通过人工添加矿物质来改善水的矿物质含量的。这样的水虽然增加了纯净水中部分矿物元素的含量，但是添加的矿物质被人体吸收、利用的情况以及对人体健康的作用如何还需要进一步研究。

矿泉水是指从地下深处自然涌出或人工开采所得到的未受污染的天然地下水经过过滤、灭菌罐装而成。矿泉水含有一定的矿物盐，其中的矿化物多呈离子状态，容易被人体吸收。

任务实施

营养学基础知识的科普

熟练掌握营养学的基础知识，并能通过向幼儿家长讲授等方式将其推而广之，具体为：

1. 准备教学课件和教学设备。
2. 能讲授营养素的基础知识。
 （1）平衡营养的重要性。
 （2）六大营养素的生理功能、缺乏症状、食物来源等。
3. 讲解过程中关注家长是否理解和接受，并予以具体指导。
4. 对任务完成情况进行评价，比如是否让大多数家长接受并具备了营养素的基础知识，且能将这些知识应用于实践。

任务二 婴幼儿喂养及合理膳食

任务情景

某托幼机构一小班保育老师发现本班小朋友明明一到吃饭时间就爱发呆，自主吃饭的能力很差，几乎每次都要拖到最后且要老师协助后才能完成进餐。经联系家长并进一步了解后老师发现，原来明明在家习惯边吃饭边看电视，心不在焉，如此导致食欲降低且用餐时间过长，家长只好一边催一边喂，且爱把饭菜混在一起大口塞进明明嘴里，明明咽不下去，对吃饭更加抵触，如此形成恶性循环。于是托幼机构老师决定跟明明家长好好沟通并普及幼儿的科学合理膳食的知识。

任务目标

明确婴儿喂养和幼儿膳食的特点和要求，了解幼儿进食的心理需求，能够指导婴幼儿家庭进行科学、合理的喂养，通过家园合作让幼儿建立良好的用餐习惯，能针对现实中存在的具体问题给出合理的膳食建议。

任务探究

婴幼儿喂养及合理膳食

合理的膳食能保证学前儿童的正常生长发育，维持机体的各种生理活动，提高机体的抵抗力和免疫力，还能保证学前儿童心理的健康发展，提高儿童的社会适应能力。

一、婴儿的合理喂养

（一）母乳喂养

现代营养科学提倡对 0~6 个月的婴儿进行纯母乳喂养。正常情况下，母乳所提供的营养成分（维生素 D、铁除外）可满足 6 个月内婴儿的营养需要。

1. 母乳喂养的优点

（1）母乳中的营养物质最适合婴儿的生长发育。母乳中含有婴儿所需要的几乎全部营养成分，而且搭配合理，也容易被婴儿消化吸收，对促进婴儿的生长发育有百利而无一害。因此，只要母婴身体状况允许，就应尽可能实行母乳喂养。

（2）母乳具有增强婴儿免疫力的作用。母乳中含有保护婴儿的免疫物质（抗体），这是任何其他食物所不具有的。母乳尤其是初乳，含有多种抗病物质，如淋巴细胞、各种免疫因子、溶菌酶及免疫球蛋白等，可增强婴儿对疾病的抵抗力。

（3）母乳喂养方便、卫生、经济。健康母亲所分泌的乳汁几乎是无菌的，温度适宜可直接喂哺，不会受环境中病菌的污染。母乳喂养的婴儿极少发生母乳过敏或不耐受。

（4）母乳喂养能增进母婴间的情感交流，促进婴儿的智力发育。在哺乳的过程中，婴儿与母亲肌肤相贴，目光交流，通过拥抱、抚摸及面部和眼的活动使母婴之间建立亲密的感情，促使婴儿的感知和认知能力发展。婴儿愉快的情绪，也有利于其心理健康发展。

（5）哺乳可促使母亲心情愉悦，促进身体的复原和体形的健美。婴儿的吮吸可反射性引起母亲催乳素的分泌并促使子宫收缩，有利于子宫复原，减少产后出血；哺乳的母亲，日后患乳腺癌的概率较未哺乳的母亲低；哺乳可消耗母体多余的脂肪，有利于产后体形的健美。

我国把每年的 5 月 20 日作为"全国母乳喂养宣传日"，政府一直高度重视母乳喂养和儿童营养与健康。不论是《中华人民共和国母婴保健法》及其实施办法，还是《中国儿童发展纲要》都把促进母乳喂养，加强儿童营养、喂养等作为重点工作予以推进。在党的二十大报告中，再次写入了"保障妇女儿童合法权益"，充分彰显了党对妇女儿童事业发展的高度重视。

2. 母乳喂养的基本原则

（1）树立喂奶信心。孕妇分娩前应掌握有关母乳喂养的知识，懂得母乳喂养的重要性及方法，树立用自己的乳汁喂哺婴儿的坚定信念。

（2）尽早开奶。新生儿出生后第一次吮吸母亲的乳头叫开奶，这时分泌的乳汁叫初乳。初乳是黄色的，含有丰富的蛋白质和抗体，既容易消化吸收，又能抗感染，是新生儿出生后几天内的营养佳品。

（3）按需喂哺。新生儿胃容量小，开奶初期乳汁分泌不足，且新生儿每次吃进的奶量极少，所以，应在新生儿饥饿时及时喂奶，即按婴儿的需要来哺乳，这既可满足新生儿的需要，解除饥饿感，也可促进母乳的分泌。随着乳汁分泌的增多，新生儿胃容量的增大，喂奶的时间间隔可以逐渐延长，喂哺的次数可逐渐规律化。

（4）哺乳姿势正确。喂奶前，母亲应清洁双手和乳头。母亲喂奶的姿势可坐可卧，以感到舒适为宜。哺乳完毕将婴儿抱起，头放在母亲的肩头，轻拍其后背，以排空胃内空气，防止溢奶。

（二）人工喂养

因各种原因不能对婴儿实施母乳喂养，而采用代乳品（配方奶粉、牛奶、羊奶等）喂哺婴儿称为人工喂养。人工喂养虽不如母乳喂养好处多，但如能选择优质代乳品，调配恰当，仍可以满足婴儿的营养需要，使婴儿正常生长发育。但人工喂养如果采用的食品营养价值低，配制不当，食具消毒不彻底，容易引起婴儿营养不良和消化功能紊乱。

人工喂养应注意以下问题：

（1）1岁以内婴儿代乳品的首选为配方奶粉，以其为主食，量和浓度根据婴儿年龄、体重计算，并随时调整。

（2）哺乳次数和间隔同母乳喂养。

（3）奶瓶以直式为宜。吮吸孔大小以盛水倒置，可连续滴出水滴为宜。

（4）每次喂哺前试一下乳汁温度。可把奶滴在手腕内侧，不凉、不烫为宜。

（5）喂奶时，让乳汁充满橡皮奶头，以免婴儿吸入空气。

（6）奶瓶、奶头等食具，每次用后洗净，煮沸消毒。

（三）混合喂养

采用混合喂养时，应是母亲先用母乳喂，然后再喂辅助食品。母乳是婴儿最宝贵的食物，即使量不多，也是其他食物无法代替的。要坚持母乳喂养，时间尽可能延长，辅助食品只是母乳的补充品，而不是代替品。

（四）添加辅助食品

无论母乳喂养、人工喂养还是混合喂养，都应在适当的时候给婴儿添加各类辅助食品（简称辅食）。按时添加辅食，可保证婴儿生长发育正常，同时对预防贫血和增强机体抵抗力也有重要作用。

1. 添加辅食的目的

（1）补充乳类的不足。母乳或其他乳类虽然营养全面，但也有不足，如含铁量较少，满足不了 3 个月以后婴儿的需要（10 mg/日）。乳类中维生素 B_1 和烟酸的含量也较少，无法满足婴儿的需要。

（2）增加营养以促进生长发育。随着婴儿逐渐长大，其所需要的营养素也在增加，单纯乳类已不再能满足婴儿的需要，不加辅食，婴儿就会发生营养不良。

（3）为断奶做准备。

生理上的准备：没有认真加过辅食的婴儿，断了母乳，会因不适应固体食物而拒食。婴儿的饮食必须从流质过渡到半流质、半固体食物，到 1 岁以后能摄取固体食物，直至和成人吃一样的饮食。否则，就不能适应饮食的变化。

心理上的准备：婴儿吃惯了母乳，从心理上对母乳有一种依恋的情绪。按时为婴儿添加辅食，可以冲淡恋乳心理，为断奶做好心理上的准备。

2. 添加辅食的原则

婴儿进食一种新的食物要有一个生理、心理的适应过程，否则容易引起拒食、腹泻、呕吐等不良反应。因此，给婴儿添加辅食要特别有耐心，并遵循一定的原则：

（1）加辅食的量由少到多。比如开始加蛋黄，只吃 1/4 个，观察 3~4 天，如无不良反应，增至半个，再逐渐增至 1 个。

（2）食物从稀到稠，从流质到半流质，再到固体食物，训练咀嚼能力。

（3）食物从细到粗，如青菜汁，到菜泥，再到菜末，以适应婴儿的咀嚼与吞咽能力。

（4）增加食物品种，要习惯了一种再加另一种。

（5）添加新的辅食，要在婴儿健康、消化功能正常时添加，患病时不要添加新品种。

3. 添加辅食的顺序

添加辅食要根据婴儿的需要和消化功能成熟的程度，按一定顺序进行。

（1）0~3 个月婴儿无须添加任何辅食。

（2）4 个月后补铁最重要。从婴儿满 4 个月开始，要适量为婴儿补充铁剂。

（3）6 个月后初尝五谷香。婴儿一般到 6 个月就会萌出乳牙，具备了初尝五谷香的条件，开始可加米粉、米糊、烂粥等含淀粉的食物，以后逐渐改成烂面、软饭等。但五谷不能代替乳类，此时继续坚持乳品喂养，避免因缺少优质蛋白质使婴儿体质差、虚胖或患病。

（4）6 个月后可增加手拿食。婴儿在 6 个月左右乳牙开始萌出，此时可给婴儿一些手拿食，如饼干、馒头片、磨牙棒之类的硬食，一来为牙龈止痒并促进牙齿萌出，二来锻炼了眼、手、口的协调能力和抓握动作。

（5）乳品喂养应继续保持，随着婴儿年龄的增长可逐渐减少，但断奶断的是母乳，而不是断所有乳品。

二、幼儿的合理膳食

（一）幼儿膳食的特点

幼儿生性活泼、好奇、模仿性强，在膳食上极易受父母和教师对食物好恶态度的影响，也易受食物色、香、味、形和量的影响及个人心理状态的影响。因此，合理膳食要符合幼儿饮食的特点。

1. 主食开始以米、面为主，食物种类和烹调方法逐渐接近成人

（1）幼儿期的饮食已从婴儿期以乳类为主、食物为辅，转变为以食物为主、乳类为辅。食物形式由半固体向固体过渡，米、面主食的摄入逐渐增加。

（2）幼儿可以食用的食物种类越来越多，大多数食物均能食用。特别是3岁以后，除了含脂肪、糖过多的食物，以及辣椒、酒、茶等刺激性较强的食物外，一般食物均可食用。膳食的烹调方法也越来越接近家庭一般饮食。

2. 幼儿对膳食的喜好因地域、环境的不同而不同

（1）不同地区的人饮食习惯不一样，幼儿对膳食的喜好也因此不同。

（2）不同家庭环境的孩子，膳食特点也不一样。

（3）孩子的口味是受环境的影响形成的，主要是受父母的言行、态度的影响。如果大人挑剔食物，孩子也会先入为主变得挑食。

（二）各年龄阶段幼儿的膳食心理特点表现不一

（1）1~3岁的幼儿。幼儿特别喜欢味道鲜美、色彩分明，熟、软、温和的食品。凡丝、条、丁、块等形状规则，厚薄一致的食物，幼儿大都喜欢。大多数幼儿喜欢吃软一些的、温和的食物，一般不喜欢油脂过多和有刺激性的食物。当孩子拒食某些食物时，不能因为强调营养硬塞、硬喂，否则会加重孩子的反感，甚至终生厌恶这种食物。

（2）4~6岁的幼儿。随着年龄增长，幼儿可吃食物范围扩大，更喜欢形式多样，色、香、味、形均佳的饭菜。他们能逐步适应干稀搭配，喜爱花样面点与各种配菜，长久不吃的食品或偶然出现的食品会增添他们的食欲和兴趣。而且这个时期的幼儿知道每天关心自己的饮食，因此在幼儿膳食配制上要设法将孩子平时不爱吃但营养丰富的食材变换花样做成美食，使他们乐于接受，增加营养素的平衡摄入。

（三）幼儿膳食的调配原则

幼儿膳食的调配既要满足幼儿生理需要，又要符合幼儿进餐心理和卫生的要求。调配幼儿膳食应遵循以下原则：

1. 膳食营养平衡

要保证幼儿每日膳食中有足够的热能和各种营养素，同时各种营养素之间应保持平衡关系，以满足各年龄段儿童的生理需要。首先，三大产热营养素的供给要充足，且三者之间应保持适当的比例。蛋白质供能应占总能量的12%~15%，脂肪占25%~30%，碳水化合物占50%~60%。其次，蛋白质的供给要注意优质蛋白质（动物蛋白+豆类蛋白）的含量应占每日蛋白质总量的1/2以上。再次，要保证不饱和必需脂肪酸的供给，脂肪应有1/2以上来自植物。碳水化合物和饱和脂肪酸不宜过多，以免引起肥胖。

2. 食物品种多样，搭配合理

合理营养、平衡膳食的核心是"多样"，即"杂食"，这样才能满足人体所需要的全部营养素。因此，每日为幼儿配备的食物应该包括谷类和豆类、蔬菜水果类、奶或奶制品类、肉鱼禽蛋类、油盐糖类等五大类。

除了食物品种多样外，还应进行合理搭配以达到平衡膳食。如粮食类除了大米、小麦制品外，应常选用小米、玉米、黑米、荞麦等粗杂粮与之搭配；优质蛋白质中肉类、鱼类与乳类、蛋类、豆制品轮流交替食用。合理的搭配可以发挥各类食物营养成分的互补作用，达到均衡营养的目的。

3. 合理烹调与加工

要照顾到幼儿的进食方式和消化能力，做出来的食物要符合幼儿的消化功能运行，能增进幼儿食欲，还要合乎营养卫生的要求。

（1）膳食质地应细、碎、软、烂，避免刺激性强和油腻的食物。

（2）色、香、味、形俱佳，经常更换烹调方法，增进幼儿食欲。尽量做到食物的外形美观，味道鲜美，使食物的感官性状有吸引力，以增进幼儿的食欲、促进消化液的分泌，增强消化吸收能力，但应避免不必要的添加剂。

（3）加工烹调过程中应尽量减少营养素的损失。营养素的保存与加工烹调过程及技巧有关。为了避免食物中营养素的损失，为幼儿制作膳食时，最好以蒸、煮、炖、煨、炒为主，口味宜清淡，尽量避免高温油炸。

4. 注意清洁卫生

幼儿膳食必须保证卫生新鲜，无毒无害。从采购、贮存、加工到制作成品，每个环节都必须严格把关。生食和熟食、食物与杂物要分开放置。外购熟食必须蒸煮充分后才能食用。尽量按照儿童的人数备料，避免让儿童吃剩饭、剩菜。

（四）培养幼儿良好的饮食习惯

幼儿期是各种习惯建立和巩固的阶段，这一时期是培养他们良好饮食习惯的最佳时期。培养幼儿良好的饮食习惯要注意做好以下几点：

1. 定时、定位进食

从孩子开始添加辅食开始，就应该每天定时喂食。孩子稍大些，应给他准备一些外观漂亮、小巧玲珑的餐具。1~2岁的孩子，要求他们洗干净手，围上围嘴，坐在自己的小椅子上进食。3岁左右可以让他们在吃饭前做些就餐的准备，如擦桌子、摆筷子，放好自己的餐具等。进餐时间一到，看到固定的餐具，儿童的摄食中枢就会自动兴奋，产生强烈的食欲。这对于保证食物的充分消化、吸收和利用，促进儿童健康成长是很有利的。切忌放任儿童端着饭碗到处走，边玩边吃。

2. 饮食定量，控制零食

幼儿的一日三餐两点除了要定时还要定量，特别是要防止爱吃的食物吃得过多，不爱吃的吃得过少，以致饥饱不均，这样易造成胃肠道消化功能的紊乱。为了保证幼儿吃好三餐，要减少零食的摄入。

3. 要细嚼慢咽，不狼吞虎咽，不吃汤泡饭

充分咀嚼可以将食物充分粉碎，提高消化器官的消化与吸收效率，避免幼儿出现过饱的状态，还能保证口腔、牙齿和牙龈肌肉组织的健康。吃汤泡饭，食物未充分咀嚼就咽下去了，不利于消化吸收。每顿饭也应有大致的时间限制，既要求幼儿细嚼慢咽，又不要拖得太久。

4. 要精神集中，不边吃边玩

为幼儿创造安静、愉快、有序、温馨的就餐环境，要让他们安静、集中精神进食。

5. 不偏食、不挑食

托幼机构和家长应尽量为学前儿童提供营养全面的膳食，并采取有效措施纠正偏食、挑食的不良习惯。由于幼儿的"受暗示性""模仿性"强，大人在饮食上的习惯和言行对其影响很大，所以在幼儿面前，大人不要讲诸如"我不爱吃"之类的话，幼儿听了这样的话，会先入为主，可能对某种食品产生反感。

6. 注意饮食卫生和就餐礼仪

注意培养幼儿的饮食卫生习惯，如饭前要洗手、饭后漱口，不吃不清洁、不新鲜的食物，不喝生水，不捡掉在桌上或地上的东西吃，使用自己的水杯、餐具等。自孩子上桌吃饭开始，就要培养他们良好的就餐礼仪，如咀嚼、喝汤时不应发出大的声响，夹菜时不可东挑西拣，不浪费饭菜等，特别是同伴之间要懂得谦让，好吃的东西要和别人分享，不应该独占。

任务实施

婴幼儿的喂养与膳食指导

能针对不同年龄的婴幼儿给出科学、合理的喂养和膳食指导，具体为：

1. 准备教学课件、教学设备和教具。
2. 讲解婴儿喂养和幼儿膳食的相关内容。
3. 讲解过程中关注家长是否理解和接受，并予以具体指导；后续及时与家长进行沟通，纠正不当行为。
4. 对任务完成情况进行评价，比如能否指导幼儿正确并顺利完成进餐。

任务三 托幼机构的膳食管理

任务情景

新学年开始，某托幼机构小班的幼教老师们经过一段时间的观察和总结后发现，新入园的小班幼儿普遍存在无法独立自主吃饭、用餐时间玩闹、偏食挑食、吃饭易中断、爱剩饭等问题，遂通过对幼儿的日常引导、规范和及时的家园合作，逐一纠正、解决这些问题并取得了一定的成效，得到了家长的肯定。

任务目标

能为幼儿制定科学、合理的用餐制度;能及时纠正幼儿不当的用餐习惯并给予正确的指导和教育;能根据食材的种类和幼儿的进食量编制科学、合理的托幼机构一周食谱。

任务探究

托幼机构的膳食管理

膳食管理是托幼机构的一项重要工作,主要包括:按照学前儿童的营养需要选择每日的食物种类,计算食物的数量,力求使膳食与婴幼儿的需要相符合;合理地编制食谱;建立合理的膳食制度;加强对膳食卫生的管理等。其中,食谱的设计、制定和实施尤为重要,其直接决定了膳食目的能否达到,以及幼儿进餐的最终效果。科学合理的膳食管理能为学前儿童有效地提供所需要的一切营养物质和用餐条件,保护和促进学前儿童的身心健康。

一、托幼机构的膳食与营养

依据学前儿童的年龄特征和对营养的需要,以及饮食习惯、气候和地理条件、市场情况等,选择营养丰富、价格合理的食品,进行最优化的搭配,制订膳食计划。

微课

托幼机构的膳食与营养

(一)计划每日的食物种类和数量

制订膳食计划要着眼于为幼儿提供平衡、合理的膳食。计划中各种食物在质量上要有较高的营养价值,在数量上营养素的摄入量要达到供给量的80%以上。在计划时,要求熟悉各类食物的营养成分和特点,懂得营养计算和评价的方法,了解幼儿消化系统的生理特点、食量以及饮食心理。要把每日的食物热量、营养成分较均衡地分配到各餐中去,使各餐比例适当,结构合理,主、副食搭配合适。

在计划每日的食物种类和数量时,要在全面满足幼儿膳食对各类食物总量需要的基础上,结合当地当时的市场供应、季节及气候、幼儿的活动量状况等因素,注意粗细粮、荤素食品、生熟食品和干稀食品的搭配。各类食品的数量应按不同年龄组分别计算(在幼儿园一般可按1~3岁、3~6岁两个组来计划膳食),力求做到各营养素之间有合理的比值。1~6岁儿童每日需要食物的种类与数量见表2-5。

表2-5　　　　　　　　1~6岁儿童每日需要食物的种类与数量

年龄 (岁)	食物							
	粮(g)	牛奶或豆浆(g)	豆制品(g)	肉禽鱼(g)	蛋和内脏(g)	果菜鲜豆(g)	油(g)	糖(g)
1~3	100~150	150~250	50~100	50~100	50	100~150	25	10
3~6	150~180	250	50~100	50~100	50	150~300	25	10

77

（二）制定合理的膳食制度

膳食制度是规定每日进餐次数和间隔时间、合理分配各餐食品数量和质量的一种制度。在合理的膳食制度下，进餐和消化过程协调一致，各种营养素得以合理消化、吸收和利用。

1. 进餐次数和间隔时间

决定进餐次数及两餐的间隔时间应以食物在胃内停留时间为依据。一般混合食物在胃内停留约4小时，所以两餐的间隔以3.5~4小时为宜，不宜少于3小时。幼儿每日进食次数可视幼儿年龄而定。1~2岁的幼儿，每日可进餐5次（3餐2点）；2~6岁的幼儿，每日可进餐4次（3餐1点）。应遵守开饭时间，早餐不推迟，中、晚餐不提前，使定时进食形成习惯，这样每到进餐时就会有良好的食欲。另外，每次进餐时间应不少于20分钟，要求幼儿细嚼慢咽，不能为了加快速度，让儿童吃汤泡饭，更不应比谁吃得快。

2. 各餐食物数量和质量的分配

要恰当分配一天中各餐的食物，按照早餐吃好、中餐吃饱和晚餐吃少的原则，将食物分配到各餐中去。

早晨醒来胃已排空，幼儿身体消化能力加强，而且上午活动量大，因此，早餐应该质量好、热能高。要提供高蛋白的食物（如牛奶、豆浆、鸡蛋、豆腐干等），脂肪和碳水化合物也可以多一些。若早餐热能过低，儿童过早产生饥饿感，将影响午前两小时的活动。早餐若不吃主食或主食吃得太少，还可能发生低血糖。脑细胞活动所需要的能量只能由葡萄糖来提供，低血糖使脑细胞的功能下降，甚至会产生"低血糖休克"。早餐食物的供热量为总供热量的25%~30%。

中餐比早餐和晚餐更丰富一些。应提供富含蛋白质、脂肪和碳水化合物的食物，食物数量也应充足。午餐的热量应该是三餐中最高的，既要补充上午的热量消耗，又要为下午的活动贮备热量。中餐食物的供热量为总供热量的35%~40%。

晚餐宜清淡好消化，不宜多安排脂肪和蛋白质含量高的食物，以免热量蓄积导致肥胖，或蛋白质过量刺激神经系统使睡眠失常，而应多食用植物性食品，特别是多吃些蔬菜、水果。每晚应饮一杯牛奶，牛奶有助于睡眠。晚餐食物的供热量为总供热量的20%~25%。

点心根据不同情况可一天安排一到两次，点心的供热量为总供热量的10%~15%。

（三）食谱的制定与审核

1. 食谱的制定

托幼机构的食谱是反映婴幼儿食品配制和烹调方法的一种简明的文字形式，其内容包括食物的种类、数量及制成的食品名称和烹调方法等。食谱的制定和实施是托幼机构膳食计划和管理的重要组成部分，主要目的是让学前儿童的膳食得到合理的调配，从而获得适量的多种营养素和热量。食谱要根据学前儿童的年龄特点和生长发育特点，并根据季节变化做出适当的调整。托幼机构的食谱原则上每周制定一次，每周末应制定出下周食谱。

为学前儿童制定食谱应遵循如下原则：

（1）确保膳食计划中所拟定的食品种类丰富、营养充足、数量稳定。

（2）注意食物品种的多样化，尽可能使不同食物中的营养素得到互补，实现科学、平衡膳食。

（3）选择营养丰富、质优且易消化的食品。如蔬菜应多选用营养价值高的绿叶蔬菜，有色蔬菜应占1／2以上；慎选或不选用粗糙、生硬、油腻和带刺激性的食品；带壳、带刺、带骨的食品，要去壳、去刺、去骨后食用等。

（4）主副食品合理搭配、合理分配，尽量避免重复。一日食谱中各餐主副食品不应重复，将各种食物按名称、数量和烹调方法，编成饭谱、菜谱和汤谱，分配到一日各餐和点心中。食物更换可用"同类异样"的方法，如肉类换肉类（牛肉换猪肉）、谷类换谷类（如米饭换面条），各类瓜果蔬菜轮换供给。

此外，食材的选择还应注意季节的变化，一年四季的食谱要能反映季节的特点。注意观察儿童接受食物的情况，必要时及时调整。

2. 食谱的审核

审核食谱一般包括三个方面的内容：

（1）到各班观察学前儿童进餐情况，是否引起食欲，是否符合他们的消化特点。

（2）定期进行体检，可进行身高、体重的测量，血红蛋白含量的测定等。根据检查结果分析儿童的生长情况；可与各年龄组的标准相比较，以验证膳食是否平衡、合理。

（3）定期进行膳食调查和营养计算，按照学前儿童对营养的需要及推荐摄入量，将计算结果进行对照并分析，若发现某营养素不足或过量，应及时调整食谱。

二、托幼机构的膳食卫生要求

托幼机构应加强对膳食卫生的管理，在食品选购、烹调制备、食物贮存等各个环节中保证食物的新鲜和卫生，同时还要加强对保教人员和炊事人员的卫生监督，确保幼儿身体健康。

（一）食品选购

托幼机构选购食品，除了要根据幼儿的需要选择营养丰富、保证热能供给又易被消化吸收的食物外，还必须确保食物的卫生和新鲜，不被致病微生物和有毒、有害物质污染。选购的食品不应有下列几种情况：

（1）被细菌污染和腐烂变质的食物。

（2）含亚硝胺和多环芳烃致癌物的食品。这些物质在腌腊制品、烘烤和熏制的肉鱼中含量较高，经常食用可能会诱发癌症。

（3）天然有毒食物。如发绿、发芽的马铃薯，有毒蕈类（捕蝇蕈、斑毒蕈、白帽蕈等）含有天然毒素，食后会引起中毒。

（4）被农药、化肥等污染的食物。农药残留量大的蔬菜、水果，食用后会导致农药中毒。

（5）无生产许可证、无保质期或过期的食物及含有不符合国家卫生标准的食品添加剂、防腐剂的食品等。

（二）烹调制备

1. 尽量保存食物中的营养素

（1）淘米时用冷水，不要用力搓米，淘洗次数要少。米经过淘洗，维生素 B_1 的损失率为 40%~60%，蛋白质、脂肪和无机盐也都有损失。

（2）做饭、煮粥和制作面食时不要放碱，以免 B 族维生素受损。

（3）要吃新鲜蔬菜。新鲜蔬菜所含营养素多，一时吃不了要妥善保管。蔬菜要先洗后切，煮菜要少放水，水沸后放菜，以缩短煮菜的时间。有些瓜果蔬菜，能带皮吃的尽量不去皮；但若有农药污染，则必须去皮。

2. 避免有害物质的产生或去除有毒、有害物质

托幼机构烹调制备食物要避免采用炭烤、烟熏的方法。生豆浆、生四季豆一定要煮透、烧熟才能食用。避免用铁锅煮酸性食物，因为酸会溶解出大量的铁，食用后可导致呕吐、腹泻、腹痛等中毒症状。

3. 要使食品具有良好的感官性状，增进幼儿食欲，促进胃肠对食物的消化吸收

通过对食物的烹调加工，使食品色、香、味俱全，可以充分调动起幼儿的食欲。幼儿的口腔较小、口腔黏膜薄嫩、胃容量小、消化能力差。因此，托幼机构给幼儿提供的食物不可过烫、过硬，要细、软、碎、烂，不要让幼儿食用有浓烈调味品和刺激性的食品。幼儿肝细胞发育还不成熟，消化脂肪的能力较弱，因此，不宜让他们经常食用过于油腻的食品或油炸食品。

（三）食物贮存

托幼机构食堂的食物贮存指的是为防止食物腐败变质，延长食物可供食用的期限，对食物采取的各种加工措施。食物贮存的处理措施主要有降低或提高温度，去除水分和添加防腐剂等。

1. 低温冷冻食物

低温可以降低食物中微生物的繁殖速度，降低食物中酶的活性和化学反应速度。可以利用冰箱和冷柜冷藏、冷冻食物。食物冷冻前应尽量保持清洁和新鲜，减少污染，以延长储存期限。冷冻时，各种食物应分别放在适宜的温度和湿度下储存，并在储存期限内食用。

2. 盐腌、糖渍食物

盐腌或糖渍可提高渗透压以杀灭或抑制食物中的微生物繁殖，防止食品腐烂变质。盐腌仅是一种抑制细菌的手段，腌制前，食材要新鲜，食盐要纯净，浓度要足够。糖渍时，糖的浓度必须达到 60% 以上，这样才能达到防腐保存的目的。

3. 在低温、通风、避光、干燥处储存食物

粮豆类食物在晒干冷却后放在低温、通风处储藏，并注意防霉、防虫和防鼠。蔬菜宜放在低温、通风、避光处存放，但不宜存放过久。皮部厚、多腊质的蔬菜和水果，如南瓜、冬瓜、洋葱、柚子、枣等能长期储存，而叶菜类和浆果类蔬菜和水果不耐储藏，宜趁新鲜时食用。食用油宜放在通风、避光、干燥、阴凉处。

目前市场上各类物质的供应都非常充足，托幼机构膳食供应所需的粮食、肉类、禽蛋、蔬菜、水果等都能随时采购，因此，除了少数交通不便的托幼机构外，都应选购新鲜和卫生的食品，减少储存量，缩短储存期，以保证幼儿膳食的质量。

（四）进食卫生

托幼机构在组织幼儿进食时要注意进食卫生。

（1）良好的物理环境。用餐场所应整齐清洁，空气通畅，温度适宜，桌椅高低适合身体，餐具简单、便于使用。进餐时良好的物理环境有益于幼儿保持大脑皮层的兴奋和用餐时的愉快情绪。

（2）良好的心理环境。幼儿用餐时的心理环境与保教人员的态度有密切关系。托幼机构的保育员和教师在幼儿进餐时要给予关心和爱护，对独立进餐有困难的幼儿要给予帮助。不能在就餐时批评、训斥幼儿，以免造成幼儿情绪低落，导致大脑皮层受到抑制，食欲不振，即使吃下去的食物也不能很好地消化吸收。

（3）适当的进餐速度。幼儿进餐时，保教人员不能一味要求孩子吃得快，或用"看谁得第一"等比赛的方法刺激幼儿提高进餐速度。进餐过快会造成咀嚼不充分，引起消化不良，或因呛噎造成气管进入异物等情况发生。但是进餐速度过慢会使饭菜变凉，特别是在冬季，吃凉饭菜会导致幼儿胃部不适。因此要指导和帮助进餐速度慢的幼儿改善进餐技巧，提高进餐速度。

（4）进餐时不谈笑、玩耍、打闹、离座。

（5）不强迫幼儿进食。幼儿突然出现进餐量骤减的情况，一般都是有原因的，要注意观察了解，多与家长联系，不要强迫幼儿进食，以免造成不良后果。

（五）厨房和炊事人员的卫生

1. 厨房卫生

托幼机构食堂要接受当地卫生主管部门的卫生监督，申领食品卫生许可证。

（1）厨房的工作面积应符合卫生要求，厨房各室的安排要符合工作程序。

（2）厨房应有排烟、排气、防尘、防蝇、防鼠、防蟑螂的设备。

（3）厨房应有提供清洁水源和排除污水的设施。洗食具池、洗菜池要分别设置。

（4）生熟食品分开存放，生熟刀案严格分开。

（5）应配备消毒的设备，食具每餐用后洗净消毒。煮沸消毒时水要浸没食具，水开后要煮 5 min。用流动蒸汽消毒，送蒸汽后应持续 20 min，温度达到 95℃以上。消毒后的餐具要放在干净的容器或碗柜内备用。

（6）应配备垃圾和污物处理的设施，能及时处理废物，防止害虫滋生和臭味产生。垃圾桶、垃圾箱要有严密的顶盖，至少每日清理一次。

2. 炊事人员的卫生

炊事人员入职前必须进行严格体检，接受卫生知识培训，凭卫生防疫部门颁发的健康证上岗，之后每年要进行 1~2 次体格检查。如发现炊事人员患有传染病（如肝炎、肺结核、皮肤病等）应立即调离岗位，痊愈后经体检合格才能恢复工作。炊事人员家属中有人患传染病，该炊事人员也应暂时离开厨房工作，直至检疫隔离期满才能上岗。

炊事人员工作时必须穿工作服，工作帽要能包住头发，戴好口罩。要注意保持个人卫生，勤洗头、勤换衣服和勤剪指甲。制备食品前、大小便后、擤鼻涕后、处理生肉和蔬菜后以及倒垃圾后都应洗手。擦手用的毛巾要每天消毒。如厕前要脱去工作服。在烧菜、分菜时不直接从食具中取食物尝味，也不能对着食物咳嗽、打喷嚏或说话。不得用手直接拿熟食。

三、食物中毒及其预防

（一）食物中毒的分类

食物中毒是指人们吃了有毒食物而引起的一类急性疾病的总称。其特征为：短时间内吃同种食物的人同时或相继发病，症状相似，以恶心、呕吐、腹痛、腹泻为主，伴有发烧，严重者发生脱水甚至休克昏迷。

有毒食物主要是指含有致病的细菌、微生物，或含有害和有毒物质的食物。

1. 细菌性食物中毒

细菌性食物中毒占食物中毒的绝大多数，并有明显的季节性，6~9月是高发季节。引起中毒的食物主要为动物性食物，如肉、鱼、奶、蛋及其制品等，特别是肉类食品。

由于食品在生产、加工或销售过程中被致病的微生物污染，在适宜的条件下这些致病微生物大量繁殖，食前未经高温消毒或加热不彻底，致使食品中含有大量活的致病菌和由它们所产生的毒素，食后会引起食物中毒。细菌性食物中毒的患者，一般都有明显的胃肠道症状，其中以恶心、呕吐、腹泻最为常见。

2. 非细菌性食物中毒

（1）化学性食物中毒。由于食物在生长、储存或烹调过程中，被化学物质（如砷、亚硝酸盐、汞、农药等）污染，凡是吃了被有毒化学物质污染的食物并达到中毒剂量而引发的中毒，称为化学性食物中毒。大多数中毒患者发病急，中毒症状严重，但一般无发热症状。

（2）动、植物性食物中毒。少数动、植物组织本身含有毒物质，如河豚含有河豚毒素，木薯含有氰甙，如果食用前未经合理加工烹调，可导致中毒。

（3）真菌毒素和霉变食物中毒。一些食物储存不当或储存过久会出现霉变，如大米、玉米、花生等，食后可导致中毒。

（二）常见的食物中毒及其预防

1. 大肠杆菌中毒

大肠杆菌是人体的寄生菌，一般情况下不致病，但当机体抵抗力下降，进食剩饭、剩菜或放置冰箱时间太长的食物，或进食含有大量大肠杆菌污染的熟肉、点心、乳制品等，或进食被患有急性腹泻的炊事人员、食品企业工作人员接触的食品都会导致发病。该病的潜伏期为4~12小时，主要症状为食欲不振、呕吐、腹泻、大便水样、有特殊腥臭味，经及时治疗可在一周内恢复健康。

预防措施：夏、秋季，对肉、蛋、鱼、牛奶、水果的加工制造、运输、储藏要注意防止污染变质，熟食在吃前一定要加热；剩饭、剩菜要置于凉爽通风处或冰箱中，而且放置时间不宜过长，吃前必须加热，一旦变馊、变酸，千万不能食用；酸奶、点心、凉拌菜等，因在食用前不能加热，需严格防止污染；炊事员、食品企业工作人员患急性腹泻时，要及时治疗，在治愈前不可从事接触食品的工作；不购买病畜、病禽的肉及内脏。

2. 肉毒杆菌中毒

罐头、腊肠、咸肉或其他密封储存的食品，一旦被肉毒杆菌污染后，肉毒杆菌便大量繁殖并产生毒素，人摄入后会引起中毒。该病的潜伏期为12~48小时，甚至数天。摄入被污染的食物，中毒后不发热，也很少有胃肠道症状，主要表现为神经系统症状：头痛、头晕、眼睑下垂、复视，严重时出现瞳孔散大、失语、吞咽困难、呼吸困难、意识不清，最后可因呼吸麻痹而死亡，死亡率在50%以上。

预防措施：保证食品不被污染，罐装食品必须严格消毒；肉毒杆菌置于100 ℃高温中经10~20 min可被完全破坏，对易引起这类中毒的食品，食用前必须充分加热；罐头或真空包装的食物如有包装顶部鼓起、充气（由于细菌在分解蛋白质、葡萄糖时产酸，产气，可使罐子膨胀），必须丢弃，绝不可食用。

3. 发芽土豆中毒

土豆中含有一种叫龙葵碱的毒素，它集中分布在土豆1.5 mm的外层（包括土豆皮），其中发绿、发芽的土豆中含量最高（在芽及芽根处）。龙葵碱不怕热，即使是煮沸、煮熟乃至油炸也难以消除，全世界每年因其中毒者数以百万计。中毒的症状为：轻者肚子不适或恶心、呕吐、腹泻；中等的出现幻觉、局部麻痹或抽筋；严重的会昏迷甚至死亡。

预防措施：不食用生芽过多或皮肉大部分变绿的土豆；不吃带皮的土豆；对生芽较少的土豆，可将其芽眼及附近的皮肉挖掉，并用冷水将削好的土豆浸泡30 min。

4. 豆浆中毒

生豆浆含有皂素、胰蛋白酶抑制物（抑制体内蛋白酶的活性）等有害物质，可对消化道黏膜和血液系统产生危害。如果食用了未煮沸的豆浆，一般食后数分钟至1小时会出现恶心、呕吐、腹痛、腹泻等症状，因此豆浆必须充分煮沸后再食用。煮豆浆的过程中，当豆浆初出现泡沫沸腾时，温度只有80~90 ℃（假沸），有毒物质并未被破坏，故应减小火力慢煮直至真正沸腾。豆浆容易变质，不宜久放，变质的豆浆千万不要饮用。

5. 四季豆中毒

四季豆又名芸豆、扁豆、刀豆、菜豆角等，内含豆素、皂素等有毒物质。皂素对消化道黏膜有强烈刺激和溶血作用。但这些有毒物质在100 ℃以上的高温下即被破坏。吃了未熟透的四季豆可导致中毒，食用后1~5小时即发生头晕、恶心、呕吐、腹痛、腹泻，重者脱水、酸中毒，体温一般正常。部分病人还伴有胸闷、心慌、出汗、手脚发冷、上肢麻木等症状。

预防措施：四季豆要彻底煮熟，吃时无生硬和苦味感；不吃储存过久的四季豆，也不吃霉烂及有病虫害的四季豆。

6. 黄曲霉菌中毒

玉米、花生、大米在储存过程中易受黄曲霉菌污染；食用植物油、酱豆腐、甜面酱等也易受黄曲霉菌污染。黄曲霉菌产生的毒素对人的肝脏、肾脏有害。若中毒，则病势凶猛，死亡率高。

预防措施：不吃霉变食品；洗米时若发现有发霉的米粒，一定要将其挑出；高温、高压蒸煮主食。

幼儿正处在生长发育阶段，身体各部分的功能尚不成熟。免疫系统、神经系统发育还不完善，因而免疫力差，解毒能力不强，一旦误食了带有病菌或毒素的食物，很容易发生食物中毒。发病后病情也较成人严重，甚至造成死亡。因此，幼儿园应特别注意饮食卫生，严格管理制度、消毒制度，并培养幼儿良好的饮食卫生习惯。如发现可疑的食物中毒者，应立即送医院诊治。

任务实施

托幼机构中的膳食管理和食谱制定

在托幼机构中根据保教所需熟练地执行和实施各项膳食管理工作，并制定出科学、合理的幼儿健康食谱，具体为：

1. 为幼儿营造温馨、愉快的用餐氛围；善于用积极的方式纠正幼儿不良的用餐习惯，用表扬和鼓励机制巩固幼儿的正确饮食行为。

2. 结合食材品类、季节影响以及幼儿的实际情况和过往经验等因素为幼儿编制一日和一周食谱。

（1）确定一日食谱内容。

早餐：主食＋优质蛋白＋蔬菜＋汤，比如：杂粮小馒头＋木耳炒油菜＋水煮鸡蛋＋小米粥。

早点：水果拼盘加餐，比如：切块苹果＋香蕉＋小番茄。

午餐：主食＋肉类＋蔬菜＋汤粥，比如：米饭＋氅肉＋清炒西兰花＋玉米粥。

午点：牛奶或酸奶一袋。

晚餐：以清淡、易消化的主副食品为宜，比如：豆沙包＋西红柿鸡蛋汤＋土豆丝。

（2）采用"同类异样"的方法编制幼儿一周食谱，比如表2-6。

表2-6　　　　　　　　　　幼儿一周食谱举例

餐次	日期				
	星期一	星期二	星期三	星期四	星期五
早餐	五彩小馄饨 拌豆腐丝	虾皮鸡蛋饼 青菜瘦肉粥	红枣窝头 鸡蛋羹 八宝粥	青菜肉丝面 五香鹌鹑蛋 五谷豆浆	麻酱小花卷 牛奶 爽口小黄瓜
午餐	小馒头 家常豆腐 番茄花菜 黄金汤	三鲜包 肉蒸包 榨菜肉丝汤	菊花卷 猪肉白菜炖粉条 蘑菇炒鸡蛋 紫菜鸡蛋汤	肉卷 醋熘土豆片 小米稀饭	金银饭 酱香冬瓜片 蛋香丝瓜 三鲜汤
间食	苹果 牛奶	梨 酸奶	圣女果 牛奶	香蕉 酸奶	橘子 坚果

(续表)

餐次	日期				
	星期一	星期二	星期三	星期四	星期五
晚餐	红薯糯米粥 蒜蓉西兰花 腰果炒鸡丁 小米发糕	玉米粥 香菇烧肉末 小白菜烧豆筋 杂粮馒头	山药大米粥 鸡腿菇炒青菜 土豆红烧肉 豆沙包	黑米粥 糖醋里脊 爆炒有机花菜 杂粮馒头	西红柿打卤面 银耳雪梨汤

3. 及时、积极地与幼儿家长建立联系和沟通，实现幼儿膳食管理的家园合作。

4. 对任务完成情况进行评价，比如幼儿的不良用餐习惯是否纠正、用餐时间是否正常等。

你知道吗

国民营养计划（2017—2030年）（节选）

近年来，我国人民生活水平不断提高，营养供给能力显著增强，国民营养健康状况明显改善。为贯彻落实《"健康中国2030"规划纲要》，提高国民营养健康水平，制定本计划。

一、总体要求

（一）指导思想。全面贯彻党的十八大和十八届三中、四中、五中、六中全会精神，深入贯彻习近平总书记系列重要讲话精神和治国理政新理念新思想新战略，紧紧围绕统筹推进"五位一体"总体布局和协调推进"四个全面"战略布局，认真落实党中央、国务院决策部署，牢固树立和贯彻落实新发展理念，坚持以人民健康为中心，以普及营养健康知识、优化营养健康服务、完善营养健康制度、建设营养健康环境、发展营养健康产业为重点，立足现状，着眼长远，关注国民生命全周期、健康全过程的营养健康，将营养融入所有健康政策，不断满足人民群众营养健康需求，提高全民健康水平，为建设健康中国奠定坚实基础。

（二）基本原则。

坚持政府引导，坚持科学发展，坚持创新融合，坚持共建共享。

（三）主要目标。

到2020年，营养法规标准体系基本完善；营养工作制度基本健全，省、市、县营养工作体系逐步完善，基层营养工作得到加强；食物营养健康产业快速发展，传统食养服务日益丰富；营养健康信息化水平逐步提升；重点人群营养不良状况明显改善，吃动平衡的健康生活方式进一步普及，居民营养健康素养得到明显提高。

到2030年，营养法规标准体系更加健全，营养工作体系更加完善，食物营养健康产业持续健康发展，传统食养服务更加丰富，"互联网+营养健康"的智能化应用普遍推广，居民营养健康素养进一步提高，营养健康状况显著改善。实现以下目标：

——进一步降低重点人群贫血率。5岁以下儿童贫血率和孕妇贫血率控制在10%以下。

——5岁以下儿童生长迟缓率下降至5%以下；0~6个月婴儿纯母乳喂养率在2020年的基础上提高10%。

——进一步缩小城乡学生身高差别；学生肥胖率上升趋势得到有效控制。

——进一步提高住院病人营养筛查率和营养不良住院病人的营养治疗比例。

——居民营养健康知识知晓率在2020年的基础上继续提高10%。

——全国人均每日食盐摄入量降低20%，居民超重、肥胖的增长速度明显放缓。

二、完善实施策略

（一）完善营养法规政策标准体系。

推动营养立法和政策研究，完善标准体系。

（二）加强营养能力建设。

加强营养科研能力建设。

加强营养人才培养。

（三）强化营养和食品安全监测与评估。

定期开展人群营养状况监测。

加强食物成分监测工作。

强化碘营养监测与碘缺乏病防治。

（四）发展食物营养健康产业。

加大力度推进营养型优质食用农产品生产。

规范指导满足不同需求的食物营养健康产业发展。

开展健康烹饪模式与营养均衡配餐的示范推广。

强化营养主食、双蛋白工程等重大项目实施力度。

加快食品加工营养化转型。

（五）大力发展传统食养服务。

加强传统食养指导。

开展传统养生食材监测评价。

推进传统食养产品的研发以及产业升级换代。

（六）加强营养健康基础数据共享利用。

大力推动营养健康数据互通共享。

全面深化数据分析和智能应用。

大力开展信息惠民服务。

（七）普及营养健康知识。

提升营养健康科普信息供给和传播能力。

推动营养健康科普宣教活动常态化。

三、开展重大行动

（一）生命早期1 000天营养健康行动。

（二）学生营养改善行动。

（三）老年人群营养改善行动。
（四）临床营养行动。
（五）贫困地区营养干预行动。
（六）吃动平衡行动。
四、加强组织实施
（一）强化组织领导。
（二）保障经费投入。
（三）广泛宣传动员。
（四）加强国际合作。

项目三

学前儿童生活管理

项目概述

学前儿童生活管理主要是指一日生活各环节的组织和指导。幼儿一日生活环节一般包括入园、早操、集体教育、如厕、盥洗、进餐、午睡、饮水、自由活动、离园等。除了集体教育外,其他环节统称为生活环节。本项目主要探讨生活环节的组织与指导。生活环节具有基础性、独特性和多发性等特点,对幼儿成长具有重要的意义。保教人员应合理安排每个生活环节,满足幼儿基本需要,为幼儿提供安全、舒适、宽松、有序的环境,帮助幼儿逐步养成良好的生活与卫生习惯。

学习目标

素质目标 以幼儿为本,体现细心、耐心、恒心和爱心。
　　　　　具有保教结合的理念,促进幼儿身心发展。

知识目标 了解合理安排学前儿童一日生活的依据。
　　　　　掌握学前儿童一日生活各环节的保育要求。

能力目标 能够制定合理的一日生活制度。
　　　　　能够做好托幼机构儿童的生活照料。

任务一 编制幼儿一日生活制度

任务情景

五一国际劳动节假期结束后,绝大多数家长上班时间调整为 8:00~8:30,下班时间调整为 4:30~5:30。家长提出,希望接送幼儿的时间也能进行相应的调整。托幼机构在制定一日生活安排时需要考虑哪些因素?如何制定科学合理的一日生活制度呢?

任务目标

以促进幼儿健康发展为宗旨,编制科学合理的一日生活制度。

任务探究

学前儿童的一日生活制度

学前儿童的一日生活制度就是在时间上和顺序上科学地安排幼儿一日的生活,即根据幼儿各器官活动及心理活动的规律,将幼儿在园里一日生活中的主要环节,在时间和程序上固定下来,形成制度。把健康、语言、社会、科学、艺术五个领域全面发展的教育渗透于幼儿一日生活的各项活动之中,保证幼儿身体健康,促进幼儿身心和谐发展。

一、合理安排一日生活的意义

(一)促进幼儿健康成长

学前儿童正处于生长发育过程中,大脑皮层对长期的刺激耐受力弱,在从事某种活动后,大脑皮层的相应区域将由兴奋转入抑制,出现疲劳。根据婴幼儿生理和心理特点,合理安排好一日生活的各个环节,不同类型的活动穿插安排,使脑力活动与体力活动交替进行,大脑皮层各功能区轮流工作和休息,保证劳逸结合,可以防止幼儿神经细胞的疲劳,促进体内各器官协调活动,从而促使幼儿健康成长。

学前儿童消化系统的功能尚未成熟,消化能力弱,但由于生长发育迅速,对能量和各种营养素的需要量相对较多,制定合理的进餐次数和间隔时间,可使幼儿获得足够的营养。

（二）使幼儿养成良好的习惯

幼儿在生活和学习方面形成的习惯，实际上是他们大脑皮层对外部刺激形成了条件反射，长期的条件反射就形成了动力定型。合理安排一日生活中的主要环节，每天重复执行，各种生理活动就会更有规律。吃饭时食欲好，就寝时入睡快，游戏时精力充沛，学习时精力集中。这样养成良好的习惯，就节省了神经细胞的能量消耗，起到事半功倍的效果。

（三）有利于完成教育任务

在组织好幼儿一日生活的基础上，才能有效地进行各种教育活动。科学地安排好幼儿一日的生活，把德、智、体、美、劳全面发展的教育内容贯穿于幼儿一日生活的各项活动之中，不但能使幼儿身体健康发展，精神愉快、精力充沛，还能保证幼教工作者有更多的时间通过教育训练、游戏、劳动等活动，使幼儿获得丰富的知识和技能，养成良好的行为习惯，完成教育任务。

二、安排幼儿一日生活的依据

（一）学前儿童的年龄特点

学前儿童正处于生长发育时期，各器官的功能还处于不断完善阶段，而且不同年龄段的幼儿在发育上也存在较大的差异。因此应根据儿童的年龄特点科学地安排幼儿的一日生活和作息时间。如幼儿的神经系统发育不健全，容易疲劳，年龄越小，需要的睡眠时间越长。幼儿神经活动过程中兴奋与抑制不平衡，易兴奋，也易疲劳，集中注意力时间短，控制能力差。年龄越小，这种特点越明显。集体教育活动小班一般安排 15~20 min，中班一般安排 20~25 min，大班一般安排 25~30 min。再如，幼儿正处于长身体时期，应注意多让他们到户外活动，接触新鲜空气，获得充足的阳光等。

（二）学前儿童的发展需求和教育、保育的要求

科学安排幼儿的一日生活作息时间，既要保证每日上课、游戏、户外活动、体育锻炼等的时间，也要保证幼儿有足够的午睡、午餐、休息的时间。上课需要集中注意力，而一般的规律是儿童在每日早餐后精力最充沛，因而上课的时间一般从早餐后开始。课长和节数也要根据幼儿的年龄特点而有所变化。10:00~11:00，儿童神经系统的兴奋性逐渐降低，所以可安排一些轻松愉快的游戏以消除疲劳。午餐后大脑皮质的兴奋已降至最低，所以需要午睡。午睡后，大脑皮质的兴奋程度又逐渐增高，但不如上午旺盛，所以下午一般不再安排教学活动，而是让幼儿做操、玩游戏等。

户外活动时间日托不少于 2 小时，全托不少于 3 小时，体育活动不少于 1 小时。但有时因为天气原因会减少户外活动时间，为此，可以利用活动室来弥补室外活动时间的不足，帮助幼儿达到每天所需运动量，促进身体健康。幼儿进餐时间是每餐 20~30 min，餐后安静活动或散步 10~15 min。幼儿每日午睡时间不少于 2 小时。

（三）地区的特点和季节的变化

安排幼儿一日生活还要考虑到不同地区的差异，如南、北方的差异；城市和农村的差异。同时还要考虑到季节的变化。如冬季白天短黑夜长，早晚寒冷，可早上晚起床，晚上早上床，午睡时间缩短；夏季昼长夜短，天气炎热，早晚凉爽，早晨可提前起床，延长午睡时间，晚上推迟上床时间。教师在执行一日生活安排过程中可根据实际需要进行适宜的调整。如根据天气及气候变化进行室内外的调整，根据幼儿活动的实际需要适当延长或缩短活动时间等。

（四）家长接送时间

安排幼儿一日的生活作息时间，也要考虑与家长接送时间相衔接，使幼儿在家生活和在托幼机构的生活安排衔接起来。

任务实施

托幼机构一日生活制度的编制与注意事项

一、托幼机构一日生活制度的编制

托幼机构一日生活制度不是对日常的教育工作内容进行时间上的简单安排，而是对儿童的发展需求和教育内容以及教育方法的全面安排。一个合理的托幼机构一日生活制度及其实施，能够保障儿童的教育权益，保证儿童受到系统的、全面的教育。由于地理位置、生活习惯和教育模式等不同，托幼机构的一日生活制度存在差异。保教人员要根据一日生活制度编制的依据和要求，因地制宜，制定出适合本地、本园的生活制度。

幼儿一日活动安排表示例见表3-1。

表3-1　　　　　　　　幼儿一日活动安排表示例

活动环节		时间（夏季）	时间（冬季）
入园、晨检、自主活动		7:30~8:00	7:45~8:15
晨间活动：户外晨练、早操、晨间谈话等	小班	8:00~9:00	8:15~9:15
	中班	7:50~8:50	8:05~9:05
	大班	7:50~8:50	8:05~9:05
自主盥洗、上午间点		8:50~9:20	9:05~9:35
教学活动	小班	9:20~9:40	9:35~9:55
	中班	9:15~9:40	9:30~9:55
	大班	9:10~9:40	9:25~9:55
课间活动：如厕、盥洗、饮水等		9:40~10:00	9:55~10:15
游戏活动		10:00~10:40	10:15~10:55
盥洗、餐前准备		10:40~11:00	10:55~11:15
进餐、餐后整洁		11:00~11:35	11:15~11:50

（续表）

活动环节		时间（夏季）	时间（冬季）
户外散步、午睡准备		11:35~12:00	11:50~12:15
午睡	小班	12:00~14:30	12:15~14:00
	中班	12:00~14:25	12:15~13:55
	大班	12:00~14:20	12:15~13:50
起床、午后整理、如厕、盥洗、下午间点		14:20~14:50	13:50~14:20
游戏活动或专用活动室活动	小班	14:50~15:20	14:20~14:50
	中班	14:40~15:20	14:10~14:50
	大班	14:40~15:20	14:10~14:50
课间活动：如厕、盥洗、饮水等		15:20~15:40	14:50~15:10
户外活动	小班	15:40~16:40	15:10~16:10
	中班	15:40~16:45	15:10~16:15
	大班	15:40~16:50	15:10~16:20
离园前整理		16:40~17:00	16:10~16:30
离园、自主活动		17:00~18:00	16:30~17:40

二、托幼机构一日生活制度编制的注意事项

托幼机构一日生活制度的合理性及其管理的有效性，取决于各类活动交替安排的合理性和实施过程中制度能否有效落实。为更好地发挥托幼机构一日生活制度的积极作用，应注意以下事项：

1. 坚持执行

合理的一日生活制度一旦制定，就要坚持执行，才能保证学前儿童在园（所）中规律地生活。不能随意变更一日生活制度，否则会达不到预期的效果。

2. 保教结合

通过一日生活的各个环节，对儿童进行生活护理、卫生保健和教育工作。努力做到保中有教、教中有保，实现保育和教育的有机结合。

3. 个别照顾

重视不同儿童间的个体差异，可针对儿童的实际需求进行个性化调整。对个别体弱儿童，要给予特殊照顾。

4. 家园同步

让家长了解安排好一日生活的意义，家长争取在周末等安排好幼儿的一日生活，使幼儿饮食、起居有规律，避免发生"黑色星期一"（因周末贪食、玩得过累，周一时情绪不稳定，出现发烧、消化不良、感冒等情况）。

5. 培养良好的卫生习惯

良好的卫生习惯包括大小便、饮食、盥洗，以及生活自理能力等，它是发展儿童智力、培养良好行为及独立生活能力的有力措施，也是培养儿童热爱劳动、团结友爱等良好品德的需要。

任务二 入园环节的组织与指导

任务情景

老师在晨检时发现心心口袋里有两个果冻，考虑到有安全隐患便没收了果冻，心心因此哭了起来。家长认为吃果冻没有太大的危险，老师不该没收果冻影响孩子的心情。如果你是老师，你会怎么做？如何为幼儿营造温馨安全的环境？如何组织幼儿入园，让入园环节真正成为一天美好生活的开始呢？

任务目标

能根据不同年龄段幼儿的特点营造温馨安全的环境，组织幼儿愉快入园。

任务探究

入园的组织策略与要求

入园环节是幼儿在园一日生活的开始。只有做好充分的入园前准备，热情亲切地接待幼儿，认真进行晨检，有计划地开展各种有趣的活动，才能让幼儿以一种愉悦的情绪开启一天在园生活。我们要准确把握幼儿身心发展的特点与规律，让幼儿有积极愉快的情绪体验，喜欢上托幼机构并能与家长愉快地告别，主动与老师、同伴打招呼。幼儿要懂得不带危险品来园，愿意接受晨检，并知道将不舒服的感觉告诉保健医生或者老师。

一、入园前准备

（一）个人卫生准备

无论是幼儿教师还是保育员，都要在幼儿面前保持清新、仪表端庄、朴素大方的模样，从而对幼儿产生良好的影响。在发型方面，不要散发，不染夸张颜色的头发。幼儿教师穿着有"八不能"：不能脏、不能破、不能乱、不能杂（包括色彩、款式、面料等）、不能露、不能透、不能短、不能紧。建议教师和保育员在托幼机构工作期间穿平底鞋，妆容以淡妆为佳，避免佩戴挂件、首饰。

（二）环境及物品准备

保教人员应提前进入教室，开窗通风。每天至少开窗通风 2 次（雾霾天气除外），每次通风时间不少于 10 min。幼儿入园前，保教人员还要对活动室的桌面、玩具架、操作台、窗台以及地面等进行清洁和消毒，做好室内外的卫生清理工作，为幼儿营造舒适、洁净的生活环境。

将已消毒的口杯、毛巾摆放在固定位置，准备好足量的香皂、卫生纸等生活用品。另外，还要给幼儿准备好干净、温度适宜的饮用水，供幼儿入园后饮用。及时调整和更新区域活动材料，以满足不同幼儿的发展需要。营造温馨干净的班级环境，不仅可以使幼儿对班级有亲切感，还利于幼儿健康成长。

二、入园接待

（一）晨间接待与物品交接

教师和保育员要热情接待幼儿和家长，安抚情绪不良的幼儿，使幼儿感受到教师的亲切及对自己的喜爱；向家长了解生病幼儿在家的情况，做好药品的交接工作，准确记录药品的服用剂量、时间、方式、注意事项等，确保幼儿不漏服、不重服、不错服；指导家长为幼儿准备好生活、学习用品，鼓励幼儿愉快入园。

（二）晨间检查

晨间检查简称晨检，主要在幼儿入园时进行。晨检的主要目的是及时发现疾病或危险品。晨检的步骤包括：一问、二摸、三看、四查。在幼儿入园时，教师和保育员通过与家长交谈，了解幼儿回家后的健康状况，包括精神、饮食、大小便及睡眠等，询问幼儿有无发烧、咽痛、咳嗽、腹泻等症状，是否接触过传染病患者。摸摸幼儿的额头、颈部、手心是否发烫，腮腺及淋巴结是否肿大。看看幼儿的神态、口腔、眼、皮肤等有无异常。查看幼儿口袋中有无不安全的东西，如别针、图钉等。在观察中如发现可疑传染病者，应立即隔离观察，并做好晨间检查记录。

三、晨间活动

幼儿来园的时间不一致，丰富有趣的晨间活动可以安抚早到幼儿的消极等待情绪。同时，有趣的晨间活动还可以提高幼儿的交往能力、社会适应能力及身体机能等，同时为幼儿开启愉快的一天。晨间活动的内容、形式是多样的，教师的组织也是自由、灵活的。

（一）有趣的桌面游戏

桌面游戏是托幼机构最常见的入园活动方式，也最易于教师操作和管理。

（1）小型建构活动：雪花片、小木片、积木等幼儿都很喜欢，这些玩具在他们手里可以千变万化。组织这些活动，幼儿要有一定的技巧作为基础。教师在活动过程中应给予指导。若任由幼儿自己玩，他们在日复一日的无目的和单调活动中会失去兴趣。

（2）手工活动：小班孩子比较适合开展此项活动。幼儿对填涂颜色、捏彩泥、撕纸片、粘贴画等活动都很感兴趣，通过不断练习，可以促进幼儿手的小肌肉群发展。

（3）阅读活动：班级可以设立图书角，图书应适合幼儿的阅读水平，还可以鼓励幼儿从家里带来图书。幼儿可以独立阅读，也可以共同阅读。这样不仅可以提高他们的阅读能力，而且可以促进交往能力的发展。阅读中，教师要注意观察和引导，适时给幼儿提供帮助。

（二）丰富的区域活动

教师可以根据幼儿近期的喜好，结合正在进行的主题活动，有计划地安排幼儿自主选择区域活动。当幼儿自主选择区域，按照自己的意愿进行操作和角色扮演时，他们是很开心、很满足的。教师可以帮助幼儿在游戏中巩固、延伸主题活动中的内容，提高幼儿的积极性，促进幼儿发展。大型建构区的活动，建议延长建构周期。每天晨间活动结束后，如果条件允许，可以保留幼儿的作品，第二天让幼儿继续建构，这样有助于扩展和延伸活动内容，促使幼儿进一步探究。

（三）简单的体育游戏

体育游戏既可以在室外，也可以在室内开展。晨间开展的体育游戏一般形式都比较简单，游戏内容可以是钻、爬、投掷等大肌肉群活动，也可以是动动手指、脚趾的小肌肉群活动。如果在室内开展体育游戏，适合在早到的一部分幼儿中进行，因为人多了空间有限制，也不太安全。

除了桌面游戏、区域活动、体育游戏外，晨间活动中，教师还要指导值日生做好环境整理、照顾植物和饲养区的动物等。

任务实施

入园环节的组织及指导

（1）保教人员要在幼儿入园前做好个人卫生准备，确保仪容仪表规范。

（2）提前15 min进入教室，开窗通风并做好室内外卫生清理工作。

（3）摆放好已消毒的口杯、毛巾等生活用品；准备好晨间活动所需要的材料。

（4）热情接待家长和幼儿，让幼儿感到教师的亲切及对自己的喜爱；鼓励中、大班的幼儿主动与教师、同伴打招呼，愉快与家长告别。

（5）安抚并疏导个别幼儿的不良情绪。

（6）做好（或协助保育员做好）晨检工作。

（7）做好物品、药品交接，掌握服药方法、剂量、次数及注意事项等。

（8）指导幼儿自主参与晨检活动。

任务三 户外活动的组织与指导

任务情景

户外活动尤其是户外自由活动深受幼儿的喜爱。但有调查显示：100%的幼儿在户外自由活动中不能自己调节活动量；85%的幼儿遇到危险不知道怎么做；73%的幼儿不知道活动前做好准备活动，活动后要做身体的放松运动。我们应如何组织幼儿的户外活动，才能使其真正成为积极、有趣、健康、安全的活动呢？

任务目标

能够有序组织户外活动，具有安全意识，注重活动中培养幼儿自护能力。

任务探究

户外活动的组织策略与要求

户外活动是学前儿童全面发展的重要组成部分，户外活动能促进学前儿童的生长发育，增强体质，提高其对疾病的抵抗能力，培养其勇敢坚强的心理品质。《幼儿园工作规程》中明确指出：在正常情况下，幼儿户外活动时间(包括户外体育活动时间)每天不得少于2小时。户外活动包括早操、器械游戏、体育活动、散步等多项内容，既可以是集体活动，也可以是自由活动。户外活动相对于室内活动而言，空间更开放、活动密度更大、动作幅度更大，出现意外的概率也相应增加。因此，我们在组织幼儿户外活动前，要确认环境安全，做好幼儿活动前的准备工作。活动中不仅让幼儿掌握运动技能，遵守活动规则，还要让幼儿了解安全知识，学会简单的自护方法并培养积极、勇敢、不怕困难的意志品质。

一、户外活动前的准备

（一）检查场地和器械的安全

组织幼儿户外活动前，教师或保育员要检查活动场地是否存在安全隐患，检查户外活动所用到的活动材料与器械是否有尖锐的棱角或螺丝松动等现象，出现问题及时维修或更换，确保幼儿使用安全。

（二）活动前的保育工作

在组织户外活动前要清点人数，协助幼儿整理着装。幼儿户外活动服装应以宽松、舒适、透气、吸汗、便于运动的棉质运动装为主。根据天气情况及幼儿户外活动量的大小，及时增减衣服。衣服要松紧适度，过松或过紧都不好；鞋带要系牢，以防鞋带松开被绊倒引起损伤。注意幼儿口袋中的硬物和衣服上的饰物是否会在运动中给幼儿带来伤害，同时检查幼儿是否携带危险物品。

活动前还必须了解幼儿的身体状况，体质差的幼儿或刚恢复健康的幼儿适当减少运动的时间和强度。为容易出汗的幼儿垫上汗巾，准备好毛巾，便于在运动中擦汗。此外，还要积极地调动幼儿的情绪，使之积极主动地参加活动，既提高幼儿活动的兴趣，又达到幼儿主动锻炼的目的。

二、户外活动中的组织与保育要求

在幼儿户外活动时，教师要随时注意幼儿的活动情况，根据幼儿年龄特点和季节特点合理安排活动的时间、内容、运动强度等。春、秋季节户外活动时间较长，活动内容丰富多样，而冬、夏季节受气温影响，户外活动时间相对缩短。

体育活动一般强度比较大，要在开始阶段迅速将幼儿组织起来，使其大脑皮层的兴奋性逐渐提高，消除肌肉、关节的僵硬状态。另外要做好准备活动，以减少外伤的发生。运动强度较大时，在活动过程中必须安排适当的休息，让幼儿练习和休息交替进行。结束部分时长控制在 3~5 min，此时应做一些放松运动，降低兴奋性，尽快消除疲劳，逐渐恢复到安静状态。

户外游戏或者组织幼儿玩大型玩具时，应先交代活动规则及安全要求，提醒幼儿用正确的方法有秩序地进行游戏。例如，告知幼儿玩秋千时，双手应扶好扶绳，要坐稳，不站立，不多人一起荡秋千。玩秋千应保持在适宜的高度范围，防止从高处跌落、摔伤。对于在等待的幼儿，教师要组织好秩序，禁止其在秋千活动范围内活动、停留。须待秋千自然停稳后，才能让幼儿下来。

活动中教师应做好分工，照顾好幼儿。通过观察、询问等途径获得信息，随时对幼儿的活动量和活动密度进行调整。活动中如发现幼儿脸色红润，满头是汗，说明幼儿的活动量大，这时就要提醒幼儿注意休息。反之，幼儿脸色无变化，动作幅度小，就必须增加活动量，以达到运动的目的。还需要经常观察幼儿的额头、脖子、后背出汗情况，可用毛巾垫在背部帮助吸汗，并提醒这些幼儿在活动中脱衣，防止幼儿活动后因汗闷在衣中而着凉。此外，应注意幼儿间的个体差异，对运动能力强和弱的幼儿要视其情况调整内容，使幼儿在其原有的水平上得到发展。

三、户外活动后的整理

（一）活动后的情绪整理

活动后教师要注意稳定幼儿的情绪，由兴奋状态转化为平和状态。体育活动中，要避免在高强度运动后立即停止活动。剧烈活动后，可以在操场上走一走，等待幼儿情绪平稳后再休息。这样可以有效防止因脑部和脏器缺血、缺氧引起的头晕、疲劳甚至休克，也有利于疲劳的恢复。清点幼儿人数，确定无误后组织幼儿有秩序地回活动室。

（二）活动后的饮水

户外活动后保育员和教师要多鼓励幼儿喝水，以补充其在体育活动中失去的水分。但剧烈运动后不能马上喝水，不能一次性喝太多水，因为一次喝下大量的水，不但会增加心脏的负荷，还会引起胃痉挛。所以保教人员要注意活动后幼儿饮水的问题，控制幼儿的饮水时间和饮水量。

（三）活动后的着装

运动后，保育员和教师要引导幼儿使用毛巾将额头、身上的汗擦干。对于出汗较多的幼儿，教师要及时为其换下湿的衣服。当幼儿情绪平稳不再出汗时，要提醒幼儿及时穿上衣服以免着凉。

总之，在户外活动的时候，教师和保育员要将幼儿放在首位，了解幼儿在运动中的状况，提高自身在户外活动中的随即指导、保育能力，真正地服务于幼儿，从而更好地促进幼儿身心发展。

你知道吗

活动不足对学前儿童的危害

现在的学前儿童比以前的同龄儿童个子高，身体重。可是通过调查了解到，不少学前儿童的肺活量小，臂力弱，动手能力差。看起来很健壮的学前儿童往往是近视眼、扁平足或有植物性神经血管张力障碍，教师与家长反映这些学前儿童神经过敏，情绪不稳，注意力不集中，坐不住。这大多是肌力衰弱，即活动不够造成的。

学前儿童的体力活动与他们对活动的天然需要有很大的差距，即使爱走、爱跑、爱玩和爱活动的学前儿童运动量也不够。

活动不够对学前儿童来说，比对成年人更危险。活动不够会使身体发育不协调，这为许多功能性障碍提供了土壤。例如，它会降低心血管系统和呼吸器官的适应能力，学前儿童在从事体力与脑力劳动时很容易疲劳，降低学习能力和耐心。

另外，国外的研究机构所进行的专门调查表明，肌力衰弱会降低对致病微生物和温度变化的抵抗力。因此，活动少的学前儿童比活动多的同龄儿童更易得口腔传染病。

学前儿童的生活方式同中枢神经系统与植物神经系统功能的改变之间有着必然的联系。不常在室外活动、不做操和不从事体育活动的学前儿童，往往很任性，睡眠差，对外界刺激敏感。可以说，得动脉高血压的人年龄越来越小，在很大的程度上是肌力衰弱造成的。同时，它也是体重过轻的学前儿童数量增加的主要原因之一。

在党的二十大报告中，体育、健康等关键词多次被提及。在"推进文化自信自强，铸就社会主义文化新辉煌"部分，报告提出"促进群众体育和竞技体育全面发展，加快建设体育强国"，这正是全面建设社会主义现代化国家的一个重要目标。鼓励、支持、引导学前儿童每天进行一定量的体育运动和户外活动，提高儿童身体素质，不容忽视。

任务实施

户外活动的组织与指导

（1）检查活动场地和器械的安全情况，排除安全隐患。

（2）活动前组织幼儿如厕，协助幼儿整理着装；为容易出汗的幼儿垫上汗巾，准备好毛巾，便于在运动中擦汗。

（3）带领幼儿有序进入活动场地并清点人数。

（4）生动有趣地讲解活动规则和要求，激发幼儿的兴趣。

（5）带领幼儿认真进行准备活动，预防运动创伤。

（6）面向全体幼儿做好示范，全程关注幼儿活动情况。

（7）配班教师重点关注个别幼儿的活动情况，及时处理突发事件。

（8）活动中引导幼儿学会自护的方法，鼓励幼儿如有不适及时告知教师。

（9）主体活动结束后，组织幼儿进行放松活动。

（10）指导幼儿进行活动后整理。

（11）清点幼儿人数，确定无误后组织幼儿有秩序地回活动室。

（12）指导幼儿使用毛巾将额头、身上的汗擦干，整理着装。

（13）组织幼儿适量饮水，并对活动进行小结。

任务四 盥洗的组织与指导

任务情景

饭前便后洗手已经成为人们的基本常识。但在日常生活中，很多家长和幼儿认为仅用水洗手就足以去除可见的污垢以保持手的清洁。实验表明，仅用水洗手不能有效去除病菌。用肥皂或洗手液正确地洗手才是预防腹泻和急性呼吸道感染最有效和最低廉的方法。养成科学洗手的良好习惯，可以让幼儿远离细菌、预防疾病并终生受益。作为幼儿教师，我们又该如何组织看似简单的洗手等盥洗活动呢？

任务目标

能够根据幼儿身心特点和认知能力差别，指导幼儿进行正确的盥洗，注重培养幼儿良好的盥洗习惯。

任务探究

盥洗的组织策略与要求

盥洗是幼儿一日生活中的重要环节，可使幼儿皮肤、口腔等保持清洁，提高抵抗力，维护身体健康，同时，还可以培养幼儿爱清洁、讲卫生的好习惯，提高幼儿生活自理能力。所以，教师应指导幼儿掌握正确的盥洗方法，培养幼儿养成良好的盥洗习惯。

盥洗环节主要包括洗手、漱口、洗脸、梳头等内容。任何一项盥洗内容都包括许多步骤，只有反复练习，幼儿才能熟练掌握并形成习惯。对于托班、小班幼儿的盥洗以保教人员全程帮助为主；中班幼儿基本掌握盥洗的方法，每日的盥洗环节可以指导幼儿进行练习；对中班后期和大班幼儿盥洗环节的指导重点在于困难环节的个别帮助以及对幼儿盥洗的监督和检查。

盥洗环节的组织原则包括以下几点：

（1）盥洗前应向幼儿强调盥洗的纪律要求、卫生要求以及注意事项。

（2）保教人员对盥洗的组织应有计划性。

（3）全面照顾、及时督促、仔细检查，使盥洗环节既能让幼儿达到清洁自身的目的，又能让幼儿养成良好的卫生习惯。

（4）培养幼儿的自理能力，不要包办代替。

（5）组织形式要灵活，可以分组、按次序安排幼儿盥洗，尽量减少幼儿等待时间。

一、洗手

洗手是最常见的盥洗方式，一天要重复多次。每天幼儿吃饭前后、如厕后、活动后等都需要把手洗干净。

（一）洗手前的准备

教师应检查洗手区地面是否干燥，防止地面湿滑造成幼儿摔倒；准备色彩不同、大小适宜、形状各异的肥皂，吸引幼儿积极参与洗手活动。洗手区的墙面上可以张贴洗手步骤图，有利于提醒幼儿规范洗手，发挥环境的教育作用。通过开展教育活动，让幼儿知道洗手的重要性，饭前、便后、手脏时能主动洗手。让幼儿学会洗手的方法，如七步洗手法。

> **小贴士**
>
> **七步洗手法**
>
> 七步洗手法是医务人员进行操作前的洗手方法。用七步洗手法清洁自己的手，清除手部污物和细菌，可以预防接触感染，减少传染病的传播。流感等呼吸道传染病的防治，及室内通风换气、家庭和个人卫生越来越受到重视。手与外界接触广泛，传播急性传染性疾病的机会就多。专家提倡：百姓要像医务人员一样，用七步洗手法清洁自己的手，以减少传染病的传播。
>
> 步骤：
>
> 第一步（内）：洗手掌，流水湿润双手，涂抹洗手液（或肥皂），掌心相对，手指并拢相互揉搓；
>
> 第二步（外）：洗背侧指缝，手心对手背沿指缝相互揉搓，双手交换进行；
>
> 第三步（夹）：洗掌侧指缝，掌心相对，双手交叉沿指缝相互揉搓；
>
> 第四步（弓）：洗指背，弯曲各手指关节，半握拳把指背放在另一手掌心旋转揉搓，双手交换进行；
>
> 第五步（大）：洗拇指，一手握另一手拇指旋转揉搓，双手交换进行；
>
> 第六步（立）：洗指尖，弯曲各手指关节，把指尖合拢在另一手掌心旋转揉搓，双手交换进行；
>
> 第七步（腕）：洗手腕、手臂，揉搓手腕、手臂，双手交换进行。
>
> 注意：每一步揉搓时间均应大于15秒。洗手前应先摘下手上的饰物再彻底清洁，因为手上戴了饰物，会使局部形成一个藏污纳垢的"特区"，稍不注意就会使细菌"漏网"。

（二）组织幼儿洗手

根据盥洗室的空间大小，将幼儿合理分组，指导其有序地洗手。帮助或指导幼儿将袖子挽至胳膊肘处，轻轻打开龙头调至合适的位置。可以让幼儿一起边唱儿歌边用七步洗手法洗手，这样幼儿不易遗漏洗手的步骤，还可增加洗手的趣味性。幼儿洗完手后用自己的毛巾擦干双手，放下衣袖，必要时给幼儿涂抹护手霜。

在洗手环节，有些幼儿没有掌握洗手技巧，还有些大、中班的幼儿洗手不认真，疲于应付。教师要密切关注每个幼儿的洗手过程，对不会洗手、搓洗不仔细、冲洗不干净、玩水等行为，保育员要耐心地给予解释。可以在旁边进行动作示范，也可以用语言提醒洗手不规范、不认真的幼儿。对于洗手认真的幼儿要及时鼓励，还可以发挥值日生的监督职能，让值日生和教师一起检查幼儿的洗手情况。幼儿盥洗结束后，保育员要及时用干拖把擦干地面上的水，等最后一个幼儿洗完手后再离开盥洗室。

二、漱口

漱口活动在幼儿每次进餐后进行。及时漱口有利于清除食物残渣，保持口腔卫生。可以通过教育活动，让幼儿知道漱口的好处并喜欢漱口。可以采取说做一体的方法，通过实训项目让幼儿学会用鼓漱的方法漱口。

进餐后，组织结束用餐的幼儿取自己的口杯漱口。指导幼儿独立接漱口水（半杯为宜），引导幼儿将漱口水含在嘴里鼓漱 3~5 次，再轻轻地吐进水池中，不要把水咽下去。提醒幼儿漱完口后把自己的口杯放回原处并摆放整齐。关注每个幼儿的漱口情况，及时给予个别指导，帮助幼儿养成良好的漱口习惯。

三、洗脸

洗脸一般在幼儿午睡起床后进行。午睡后洗脸一是能够帮助幼儿清除脸部的油脂污垢；二是能够帮助身体从睡梦中清醒过来，让幼儿更精神。

通过教育活动教会幼儿正确洗脸的方法（从下到上、从里向外轻轻用力，依次把嘴巴、鼻子、额头、脸颊、耳朵等洗干净）；指导幼儿洗脸时不湿衣袖、衣襟，不玩水；起床后、脸脏时要及时洗脸。

午睡起床后，组织幼儿分组，安静有序地到盥洗室进行洗脸。关注幼儿的洗脸过程，提醒幼儿洗脸时低下头，手放低，以免溅湿衣袖和衣襟。指导幼儿洗完脸后用毛巾把脸上的水都擦干，然后让幼儿照照镜子，让其感受洗脸后的干净清爽。帮助或指导幼儿用手指蘸取适量护肤霜，均匀涂抹在脸上。洗脸环节还应注意以下几点：一是让幼儿用流动的水洗脸；二是提醒有鼻涕的幼儿洗脸前先擤鼻涕；三是洗脸的水温要适宜，一般在 35 ℃左右；四是幼儿毛巾应专人专用，并及时清洗消毒。

四、梳头

梳头一般在午睡起床后进行。通过多种教育活动，让幼儿初步学会梳头的方法（从上向下，梳整前面、侧面、后面）。鼓励短发幼儿照着镜子自己梳理头发。及时关注幼儿是否需要帮助，对能够独立梳头的幼儿给予鼓励和表扬。帮助长发幼儿自己扎好辫子。另外，保教人员可以不定期给幼儿梳新的发型，一方面新发型可以让幼儿很开心，有利于增进师生感情，另一方面家长可以从幼儿的发型上看出保教人员的耐心和爱心。

梳头结束后,指导幼儿将掉落在肩部、地上及残留在梳子上的头发收进垃圾桶,并将梳子放回原处。提醒幼儿头发松散、凌乱时及时梳理,保持仪表整洁。定期对幼儿的梳子进行清洗和消毒。

任务实施

洗手的组织与指导

(1)检查洗手区地面是否干燥,洗涤用品是否齐全。
(2)指导幼儿分组进行,有序洗手。
(3)指导幼儿挽起袖子,防止弄湿衣服。
(4)指导幼儿拧开水龙头,控制好水流大小。
(5)指导幼儿用七步洗手法进行洗手。
(6)关注每个幼儿洗手的情况,进行必要的提醒和指导。
(7)指导幼儿擦干双手,整理好衣袖;必要时可以给幼儿涂抹护手霜。
(8)及时擦干地面水渍,清理洗手池的卫生,整理好相关物品。

任务五 饮水的组织与指导

任务情景

壮壮天性活泼,喜爱各种游戏和活动,只要一玩起来就忘记喝水、上厕所等。像壮壮这样的小朋友还有很多,每天早上幼儿入园时,总能听到家长不停叮嘱孩子"一定要多喝水"。饮水,一个看似简单的问题,却牵动众多家长的心。家长普遍存在的喝水要"宁多勿少"的观念是否正确?饮水环节该如何组织及进行指导呢?

任务目标

掌握幼儿每日饮水量,合理安排幼儿饮水的时间;注重培养幼儿主动饮水、科学饮水的良好习惯。

任务探究

饮水的组织策略与要求

水是人体六大营养素之一，是维持生命的重要因素。水的种类有很多，白开水是公认最好的。《3~6岁儿童学习与发展指南》中把幼儿"愿意饮用白开水，主动饮用白开水，不贪喝饮料"列入了健康领域的教育目标。

饮用水的水温以30 ℃左右为宜。一般情况下，幼儿每天在园饮水600 mL左右就能满足机体对水的需求。幼儿一次饮水不宜过多，托班、小班的幼儿一次饮水120 mL左右，中、大班幼儿一次饮水量可以控制在150 mL左右。幼儿在园喝水时间可以安排在10:00左右、15:00~16:00、户外活动后（剧烈活动后不宜马上大量饮水）、起床后等。

在培养幼儿定时饮水习惯的同时，还要让幼儿懂得随渴随喝。由于天气不同，幼儿活动量不同，身体状况也不一样，定时饮水未必能满足所有幼儿的需求。如遇身体不适（发烧、腹泻等）、活动后出汗多、天气炎热等情况可以适当增加饮水量。

一、饮水前的准备

为幼儿准备好30 ℃左右的白开水以及干净的口杯（专人专用）。用不同标记或图案划分等待区、接水区、喝水区，保证饮水环节的有序性，避免因混乱引起碰撞事故。组织幼儿饮水前，应先检查整个饮水区域地面是否干净。如有水渍，应尽快擦干，防止幼儿滑倒。

二、饮水的组织与指导

为了激发幼儿饮水的欲望，保教人员可以用游戏的口吻引导幼儿饮水。让幼儿饮水前洗手，安全有序地取水（接半杯或三分之二杯水），并培养幼儿喝白开水的习惯。幼儿在饮水时，教育他们不要玩水，以免把水洒在桌面上、地面上。要一口一口地喝，不要太急，不要说话，不要边走边喝。关注幼儿饮水情况，鼓励幼儿喝完杯中水。对饮水困难、打闹、乱跑的幼儿及时进行引导。喝完水后，引导幼儿主动把杯子放到指定的位置，杯口朝上，培养幼儿认真做事的习惯。关注幼儿的身体状况，如定时饮水不能满足幼儿个体需求，要提醒幼儿做到随渴随喝。

三、饮水后的整理

（1）幼儿的水杯每次饮水后要洗净并消毒。程序为：一刮、二洗、三冲、四消毒、五保洁。消毒方法为：消毒柜消毒30 min。

（2）保证饮水区的卫生；饮水机、口杯等应远离黑板，防止二次污染。

（3）定期对饮水机进行清洗、消毒，夏季每月一次，冬季每两个月一次。

任务实施

饮水的组织与指导

（1）为幼儿准备好温度适宜的白开水。
（2）确保饮水区的干燥和整洁。
（3）组织幼儿饮水前洗手。
（4）指导幼儿拿自己的口杯，有序接适量的水。
（5）关注幼儿饮水情况，鼓励幼儿喝完杯中的水。
（6）对生病等特殊幼儿进行个别照料，根据需要增加饮水量。
（7）地上有水时应及时擦拭，防止幼儿滑到。
（8）提醒幼儿饮水后将口杯放在指定位置。
（9）清理饮水区卫生。

任务六 进餐的组织与指导

任务情景

中班的幼儿已经具备独立取餐的能力，西西老师决定今天来一次"自助餐"，即让幼儿自主取餐、进餐。西西老师认为这种自主的就餐方式一定会深受孩子们喜欢。果然，西西老师的提议得到了孩子们的一致赞同。"自助餐"开始了，孩子们一下子涌到取餐台，争着取食物。孩子们多是只选择自己喜欢的食物，而且取餐的量不一，差别巨大。我们应如何组织孩子们进餐呢？

任务目标

创设良好的进餐环境，组织幼儿有序进餐，注重培养幼儿良好的进餐习惯。

任务探究

进餐的组织策略与要求

膳食营养是幼儿生长发育的关键，科学进餐则是孩子们健康的保证。每天的"三餐两点"（早餐、午餐、晚餐和上午点心、下午点心）是托幼机构一日生活中的重要组成部分。进餐环节包括进餐前的准备、进餐中的组织、进餐后的整理等。因此，幼儿的营养摄入，进餐技能的提高，习惯的养成等与进餐环节的组织关系密切。为了保证这项集体活动有序进行，提高幼儿的进餐质量，保教人员要重视进餐环节的组织和要求。

进餐前的良好氛围、进餐环境的洁净和优雅会为幼儿进餐创造好的心情，是愉悦进餐的前提；进餐中，教师亲切、具体、适时的指导，在帮助幼儿习得进餐技能的同时，可以让幼儿吃上饭、吃好饭、吃得舒服；餐后的整理、盥洗又使幼儿形成良好的进餐习惯。因此，教师要针对进餐环节具体时段的不同，有效帮助和指导幼儿的进餐活动。

一、进餐前的准备

（一）餐前盥洗

餐前，保教人员除了要完成餐具和餐桌消毒等工作，还要组织幼儿有序做好如厕、洗手等准备。如果因班级人数较多或洗手池有限，盥洗时间较长的话，教师可以开展音乐律动、手指游戏等小活动，以减少幼儿的消极等待时间。根据班级安排，教师还可以指导值日生摆放餐具、纸巾、抹布等。

（二）进餐前的心理准备

营造舒适温馨的进餐氛围，安抚幼儿情绪，为幼儿愉快进餐做好心理准备。可以开展餐前食谱播报活动，增强幼儿食欲。教师提前了解当天的菜谱，用生动的语言进行描述，不仅可以让幼儿了解每种菜对自己身体的好处，而且营造了幼儿想吃、爱吃的心理氛围。当幼儿进餐时，面对色、香、味俱全的饭菜一定会有食欲。大班幼儿有了一定的独立性，为了锻炼幼儿的表达能力，每天可由值日生当小播报员，向同伴介绍饭菜营养，激发幼儿的进餐欲望。

二、进餐中的组织

（一）合理安排就餐时间和就餐方式

随着幼儿的成长，活动范围扩大，运动量加大，体内需要的能量、各种营养素也增多。但此时孩子的消化系统还未发育成熟，消化能力较弱，因而托幼机构一般给幼儿安排一日"三餐两点"。两餐之间间隔4~5个小时，两餐中间再安排一次点心。早、中、晚餐用餐时间以 30~40 min 为宜，吃得过快或过慢都不利于营养物质的吸收。

托班和小班幼儿一般用勺子进餐，大、中班幼儿建议用筷子进餐。在小班主要是教会幼儿进餐各环节的方法和要求，到了中、大班要教会幼儿使用筷子进餐的技巧。

（二）规范幼儿端饭路线，巧妙安排就餐位置

幼儿取餐后，有时会因端饭引起碰撞。保教人员应规范幼儿端饭的路线，让所有幼儿按照固定的路线进行活动，避免因交叉出现碰撞。幼儿就餐的位置一般是固定的，不宜经常更换。建议教师将吃饭过慢、吃得少的孩子和吃得快、吃得多的孩子混在一桌。同伴良好的食欲会使他们受到感染和鼓舞，渐渐也吃得快、吃得多了。

（三）培养幼儿良好的就餐习惯

引导幼儿正确使用餐具，独立进餐。吃饭时一手扶饭碗，避免洒饭。进餐时不大声讲话，不东张西望。引导幼儿知道面食和菜、干点与稀饭要搭配着吃，要细嚼慢咽。鼓励幼儿吃各种食物，养成不挑食、不偏食、不剩饭的好习惯。

关注就餐有困难、生病、有食物过敏史等的幼儿，及时给予指导和帮助。对进餐过程中挑食、偏食以及暴食的个别幼儿给予及时提醒。

三、进餐后的整理

（一）餐后盥洗

引导幼儿进餐结束后，用纸巾擦嘴，用抹布擦净就餐的桌面。将垃圾倒入垃圾桶，将自己的碗、勺子或筷子放入指定的容器里，然后洗净双手并用自己的杯子接饮用水漱口。教师帮助、指导幼儿掌握饭后擦嘴、洗手、漱口的正确方法，促进幼儿餐后各项习惯的养成。

（二）餐后活动

幼儿餐后需要组织一些安静的活动，餐后活动既可以是统一指定的活动，也可以是幼儿自由选择的游戏。幼儿可以根据意愿选择看书、玩橡皮泥、搭积木、画画、小组游戏等各种小活动。餐后活动区域尽量远离用餐区，否则会影响还未吃完饭的幼儿进餐。幼儿全部进餐结束后，教师可有计划地组织幼儿餐后散步、户外观察等安静活动。保育员此时可以进行湿性扫除，打扫就餐区的卫生。

> **你知道吗**
>
> **桌面消毒**
>
> 　　桌子是幼儿接触较多的地方。吃饭、做游戏、涂鸦等都需要接触到桌子，消毒工作尤其重要。保教人员要严格按照要求进行清洁和消毒，即按"清—消—清"程序对每一张桌子进行消毒工作：第一遍清水抹布擦拭，第二遍消毒抹布擦拭，第三遍清水抹布擦拭。每一次都要将抹布折成方形、"几"字形擦拭，擦半张桌子抹布要翻一个面，擦一张桌子要清洗一次抹布，要从左往右、由上至下均匀擦拭桌面，最后是四边，每张餐桌都应如此。从消毒液的配兑、抹布翻转准确性到擦拭桌面的范围及次数等均有着严格的规定。
>
> 　　桌面消毒工作在一天中会重复多次，很烦琐。这不仅是工作规程上的要求，更是一种严格的、一丝不苟的工作态度，因为一旦哪一次我们工作疏忽了、敷衍了，就很有可能造成幼儿疾病的蔓延，直接影响幼儿的身体健康和在园受教育情况。保育工作是幼儿园一切工作的基础和前提，擦桌子、叠毛巾、削水果、梳辫子等看似简单的保育工作，只有严格按照规程，一丝不苟地去做，才能维护好幼儿的健康。

任务实施

进餐的组织与指导

（1）完成餐具和餐桌消毒等工作。
（2）营造宽松温馨的进餐氛围，促进幼儿食欲。
（3）组织幼儿有序做好餐前如厕、洗手等准备。
（4）确保领取到教室的饭菜温度适中，将其放在安全区域。
（5）指导值日生分发餐具。
（6）根据幼儿进食量盛适量的饭菜，指导幼儿有序领餐。
（7）指导幼儿安静进餐，引导其养成良好的进餐习惯。
（8）对挑食、偏食、不会独立进餐的幼儿进行个别指导和帮助。
（9）指导幼儿进行擦嘴、餐具整理、洗手、漱口等餐后整理活动。
（10）组织幼儿进行餐后安静活动。

任务七 如厕的组织与指导

任务情景

小班的明明刚刚小便完,又和老师说:"我想小便。"老师带着明明去了厕所,结果他没小便也没大便。后来又出现了两次类似的情况,老师问他是否想大便,他连连摇头。老师在和家长沟通中得知,明明回家第一件事就是去大便。小班的幼儿在入园初期对生活环境变化有很多不适应,有便意也不敢在园如厕是很突出的问题。作为幼儿教师,应如何组织和指导幼儿轻松如厕呢?

任务目标

创建安全卫生的如厕环境,科学指导幼儿如厕,建立与如厕相关的健康行为方式。

任务探究

如厕的组织策略与要求

如厕是托幼机构一日活动中重要的生活环节,它能反映幼儿最基本的生活自理能力和卫生习惯。如厕能力的培养对提高幼儿的生活自理能力、智力、情感、独立性、克服困难等能力都有重要意义。但很多家长认为如厕是很私密的事情,对幼儿如厕的教育相对较少或者很随意,再加上环境变化,幼儿自理能力欠缺,使得不少幼儿有便意也不敢和老师说。如果大小便失禁引来其他同伴的嘲笑、厌恶等,会加重幼儿如厕的心理压力。我们在指导幼儿如厕时,应从促进幼儿身心和谐发展的角度出发,不仅要营造轻松的氛围,还要有效指导,使幼儿实现如厕的自理,养成良好的如厕习惯,并具有关注身体健康的意识。

一、如厕的准备

(一)保持厕所清洁和安全

及时冲洗便池,及时倒纸篓。观察便池台阶上是否有尿液、地面是否有水渍,如有应立即清理。保持厕所地面干燥,空气清新,保持便池洁净无异味,避免幼儿滑倒。每天幼儿离园后要对厕所进行彻底清洁、消毒。

（二）做好如厕物质准备

准备好数量充足、便于幼儿使用的手纸、湿巾等卫生用品。根据幼儿实际需要及厕所设施条件，在厕所地面、墙面、栏杆扶手、便池等位置张贴图片或标记，如提裤子的方法和步骤、擦屁股的流程图、蹲式便池上的脚印等，引导幼儿正确、有序如厕。

二、如厕技能的学习

（一）带领幼儿熟悉男、女厕所环境，了解器具的使用方法

可在便池两边的地板上贴上标志物（如小脚丫），便于幼儿掌握如厕时站立（蹲）的位置和方向，学会使用坐式、蹲式便池。

（二）教会幼儿擦屁股的方法

擦屁股的方法：取手纸 2~3 张，把手纸对折，慢慢找到屁股，从前往后擦一次，脏的手纸丢进纸篓；再取手纸 2~3 张，对折一次，从前往后擦一次，手纸再对折，把大便藏在里面；再从前往后擦一次，直至手纸干净为止，把脏的手纸丢进纸篓；提裤子、冲厕所、洗手离开。

（三）教会幼儿提裤子的方法

可以通过儿歌的方式教会幼儿提裤子。

> **儿歌**
>
> 《提裤子》
>
> 小裤腰，两手抓；
> 请用力，往上拉；
> 裤缝对准小肚脐；
> 衣服整好真舒服。

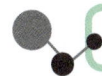

三、如厕的组织策略

组织幼儿分别进入男、女厕所有序如厕。关注幼儿如厕过程，帮助和指导幼儿脱裤子、提裤子、便后擦屁股的正确方法。秋冬季节对因衣着增加而穿脱有困难的幼儿，仔细观察并及时指导帮助，避免其拉裤子、尿裤子。提醒幼儿不在厕所逗留、玩耍，帮助和指导幼儿便后使用肥皂把手洗干净。

小班幼儿重点培养其如厕的技能，养成手纸放入垃圾桶、便后冲水等良好的如厕习惯。中、大班幼儿要鼓励其节约手纸，注重引导幼儿了解大、小便与身体健康的关系，培养幼儿初步的健康生活方式。对憋便、遗尿、尿频的幼儿耐心引导，及时帮助；请家长准

备 1~2 套衣服备用。

对拉裤子、尿裤子的幼儿要态度和蔼地安抚其情绪，消除幼儿的紧张和不安，同时用轻柔的动作帮助幼儿擦洗身体，更换衣服，清理有便迹的衣物。如果教师在幼儿大小便失禁的情况下，表现出回避、排斥等情绪，会加重幼儿如厕的心理压力，甚至会引起个别幼儿如厕行为的倒退。

任务实施

如厕的组织与指导

（1）做好如厕的物质准备，保持厕所清洁和安全。

（2）组织幼儿分别进入男、女厕所，分组、有序如厕。

（3）关注幼儿如厕过程，指导幼儿正确脱裤子、排便入池、从前往后擦屁股、便后提裤子、便后冲水等。

（4）关注排便异常的幼儿，如有必要及时和家长沟通并就医。

（5）组织幼儿便后洗手。

（6）幼儿离园后做好厕所卫生清洁工作。

微课：集体教学环节的组织与保育要求

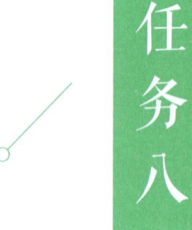

任务八 午睡的组织与指导

任务情景

午睡时，婷婷偷偷地拿着彩色串珠玩。突然，串珠的绳子断了。她好奇地拿了一颗珠子闻了闻，又塞进了鼻孔里，结果怎么也弄不出来了。婷婷吓得哇哇大哭，老师闻声赶来立刻带其去了医院。午睡本是很温馨、甜蜜的事情，但常有意外发生。我们应如何组织幼儿的午睡，保证午睡环节在幼儿自身成长和发展中发挥的特殊作用呢？

任务目标

创建温馨的午睡环境，做好幼儿睡前、睡中、睡后的指导，注重幼儿自我服务技能和良好午睡习惯的培养。

任务探究

午睡的组织策略与要求

睡眠是大脑最好的休息方式。幼儿年龄越小，大脑越易疲劳，需要的睡眠时间越长。不让孩子饭后午睡会扰乱其大脑储存记忆的方式，从而影响其学习能力。《幼儿园教育指导纲要（试行）》提出要培养幼儿良好的睡眠等生活习惯和生活自理能力，因此，有效地组织和管理午睡也是托幼机构一日生活管理的一个重要环节。如何让幼儿获得一个质量好、时间足的午觉呢？

一、午睡前的准备

（一）睡前环境准备

根据需要开关窗户、空调等，夏天室温控制在23～28 ℃，冬季室温可保持在18～25 ℃。拉好窗帘，调节好光线，避免太亮（不易入睡）、太暗（使幼儿产生恐惧感）。可用夜晚的天空、睡觉的小动物等画面布置室内环境，营造睡眠氛围。

（二）睡前情绪准备

午餐后带领幼儿进行散步、自主阅读、讲故事、午睡小讨论等安静活动。幼儿睡前不做剧烈活动，保持情绪稳定。另外，组织幼儿睡前如厕，帮助个别需服药幼儿服药。

（三）睡前物品准备

为幼儿准备好床铺，没有养成良好午睡习惯的幼儿或生病的幼儿床铺应安排在相对独立且便于教师照顾的位置。检查幼儿是否随身携带有安全隐患的小物件（如纽扣、皮筋、发卡等），有的话让幼儿交出来，避免睡中玩耍，发生意外。

二、午睡的组织

指导幼儿独立脱、叠衣服和鞋袜，并放在固定位置，摆放整齐。指导幼儿盖好被子，保持正确睡姿，安静、尽快入睡。可以播放轻音乐或者朗读优美的文章帮助幼儿入睡。对于入睡困难的幼儿，可采用适当陪伴、延缓上床时间等方式，逐步改善其不良午睡习惯。

幼儿午睡期间要有保教人员巡视。为蹬被子的幼儿盖好被子，纠正趴着睡、枕臂睡、蒙头睡、张嘴睡等不良睡姿。轻声提醒并照顾常尿床的幼儿起床如厕，发现幼儿尿床要及时换洗、晾晒寝具。如果发现幼儿身体不适（如高烧、惊厥、腹痛等），应立即采取恰当的处理方式，必要时通知保健医生或相关人员，立即带幼儿去医院就诊。部分幼儿午睡提前醒来，可让他们再闭眼休息；对个别多动的幼儿，甚至可允许他们先起床，走出午睡室做一些安静的活动。

根据幼儿年龄和季节调整午睡时间：托、小班为 1.5~2 h，中、大班为 1~1.5 h，夏季适当延长。

三、组织幼儿起床

（一）叫醒方式

1. 使用光线叫醒

缓缓地、安静地拉开窗帘，用光线叫醒幼儿。光线会唤醒幼儿视觉系统，由它传递信号给潜意识，并叫醒脑部，启动四肢，这是最自然的一种醒来方式。

2. 使用音乐叫醒

播放音乐，通过听觉系统传达信号给脑部，使大脑醒来。播放音量要适中，应选择轻松欢快的音乐或者小溪流水声、鸟鸣声等。

对于那些睡得较深，不容易叫醒的幼儿，可以轻抚他们，动作要轻柔。幼儿陆续醒来后，可做 2~3 min 的起床操，唤醒幼儿身心。

（二）醒后整理

指导幼儿独立有序地穿好衣服和鞋袜；让幼儿学习整理床铺；组织幼儿有序地进行如厕、盥洗、饮水等活动；帮助或指导幼儿学习梳头发、系鞋带。

幼儿起床后开窗通风、整理床铺，用湿布擦地，保持寝室内整洁、有序，及时缝补开缝的被子、枕头。围栏、门窗等儿童接触密切的物品，每日用消毒药品（如 84 消毒液）擦洗消毒。被褥、床单每天用紫外线照射 30 min，每两周换洗一次，每月暴晒一次。

四、家园协作，使幼儿养成良好午睡习惯

幼儿良好午睡习惯的养成，光靠托幼机构是不够的，还需要家庭的配合。有些家长，晚上经常带着幼儿出去活动，使得幼儿入睡晚、起床晚，中午不肯睡觉休息。还有些幼儿睡姿不良难以改正。因此，老师要和家长及时沟通，提醒家长合理安排幼儿的作息时间，注意纠正不良睡姿，家园共育，使幼儿养成良好午睡习惯。

儿歌

幼儿穿衣儿歌

套衫

一件套衫四个洞，宝宝钻进大洞洞，
脑袋钻出中洞洞，小手伸出小洞洞。

开衫

大门向外抓领子，轻轻向后盖肩膀。
一左一右伸袖子，咔嚓咔嚓系扣子。

裤子
找好前面小标记,一左一右穿进去,
抓紧裤腰前后提,裤缝对着小肚脐。

任务实施

午睡的组织与指导

(1) 创设安静适宜的午睡环境。
(2) 稳定幼儿情绪,组织午睡前如厕。
(3) 指导幼儿脱衣服,将衣服整齐放置,并进行安全检查。
(4) 播放柔美的音乐或用轻柔的语言帮助幼儿尽快入睡,安慰入睡困难幼儿。
(5) 幼儿睡下后,教师要全面观察、不断巡回,随时检查幼儿睡眠情况。
(6) 纠正不正确的睡姿,鼓励幼儿右侧卧或仰卧;给幼儿盖好被子,避免受凉。
(7) 密切关注每个幼儿,及时处理突发情况。
(8) 提醒早醒的幼儿保持安静,不影响同伴。
(9) 温柔叫醒幼儿,指导幼儿及时穿好衣服,做好醒后整理。

任务九 离园的组织与指导

任务情景

某幼儿园里,离园时间到了,幼儿园的门一打开,家长都涌进教室。教室里也十分混乱。老师一边和回家的孩子说再见,一边和个别家长说孩子在园的情况,一边冲上去阻止打闹的幼儿,提醒幼儿不能在教室里乱跑……心心妈妈看到心心的外套皱皱巴巴,扣子有高有低,秋衣下摆漏在外边,两个袖子湿漉漉的,不由得皱起了眉头。面对离园环节人员复杂、内容杂乱等情况,我们又该如何有效地组织幼儿离园,并让这个环节既充实有趣又轻松自然呢?

任务目标

做好离园前整理，有效组织开展有趣的离园活动；确保接送安全，做好家园沟通。

任务探究

离园的组织策略与要求

离园环节作为托幼机构一日生活的结束部分，在一日活动中有画龙点睛的作用。对教师而言，离园环节是一个家园互动的平台，是让家长了解幼儿在园生活状况和托幼机构教育理念的窗口。幼儿教师应该高度重视幼儿离园前的活动，认真做好每项工作，并提高自身素质，让幼儿在园一天的生活更美好。

一、离园前的整理

（一）活动室及衣物的整理

经过一天的托幼机构生活，活动室难免有些杂乱。可以安排幼儿进行适当的劳动，协助教师进行活动室的整理，培养幼儿爱劳动的好习惯。组织开展"摸摸扣子、提提裤子、包包肚子、提提鞋子"的整理仪表活动，鼓励幼儿收拾、管理自己的物品。细致进行衣物的整理，不仅能提高幼儿自我服务能力，也让家长来接幼儿时看到幼儿整洁的仪容仪表而更加放心。

（二）幼儿思维及情绪的整理

可以利用离园时间对当天的教育活动、生活环节等进行梳理和总结。带领幼儿复习一天所学的东西；便于幼儿主动和家长交流，也让家长了解托幼机构的教育。教师可以在幼儿离园前让幼儿各自诉说这一天在托幼机构的生活，不仅可以提高幼儿的语言表达能力，而且可以加强与幼儿之间的沟通。

离园前开展一些有趣的互动游戏，让幼儿愉悦离园。也可不定期地开展分享活动，幼儿之间可以分享小零食、小玩具等，也可分享一天中最快乐的事情。幼儿在学会分享的同时，还增进了彼此的感情。良好的离园情绪能让幼儿对第二天来园充满期待。

二、离园时的组织

（一）教师间的配合

离园环节是一个开放的环节，工作内容相对繁杂。由于家长来园时间不一致，教师一方面要与家长交流幼儿一日在园情况，另一方面又不能放松对其他幼儿的指导，所以需要教师间相互配合。例如：主班教师负责接待家长，配班教师负责看护家长未到的幼儿，保育员在衣帽区给孩子拿书包、衣服等物品并根据需要协助主、配班教师。教师间的有效配合，可使离园环节井然有序。

（二）有趣自主的离园活动

由于家长到达的时间不同，幼儿的注意力容易受干扰，因此离园活动要既吸引幼儿积极参与，又不会被轻易打断无法进行。可以有计划地安排区域活动，并让幼儿自主选择游戏。这样幼儿可以根据自己的喜好参加活动，从而使离园活动更具自主性和趣味性。

（三）与家长的沟通

在家长来接幼儿时，教师可以与家长进行交谈。由于时间有限，教师主要和家长交流幼儿在园的重要情况和典型行为。幼儿受伤、身体不舒服、遗尿（便）等必须告知家长。如果需要交代的事情比较复杂，可以选择在空闲时间面谈或者利用网络通信工具、电话等交流。与家长交流要注意：一要主动，在家长询问之前主动交流；二要诚恳，照顾不周要向家长道歉；三要实事求是，把问题说清楚，讲明白，家长自然放心。

注意：要有相对固定人员接送幼儿，教师确定后把幼儿交给接送人员，确保接送安全，避免错接、漏接等问题。

（四）与幼儿告别

用亲切的语言与幼儿告别，鼓励幼儿主动与教师和同伴告别。告别时可以摸摸幼儿的头，给幼儿一个拥抱，说一句悄悄话等，让幼儿感受到教师的爱。和幼儿亲近可以让他们的幸福感得以延续，幼儿也更加期待第二天来园。

（五）安抚晚接幼儿的情绪

当其他幼儿都被家长陆续接走后，家长还没到的幼儿往往会情绪低落。在托幼机构只剩下少数幼儿时，教师可以针对他们平时的爱好进行教育。例如：对喜欢画画的幼儿，可以带他们画画。这样转移了幼儿的注意力，从而缓解幼儿的焦虑。

三、离园后的整理

在所有幼儿都离园后，教师应该清点当天所使用的物品，并且准备好第二天所需的物品。另外，保教人员还应该对这一天的所有活动进行总结，对于不足的方面应该予以改进，从而全面促进幼儿身心发展。

任务实施

离园的组织与指导

（1）指导幼儿整理仪表，鼓励幼儿收拾、管理自己的物品，提高自我服务能力。

（2）总结幼儿园的一日生活，鼓励幼儿的进步，稳定幼儿情绪。

（3）教师相互配合，合理分工，共同组织幼儿的离园活动。主班教师和家长简单交流幼儿在园情况并和幼儿告别；配班教师指导家长未来接的幼儿进行离园前游戏或活动；保育员可以在衣帽区帮助幼儿拿书包、外套等。

（4）有陌生人接幼儿时，必须和幼儿家长联系，得到家长确认并同意，请来接人员签字等，才能将幼儿交给此人。多关注家庭情况特殊幼儿的接送问题。

（5）安抚晚接幼儿的情绪，及时和家长取得联系。

（6）幼儿离园后，对一天工作进行总结，做好离园后整理并准备第二天的所需物品等；如有需要，和个别家长进行电话沟通。

项目四

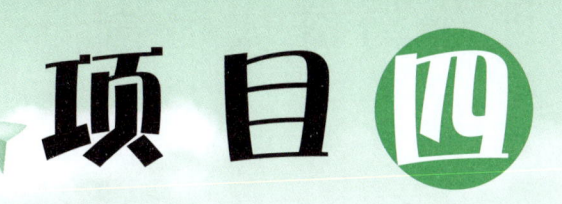

学前儿童日常保健

项目概述

本项目所指的日常保健，主要包括生长发育的评价与健康检查，常见疾病的识别与预防，常见心理问题的识别与预防等。儿童进入学龄前期，体格发育速度有所减慢，达到稳步增长，而智能发育更趋完善，求知欲强，能做较复杂的动作，学会照顾自己，语言和思维能力进一步发展。学龄前期儿童防病能力有所增强，但因接触面广，生病时有发生。另外，学龄前期的幼儿经验与能力都很欠缺，而且极易受到各种不良因素的影响。正确评估学前儿童生长发育情况，加强身心健康的维护，是保教工作者的重要任务。

学习目标

素质目标 树立正确的儿童观、健康观。
　　　　　关爱幼儿，具有较强的责任心。
知识目标 掌握幼儿体格发育常用指标的测量方法。
　　　　　了解学前儿童常见身体、心理疾病的病因、临床表现。
　　　　　熟悉学前儿童常见身体、心理疾病的防护措施。
能力目标 能够初步评价幼儿生长发育情况。
　　　　　能够做好托幼机构的疾病预防工作。

任务一　学前儿童生长发育评价与健康检查

任务情景

某幼儿园会定期组织全园小朋友进行体检，幼儿园的保健医生除了认真核查小朋友的体检结果外，还会将体检结果进行整理归档。实习老师燕燕特别困惑，幼儿园每天都有晨检，为什么还要组织幼儿定期体检呢？作为保教老师，我们在幼儿体检的时候应注意哪些问题呢？

任务目标

能够正确完成幼儿生长发育基本指标的测量，并且根据测量指标对幼儿的生长发育做出正确的评价；能够独立完成晨、午检和全日健康观察。

任务探究

学前儿童生长发育指标的测量与评价

运用一定的评价指标和评价方法对学前儿童生长发育状况进行评价及健康检查，能了解学前儿童生长发育的现状以及今后的发展趋势，并为卫生保健提供依据，从而更有效地促进学前儿童的健康成长。

一、学前儿童生长发育的评价指标

学前儿童生长发育的评价指标包括形态指标、生理功能指标及其他指标。

（一）形态指标

形态指标是指身体及其各部分在形态上可测出的各种量度，如长度、宽度、围度及重量等。最重要的和常用的形态指标为身高和体重。此外，代表长度的还有坐高、手长、足长、上肢长、下肢长；代表宽度的有肩宽、骨盆宽、胸廓横径和前后径等；代表围度的有头围、胸围、腹围、上臂围、大腿围等；代表营养状况的有皮褶厚度等。婴幼儿生长发育的状况，一定程度反映在身高、体重、胸围、坐高等变化上，因此要定期检查，以了解生长发育是否正常。还可对测得的数值进行统计，作为制作幼儿园桌椅、家具、劳动工具和运动器械尺寸标准的依据。下面介绍几种常用的形态指标：

1. 体重

体重是指人体各器官、组织及体液的总重量。它在一定程度上代表儿童的骨骼、肌肉、皮下脂肪和内脏重量及其增长的综合情况，是最易获得的反映儿童体格生长与营养状况的指标。体重与身高相结合可以评价机体的营养状况和体型特点。

正常足月新生儿体重平均为 3 kg，出生后 3 个月是出生时的 2 倍。0~6 个月平均每月增加 0.7~0.8 kg，7~12 个月平均每月增加 0.25 kg。1 岁时体重大约是出生时的 3 倍，2 岁时达 4 倍。儿童的体重可用以下公式估算：

1~6 个月：体重（kg）= 出生体重（kg）+ 月龄 ×0.7

7~12 个月：体重（kg）= 出生体重（kg）+ 月龄 ×0.5

1~10 岁：体重（kg）= 年龄（岁）×2+8（或 7）

体重是反映儿童营养状况的一个重要指标，所以，要定期为婴幼儿量体重，以检查婴幼儿是否发育正常。新生儿应在出生后 8 小时内测出体重；1~6 个月，每月测一次；6~12 个月，每 2 个月测一次；1~2 岁，每 3 个月测一次；2 岁以上，半年测一次。

2. 身高（身长）

身高指从头顶至足底的垂直长度，是最基本的形态指标之一。它常被用以表示全身生长的水平和速度。身高方面表现的个体差异，比体重更大。

出生时身长平均为 50 cm，生后第一年增长最快，前半年平均每月增长 2.5 cm，后半年平均每月增长 1.0~1.5 cm，全年共增长 25 cm，1 岁时约为出生时身长的 1.5 倍，即 75 cm。第二年增长速度减慢，平均每年增长 10 cm，2 岁时身长约为 85 cm。

2 岁以后，儿童的身高可用以下公式估算：

2~7 岁身高 = 年龄（岁）×5+80（cm）

3. 头围

头围指经眉弓上方、枕后结节绕头一周的长度。头围表示颅骨及脑的大小与发育程度，是反映学前儿童脑发育的重要指标，也是脑积水、小头畸形等的主要诊断依据。

儿童出生时，头围已达成人的 65%，10 岁左右则达到成人的 95%。新生儿头围平均值为 34 cm，1 岁为 45 cm，2 岁为 47 cm，3 岁为 48 cm，5 岁为 50 cm。对头围的测量在出生后头 2 年意义重大。

4. 胸围

胸围指沿乳头下缘绕胸一周的长度。胸围表示胸廓的容积以及胸部骨骼、胸肌、背肌和脂肪层的发育情况，在一定程度上表明身体形态及呼吸器官的发育状况，也能反映体育锻炼的效果。

新生儿胸围平均为 32 cm，比头围小 1~2 cm，1 岁左右与头围大致相等，1 岁后超过头围。若幼儿超过 1 岁半，胸围仍小于头围，则说明生长发育不良。正常情况下，头围+年龄=胸围。营养物质摄入不足，缺乏体育活动以及疾病造成的胸廓畸形均会影响胸围的增长。

5. 坐高（顶臀长）

坐高是从头顶至坐骨结节的长度。坐高可表示躯干的生长情况，与身高比较时可说明下肢与躯干的比例关系。坐高占身高的比率随年龄增长而降低。

（二）生理功能指标

生长发育的生理功能指标是指身体各系统、各器官在生理功能上可测出的各种量度。婴幼儿的生理机能受生长发育和外界条件的影响，变化迅速，变化范围也广。生理功能可以从以下几个方面进行测定：

（1）心率、脉搏、血压：反映心血管系统机能的基本指标，用于测定心脏和血管的功能（也可以进行心电图、心血流图观察）。

（2）呼吸频率、肺活量、呼吸差：反映呼吸系统机能的基本指标，用于测定呼吸功能。

（3）握力、拉力、背肌力及静力性肌耐力：反映运动系统机能的基本指标，用于测定骨骼肌肉的功能。

（4）最大耗氧量：心血管和呼吸系统机能的综合指标，可以全面观察心脏、血管和呼吸机能相互配合的能力。

（三）其他指标

1. 视力

对3岁以下婴幼儿的视力可用观察的方法粗略地测量。3岁以上幼儿能配合做一定的视力检查，可用辨认形象的儿童视力表来检查。5岁以上儿童可用国际标准视力表或对数视力表、儿童图形视力表等检查视力。

2. 听力

听力检查是通过测查声刺激所引起的反应来了解儿童的听觉功能状态。最常用的方法有耳语检查法和秒表检查法。

3. 微量元素

微量元素对孩子的生长发育起着重要作用，如铁、锌、碘等。目前比较常用的微量元素检测方法包括血液检测和头发检测两种。

4. 血红蛋白

血红蛋白（Hb）是红细胞的主要成分，测定Hb能较好地反映贫血的类型和程度。

二、学前儿童生长发育评价指标的测量

以下介绍部分学前儿童生长发育评价指标的测量方法。

（一）生长发育形态指标的测量

1. 测量体重

体重的常用测量工具为杠杆式体重秤。测量前检查秤是否准确并校正零点，即把游码放到"0"刻度上，若杠杆不在水平位，调节杠杆侧端的螺丝，直到杠杆呈水平位。测量前让婴幼儿排出大、小便，并脱下衣服和鞋子，只穿背心、短裤。3岁以上幼儿要站在秤台中央，两手自然下垂，不要摇动或接触其他物件；3岁以下幼儿可蹲于秤台中央；1岁以下婴儿可躺着测量。测试者调整砝码至杠杆平衡，读取读数，即为体重，以千克为单位。注意，不宜在饭后或运动后称体重；测量时注意保暖及安全。

2. 测量身高（身长）

对于不同年龄阶段的幼儿，可采取不同的方法来测量身高（身长）。3 岁以下的幼儿可用量床测量身长，3 岁以上的幼儿则用身高计测量身高。

量床的用法：幼儿取仰卧位，颅顶点到脚跟的垂直长度即为身长。测量时，幼儿脱去鞋袜，仰卧于量床底板中线上，测量者用手扶住幼儿头部，使幼儿两耳在一条水平线上，颅顶点接触头板。另一测量者位于幼儿右侧，左手轻压幼儿双膝，使下肢伸直并紧贴量床床板，右手移动足板，使足板接触幼儿足跟，读取量床上的刻度，以厘米为单位。卧式身长往往比立式身长长 2~3 cm。

身高计的用法：幼儿脱去鞋袜，身穿单衣，以立正姿势站在身高计的底板上，头部保持正直，两眼平视前方，双手自然下垂，胸稍向前，腹部后缩，脚跟靠拢，脚尖分开，使足跟、臀部、两肩胛骨间三点紧靠在身高计的垂直立柱上。为了保持头部姿势正确，一般人的头后部与木柱有 1~2 指的空隙。测量者站于被测量者的右侧，观察并纠正被测量者的姿势，然后轻轻移动身高计的横板，轻压幼儿的头顶，并注意横板与柱子呈 90°，测量者的眼睛与横板呈水平位，并读出刻度。以厘米为单位记录结果。测量误差不得超过 ±0.5 cm。

3. 测量坐高（顶臀长）

3 岁以下幼儿应取卧位测顶臀长。测量时让幼儿平卧在量板上，身体伸直、两腿并拢，用两手将幼儿的头贴紧固定于正中位置。测量者左手将幼儿两脚提起，使小腿与大腿呈直角，右手将活动板贴住臀部，读取数值。

3 岁以上幼儿取坐位测量坐高。幼儿垂直坐在高度适宜的凳子上，臀部和肩胛部接触垂直立柱，两足平放于地面上，膝关节弯曲呈直角。头部姿势及测量方法与测身高相同。如果将凳子附加在身高计上，计算坐高时应将测出的数值减去凳子的高度。

4. 测量头围

可用布卷尺测量头围。测量者面对幼儿，将布卷尺的起点固定于眉间最突出点，然后环绕头围，经过枕骨最突起处，再向眉间围拢，布卷尺在头两侧的水平要求一致，读数精确到 0.1 cm。因布卷尺用久弹性会改变，易产生误差，因此使用前必须用钢尺或木尺校正，倘若误差超过 0.5 cm，则此尺不能用于测量。测量时，布卷尺要贴紧头皮，左右对称，但不可过紧或过松。测量女孩头围时应将头发向上、下分开。

5. 测量胸围

可用布卷尺测量胸围。使用前需校正尺带的误差。测量时，3 岁以下的幼儿取卧位，3 岁以上的幼儿取立位。取在安静呼吸时呼气之末、吸气初始时的胸围。取立位时，幼儿裸上身，自然站立，两脚分开与肩同宽，双肩放松，两臂自然下垂，呼吸均匀。测量者面向幼儿，将布卷尺置于幼儿左右肩胛下角下缘，沿胸两侧至前面乳头的中心点测量。绕于胸部的尺子松紧要适宜。在 30 s 内将尺上的数字记好，以免过久的呼吸运动使尺带移动。读数精确到 0.1 cm。

（二）生长发育生理功能指标的测量

1. 测量心率

幼儿进行体力活动、哭闹或精神紧张时，心率明显增加。因此，心率的测量最好在幼儿睡眠或安静状态下进行。将听诊器的探头置于幼儿心尖部位听诊，一般同时听心律、杂音等。

2. 测量脉搏

脉搏是指动脉管壁随心脏收缩、舒张而有节律地搏动，是反映心血管功能的一项重要指标。因脉搏易受体力活动和情绪波动的影响，所以测量需在安静状态下进行。连测三个 10 s 的脉搏数，其中有两次相同并与另一次相差不超过一次脉跳时，可认为是安静状态，然后记录 1 min 的脉搏数。

3. 测量血压

常用台式血压计测量血压。血压易受活动、情绪波动、体位改变等因素的影响，在测量前需让受测者静坐休息 10 min，测其安静时的血压。一般测右臂肱动脉的血压。测量时所用的袖带宽度，应随年龄不同而不同。7 岁以下的儿童常用 8 cm 宽的袖带。测量时，让幼儿坐于桌旁，露出右臂并平放于桌面上，高度大致与心脏平齐。将袖带缠于右臂，注意不能过紧也不能过松，袖带下缘距肘关节 2~3 cm，将听诊器的探头放于被测者的肱动脉上，打气加压，至水银柱大约升至 180 mmHg，此时，听不到脉跳声，徐徐放气，同时仔细听声音，当第一次出现脉跳声时，水银柱所示的刻度为收缩压。继续放气，此时脉跳声音会逐渐增强，音调变高直到忽然变低，最终消失。声音突然变弱或脉跳消失时，水银柱所示的刻度即为舒张压，两次测量值可差 5~10 mmHg，连测三次取平均值。记录血压的单位为 mmHg。

4. 测量肺活量

常使用湿式肺活量计测量肺活量。测前将标尺指在零点。测时受测者取立位，做 1~2 次扩胸动作或深呼吸，然后深吸一口气，吸满后迅速向吹嘴尽力吹气，直到不能再吹为止。此时立即关闭气管的开关，待浮筒平稳后读数。重复 3 次，按最大值记录，单位为 mL。

注意事项：

（1）测前要教会幼儿如何做。

（2）吹气时吹嘴不要漏气。

（3）三次测试中间应有短暂的休息。

（4）每测完一人，都应将吹嘴消毒。

三、学前儿童生长发育的评价方法

学前儿童生长发育的评价应包括发育水平、发育速度和发育匀称程度三个方面，为此建立的评价方法是多种多样的，如发育等级评价法、发育曲线图评价法、指数评价法、三项指标综合评价法等。这些方法有简有繁，所说明的问题各有侧重，但是任何一种方法都不能完全满足对学前儿童生长发育进行全面评价的要求。因此，在运用这些方法时，一方面应结合评价的目的选择适当的方法，另一方面须将评价结果与身体检查等情况结合起来进行综合分析。

（一）发育等级评价法

发育等级评价法是对个体儿童的发育数值和作为标准的均值及标准差进行比较，以评价个体儿童发育状况的方法。五等级评价法是指某项评价指标以均值为基准值，以其标准差为离散距，将发育水平划分为五个等级，制定出五等级评价标准表的方法。

发育等级评价法常用的指标是身高和体重。这种方法的优点是简单易行，能直观地反映幼儿发育的水平，可看出托幼机构中各种不同发育水平人数的比例。但它只能用于单项指标评价，不能对幼儿的体型做出评价，也不便于对幼儿的发育动态进行追踪观察。

（二）发育曲线图评价法

发育曲线图评价法的原理与五等级评价法一样，只是将五等级评价法中的五个等级用曲线来表示。发育曲线图可以根据某项发育的均值、均值加减一个标准差、均值加减两个标准差，分别在坐标图上绘出五条曲线，作为评定儿童生长发育的标准。目前较为常用的生长发育标准是世界卫生组织（WHO）推荐的参考值。

用此法进行生长发育评价，只要将个体儿童在该年龄的实测值标在图上，就能了解该儿童当时的发育水平。若将个体儿童在不同时期的连续实测值分别标在图上并连成曲线，这样既能看出该儿童各个时期的发育水平，又能了解其发育速度和趋势。

发育曲线图评价法使用比较广泛，具有以下优点：评价方法简单、直观、使用方便；能清楚地说明儿童发育在哪一个等级；可以追踪观察某项发育指标的发育趋势和发育速度；能比较两个或更多儿童的发育水平。其唯一的缺点是不能同时评价几项指标来说明儿童发育的匀称程度。

（三）指数评价法

这是利用人体各部分的比例关系，借助数学公式编成指数，用以评价发育水平的方法。指数种类繁多，一般分为人体形态、功能和素质三方面的指数。以下为主要的形态指数：

（1）身高体重指数：体重（kg）/身高（cm）×1 000。它表示每厘米身高的体重量，可显示人体的充实程度，也反映当时的营养状况。此指数随年龄增长而增长，且男孩大于女孩。

（2）身高胸围指数：胸围（cm）/身高（cm）×100。它可反映胸廓发育状况，说明人体的体型。指数大说明胸围相对较大。此指数在孩子出生后3个月内有一定增加，而后随年龄增长而减小，且男孩大于女孩。

（3）身高坐高指数：坐高（cm）/身高（cm）×100。该指数通过坐高和身高的比值来反映人体躯干与下肢的比例关系，以说明体型特点。它随年龄增长而逐渐减小，说明下身占身高的比例逐渐增大。

（四）三项指标综合评价法

三项指标综合评价法是世界卫生组织推荐的一种国际通用的评价标准，是按年龄别身高、年龄别体重和身高别体重三项指标全面评价儿童的生长发育状况。我国规定，在评价儿童的体格发育时，也应采用这种评价方法。这种评价方法既要称体重，又要量身高，然后再将按年龄的体重、按年龄的身高、按身高的体重的标准结合起来对儿童的身体生长发育和营养状况进行综合评价。

年龄别身高、年龄别体重、身高别体重是该标准使用的三个"尺度"。所谓年龄别体重和年龄别身高，是指相对于某一年龄来说，应有的体重和身高。但是，仅用年龄别体重和年龄别身高这两个"尺度",并不能反映儿童的体型是否匀称,因此还要加上身高别体重。所谓身高别体重,是指相对于某一身高应有的体重,更能反映儿童体型的匀称程度。

四、学前儿童健康检查

健康检查是集体儿童机构保健工作中的一项重要内容。它是指对健康儿童进行定期或不定期的体格检查。体格检查要对幼儿的健康发育状况进行全面的评价。

微课：学前儿童健康检查的目的与种类

（一）学前儿童健康检查的目的

通过全面、系统的体格检查,可以了解幼儿的生长发育和健康状况,并能尽早发现幼儿的疾病和生理缺陷,以便及早进行矫治。一旦发现体格发育异常,要及时查明原因,然后"对症下药"。当发现有行为缺陷时,也要及早进行行为矫正,以取得事半功倍的效果。若发现智力不正常,则应及早查明原因,并给予适当的治疗和教育。对于仅仅是由于受环境影响或教育不当引起的智力低下,只要尽快提供适当的环境和有效的教育训练,幼儿的智力水平就会有所提高。

（二）学前儿童健康检查的种类

1. 入园（所）前的体格检查

幼儿入园（所）前要详细填写健康卡片。幼儿在入园（所）前一周内,要进行一次全身体格检查,以便园（所）了解幼儿的健康状况及生长发育的特点,鉴定幼儿是否适合过集体生活,并防止将传染病带入园（所）。经检查无传染病或其他严重疾病后,才能入园（所）。这项检查一般在特约医疗单位进行。

检查的主要项目包括：

（1）既往病史（无传染病及慢性病史）。

（2）预防接种史。

（3）传染病接触史。

（4）全面的常规项目。

对2岁以下幼儿要注意检查有无佝偻病及营养不良。

2. 定期的健康检查

（1）定期体格检查。1岁以内的婴儿,每3个月检查一次,1周岁时做一次总的健康评价；1~3岁的幼儿,每半年检查一次,3岁时做一次总的健康评价；3~7岁的儿童,每年检查一次,7岁时做一次总的健康评价。每次检查都要做好记录,并及时对发现的疾病进行矫治。

（2）定期测量身高、体重。一般每半年为幼儿测一次身高,每隔1~3个月测一次体重。做好记录,并进行分析比较。对生长发育指标低于或高出正常范围的幼儿,应注意动态观察,并分析原因,采取有效的措施。

3. 每日的健康观察

（1）晨间检查。晨间检查的主要目的是及时发现疾病或危险品,于幼儿早晨起床或入园时进行。晨间检查应由有经验的保健人员认真执行,不要流于形式。

在检察中如发现幼儿身体不适,应测量幼儿体温,发现可疑传染病者,应立即隔离观察(在传染病流行季节应有所侧重)。

(2)全日观察。幼儿在园(所)内的一日生活当中,保教人员要随时注意观察。观察的重点是神态、食欲、睡眠、大小便、体温等,尤其是在传染病流行期间,更要注意幼儿的健康情况,以便早发现,早隔离,早治疗。

(三)学前儿童健康检查的内容和方法

1. 视功能检查

(1)检查视力

不同年龄段的儿童,检查视力的方法是不一样的。

① 3岁以下的婴幼儿,常采用观察的方法来判断视力(表4-1)。

表4-1　　　　　　　　　　不同月龄的婴幼儿视力情况

月龄	视力情况
新生儿	生后数小时即有光觉;对强光有闭睑反应,瞳孔遇光先缩小,2~3秒后散大;有不协调、无目的的眼球运动。生后半个月,以手电光从半米处移动,可引起少量辐辏反射,并有保护性瞬目反射
2个月	眼可追随人或手,很容易引起辐辏反射
4个月	能看自己的手,有时用手接触物体
6个月	哺乳时,婴儿双眼盯住母亲的脸;眼球运动协调,不再有生理性斜视
8个月	可伸手去抓他想要的东西,有稳定的固视
12个月	能拣出细的棉线
24个月	对飞机、鸟以及电视有较强的兴趣,走路时能躲开障碍物

② 3~5岁幼儿因能配合大夫做一定的检查,故可采用辨认形象的儿童视力表或条栅视力卡来检查视力。

③ 5岁以上的幼儿检查视力的方法较多,如采用儿童图形视力表、国际标准视力表或对数视力表等。

(2)检查色觉

色觉障碍分为色盲和色弱两类,往往是由遗传因素造成的。色盲是指缺乏或完全没有辨色力,包括红绿色盲、蓝色盲和全色盲,其中红绿色盲居多,全色盲最少。色弱是指辨色力不足。用色盲表即可测知儿童的色觉。3岁以下的幼儿,可用挑选各种颜色毛线的方法测其色觉。

(3)检查眼位

检查眼位的目的是测知幼儿是否斜视。斜视程度轻的为隐斜,程度重的为显斜。检查眼位主要有两种方法:一是角膜反光点检查法;二是两眼交替遮盖法。

2. 听力检查

听力检查是通过测查声刺激所引起的反应来了解幼儿的听觉功能状态。这里介绍主观测听中的耳语检查和秒表检查。

（1）耳语检查

耳语检查是指检查者选择幼儿易懂的字句，并注意不同地区的方言特点，以适当的语音强度做耳语发音（发音时不能振动声带，利用平静呼吸时呼气后肺内的残存气体，用唇、齿、舌等器官发出声音）来检测幼儿的听力状况。这种方法简单易行，但只能测听力的一般情况，不能做准确鉴别。

（2）秒表检查

这是指在安静的环境中，以秒表为声源，以能听到表声的距离为依据，来判断听力的减退程度，是一种简便易行的方法。

3. 体格检查

体格检查以视诊及触诊评定肌肉、脊柱、骨骼、皮肤、四肢及性发育等。对幼儿进行体格检查时，首先要消除他们的恐惧心理，取得他们的合作。检查时手和用具要暖和，手法要轻柔，速度要快，随时注意保暖。对于容易引起不适的检查，应留到最后再做。

（1）皮肤

尽可能在自然光线下观察皮肤，主要是评定肌肉的弹性及血液充盈的情况。健康幼儿的皮肤血液充盈良好，面色红润，用手压一下，皱襞回复迅速且不留痕迹。面色苍白，常见于营养不良性贫血；皮肤黄疸，多见于肝、胆疾病。皮肤上若见到红色斑点，则有下列两种情况：手压之褪色的为充血性皮疹，是患麻疹、风疹、幼儿急疹等传染病的症状；若手压之不褪色，为皮下出血所致的皮疹，常见于流行性脑脊髓膜炎等疾病。

（2）淋巴结

正常幼儿颈部、腋窝、腹股沟等处的淋巴结质软，不粘连，直径大小约 1 cm。检查颈部淋巴结时，让幼儿稍低头或头偏向检查侧；检查锁骨上淋巴结时，让幼儿取坐位，头部稍向前屈。检查腋窝淋巴结时，检查者要面对幼儿，用左手扶幼儿前臂外展，然后用右手检查幼儿左侧腋窝淋巴结，用左手检查右侧。

（3）头颅

正常囟门稍低于颅骨平面并可随脉搏跳动，一般主要检查前囟。前囟小且闭合早（主要指 6 个月内已闭合），常见于脑发育不全、头小畸形、维生素 D 中毒等；前囟大，闭合晚，是骨骼发育障碍或颅内压持续增高的结果，常见于佝偻病、脑积水等；前囟松弛凹陷，多见于营养不良、脱水、休克等；前囟紧张膨出，常见于脑炎、脑膜炎。

（4）眼、耳、鼻

①眼：结膜检查，常需翻转眼睑。眼睑水肿常见于急性肾炎；睑结膜充血常见于结膜炎；睑结膜有颗粒与滤泡常见于沙眼；结膜苍白见于贫血；巩膜染黄常见于肝胆疾病。

②耳：注意牵拉耳郭时有无疼痛；观察外耳道有无溢脓。

③鼻：注意鼻腔是否通畅，以及鼻腔分泌物的多少及性质。

（5）口腔及咽部

口唇、口腔黏膜的颜色、光洁程度等都与幼儿的健康状况相关。如贫血时口唇苍白。

若是白色念珠菌引起的口疮，则在颊部黏膜上有白色片状物，形似奶凝块等。舌苔的厚薄、颜色等也能反映机体的健康状况。

注意牙齿数目、排列、颜色、有无龋齿等。

咽部、扁桃体的检查主要是观察咽峡及咽后壁是否充血，有无分泌物、白膜或结节，悬雍垂与软腭有无红肿溃疡，位置是否对称，扁桃体是否充血、肿大，以及表面的色泽和分泌物的性质。

(6) 胸部

观察胸部，若胸骨突出，肋骨的侧壁凹陷，称为鸡胸；若沿胸廓前面，各肋骨与肋软骨交界处隆起，排列成串珠状，称为串珠肋。鸡胸、串珠肋都是佝偻病的体征。

肺部、气管检查：常采用肺部听诊的方法。

心脏检查：可诊断心律是否齐整，心脏是否有杂音。

(7) 腹部

触诊肝、脾时令幼儿仰卧，两膝关节屈曲，使腹壁放松。检查者将右手平放在腹壁上，指端向着该器官下缘，先从较低水平开始，轻轻地向上触诊。当幼儿吸气，膈肌下降，器官下缘触及手指时，可有清楚的感觉。若在某一部位无感觉，则逐渐将手指上移，直到肋缘。

(8) 背部

主要检查脊柱有无异常弯曲。

①脊柱侧弯：脊柱离开正中线向侧方偏曲。被检者露出脊背，背向光线，取直立姿势，两眼平视前方，两臂自然下垂，两脚着力均匀。检查者从背后距被检者1米处进行观察，检查其左右颈肩线、左右腰凹是否对称，比较两肩胛下角及内侧角在脊柱两侧的距离。如果颈肩线及腰凹对称，两肩胛骨距离相等，高低相平则为正常；否则可能有脊柱侧弯。观察后，可用左手中指在脊柱中间，食指和无名指在两侧，从颈部向下触摸棘突，脊柱无侧弯，则各在一条垂直线上；如有侧弯，应记录其侧弯的方向。

②驼背：也称脊柱后凸。让被检查者向左转或向右转，从侧面观察其外耳道、肩峰及股骨大转子。正常者其三点在一条垂直线上。如果脊柱上、中胸部过于后凸，外耳道在肩峰和股骨大转子垂直线之前，则为驼背。

(9) 下肢

①膝内、外翻畸形：正常幼儿两腿并拢直立时，两膝和两踝可以靠拢。若并拢时，两内踝分离，称膝外翻（X形腿）；若直立时两内踝可以并拢，而两膝关节却远远分离，称膝内翻（O形腿）。这两种下肢畸形往往是由佝偻病造成的。

②扁平足：可采用望诊的方法，即观察受检者鞋底后跟的磨损情况，正常人外侧鞋跟磨损严重，若内侧鞋跟磨损严重则疑为扁平足。正常人足纵弓下方可插一个手指，若手指不能插入，但足弓尚未着地为轻度扁平足。若足内缘着地，足呈外翻状态，跟腱向内偏斜，则为较重的扁平足。也可采用足印法检查扁平足，即让受检者足踏滑石粉，均匀地踩在黑色的平板上，留下足迹。注意要保持平衡，不要左右摆动。在受检者的足印内侧，自拇指前掌内缘至足跟内缘用粉笔画一条切线，使足印出现一个足弓空白区。正常足印的足弓空白区的宽度与足印最狭窄区宽度的比为2∶1；轻度扁平足为1∶1；中度扁平足为1∶2；重度扁平足足弓空白区完全消失。

五、卫生保健信息的管理

卫生保健信息的管理主要包括卫生保健情况记录、卫生统计、传染病疫情等突发公共卫生事件信息收集报告工作。托幼机构要建立健全各种记录、登记、统计、上报制度，做好卫生保健信息管理。

托幼机构常用的卫生保健记录内容主要包括入园体检记录、出勤记录、缺勤记录、晨检记录、全日观察记录、传染病记录、意外伤害记录、带药及服药记录、班级卫生消毒记录、预防接种记录等。部分记录表见表4-2~表4-7。卫生统计主要包括生长发育评价统计、体检统计、传染病统计、预防接种统计、意外伤害统计等。

表4-2　　　　　　　　　　　入园体检记录表

20　年~20　年第　学期幼儿健康体检记录表

班级　　　　　　　　　　　　　　　　　　　　　　　　　　年　月

姓名	性别	年龄	身高	增高	体重	增重	牙齿		眼			外科	检查结果
							齿数	龋齿数	视力左	视力右	结膜炎		

表4-3　　　　　　　　　　　幼儿出勤情况记录表

班级　　　　　　　　　　　　　　　　　　　　　　　　　　年　月

姓名	日期								备注
	1	2	3	4	5	6	……	31	
							……		

注：出勤画"√"；病假画"×"；事假画"–"。

表4-4　　　　　　　　　　　幼儿缺勤情况记录表

日期	班级	姓名	联系家长姓名	缺勤原因	记录人

表4-5　　　　　　　　　　　晨检及全日观察情况记录表

日期	班级	姓名	晨检情况（含家长告诉）	全日健康观察记录	处理	记录人

表 4-6　　　　　　　　　　　儿童带药及服药记录表

日期	班级	姓名	药物名称	服药剂量、时间及注意事项	家长签字	服药记录	喂药签字

表 4-7　　　　　　　　　　　班级卫生消毒情况记录表

班级

日期	开窗通风	餐具	口杯	毛巾	厕所	洗手池	桌椅	玩具	图书	卧具	……

注：完成画"√"。

● 你知道吗

"年龄＋身高"，铁路儿童票划分将告别"单一标准"

国家铁路局日前发布关于《铁路旅客运输规程（征求意见稿）》。根据征求意见稿，购买铁路儿童票标准有望迎来重大改变，从以往单凭身高判定改成"年龄＋身高"双重判定的新标准。

征求意见稿提出，实行车票实名制的，年满 6 周岁且未满 14 周岁的儿童可以购买儿童优惠票；年满 14 周岁的儿童，应购买全价票。未实行车票实名制的，身高达到 1.2 m 且不足 1.5 m 的儿童可以购买儿童优惠票；身高达到 1.5 m 的儿童，应当购买全价票。

长期以来，铁路儿童票划分一直是按身高标准。记者登录铁路 12306 网站看到，关于儿童票的购票提示为"随同成人旅行身高 1.2 m 至 1.5 m 的儿童，应当购买儿童票。超过 1.5 m 时应买全价票"。不过，随着经济社会的发展，儿童超高的情况愈发常见，单纯以身高作为儿童优惠票的标准难以切实保障儿童旅客享受出行优惠。

此前，交通运输部已在公路、水路客运领域实行兼顾年龄和身高标准的票价优待机制。根据交通运输部近年印发的《关于深化道路运输价格改革的意见》和《关于做好〈国内水路运输管理规定〉实施有关工作的通知》，免票儿童的范围为 6 周岁（含）以下或者身高 1.2 m（含）以下；客票半价优待儿童的范围为 6 至 14 周岁或者身高 1.2 m 至 1.5 m，明确在儿童身高标准基础上，增加以年龄为依据的儿童票、免票划分标准。

（来源：新华网，2021 年 11 月 02 日）

任务实施

明确儿童定期健康检查的目的和注意事项

一、儿童定期健康检查的目的

通过学习我们知道健康检查是集体儿童机构保健工作中的一项重要内容。健康检查的种类有很多，我们除了做好每日健康观察外，还要定期对儿童进行检查，其主要目的是：

（1）帮助我们全面衡量幼儿生长发育情况，及时了解幼儿的生长发育和营养状况是否符合正常指标，并可根据这些指标进行生长发育、营养状况的评定。

（2）通过全身系统检查，可及时发现幼儿生理缺陷和某些疾病，及时发现智力缺陷，及早查明原因，给予对症治疗与干预。

（3）健康检查中的微量元素检测可发现很多幼儿健康问题，有助于诊断和治疗儿童缺铁性贫血以及缺锌、缺钙、缺铜、缺镁等所致的各种病症。

（4）发现成人在喂养、教育婴幼儿方面存在的问题，并可以及时给予个性化指导。例如，如何健康饮食，如何开展早教等。

（5）预防"成人病"。专家表示，很多"成人病"，如肥胖症、高血脂、冠心病等，其实都始于儿童期，如果从小孩时就开始注意预防，可大大降低成年后的发病率。

二、儿童定期健康检查的注意事项

（1）健康检查前应与幼儿沟通，告诉幼儿将要检查的项目，让他们有心理准备。还可以通过游戏等形式，和幼儿提前演练要做的检查项目，提醒幼儿应积极配合医生。

（2）当幼儿患有某些疾病（如感冒、过敏、腹泻等疾病）时，不要进行健康检查。因为疾病会导致部分检测数据异常，影响体检结果，不能够帮助我们准确了解幼儿的身体情况。

（3）儿童健康检查当天早晨一定不要吃饭，要少喝水，更不要喝饮料或奶，以免影响健康检查结果。成人可以提前为幼儿准备一些牛奶、面包，等幼儿抽完血、检查完牙齿，再吃东西。

（4）健康检查要在幼儿情绪状态稳定后进行。当幼儿进行健康检查时，可能会由于害怕受到惊吓或哭闹，成人要及时安抚幼儿情绪。例如，大部分幼儿抽血时都会哭闹，我们可以提前告知幼儿会有点儿痛，但是很快就会过去，让幼儿有一定的心里预设；抽血前尽可能地不要让幼儿接触那些哭闹反应厉害的孩子，以免增加心理负担，导致更加难以配合；对于哭闹厉害无法配合的孩子不要强制进行健康检查，建议抱起来宽慰或者到门口看看风景分散一下孩子的恐惧情绪。

（5）儿童健康检查时应提前告知家长，给幼儿准备易穿脱的服饰。因为在健康检查时，部分项目需要孩子脱掉衣裤。

任务二 常见非传染性疾病的照护与预防

本任务将分解为以下八个子任务：
子任务一　疾病的识别
子任务二　肺炎的护理与预防
子任务三　腹泻的护理与预防
子任务四　佝偻病的护理与预防
子任务五　缺铁性贫血的护理与预防
子任务六　龋齿的护理与预防
子任务七　弱视的护理与预防
子任务八　急性化脓性中耳炎的护理与预防

子任务一　疾病的识别

任务情景

在临床上，儿科常被称为"哑科"，这是因为孩子表达能力有限，一般只能通过潜意识的行动去拒绝、哭闹。身体是孩子的代言人。孩子身体里面的一切症状都会通过日常行为表现、判断出来。作为幼儿教师，我们可以通过孩子的哪些表现，来判断孩子的健康状况呢？

任务目标

能根据学前儿童的表现，初步判断其健康情况。

任务探究

生病的迹象

儿童的抵抗力弱，易生病。生病时，由于受语言发展的限制，他们很难用语言来准确表达自身的感受。但是，患儿的神态、吃、玩、睡、大小便等都会出现反常现象，有的还会出现一些特殊的现象，如皮肤上出现红点、

微课
生病的迹象

发烧等。作为幼教工作者。要能察其颜，观其色，一旦幼儿有生病的迹象，要及时告知家长，以便早发现，早治疗。

一、神态

（一）精神和情绪

正常情况下幼儿精神饱满、活泼好动，对周围的环境感兴趣。烦躁不安、面色发红、口唇干燥，多为发烧征象；目光呆滞、两眼直视常是惊厥预兆；两腿屈曲、阵发性哭闹、翻滚是腹痛的表现；嗜睡、呕吐、前囟饱满、脖子发硬是脑膜炎症状；哭声无力或一声不哭，往往提示病情严重。

（二）肤色

健康的幼儿面色红润，皮肤有光泽、弹性。若幼儿面色苍白、发黄，常见于营养不良性贫血；若颊部、口唇、鼻尖处的皮肤呈现紫蓝色，常见于先天性心脏病；若皮肤出现黄疸，常见于肝脏疾病；若脸色红中带紫，常表示高热。

二、饮食

（一）食欲不振

由于口腔不适而不愿进食多见于手足口病、口腔溃疡、流行性腮腺炎等，另外很多全身性疾病也会影响食欲，例如肝炎患儿会厌油腻的食物。

（二）异食癖

异食癖是一种儿童生长发育阶段的常见病，主要原因有两点：一是脾胃功能的失调，二是体内缺乏维生素或一些微量元素，最常见的就是缺锌、缺铁。另外，患有寄生虫病（如钩虫病）的幼儿也会出现这样的情况。

（三）吃得过多

如果幼儿吃得过多，同时喝得多，尿得也多，应检查一下是否患有糖尿病。另外，心理异常也会导致暴饮暴食现象。

三、睡眠

正常幼儿到了该睡觉的时候，上床后能很快入睡，而且睡得香甜安稳，无鼾声，身上可有微汗。

（一）入睡困难或嗜睡

在床上翻来覆去，难以入睡；或者睡得过多，被叫醒后，能进行简单的对话或进食，但随后倒头又睡。这些常是脑膜炎以及其他脑部疾病的早期症状。

（二）睡不踏实

有的幼儿深夜从熟睡中惊醒，并用手抓肛门，是因为患寄生虫病。还有的幼儿在睡眠中出现"夜惊""梦游"等现象，如果白天也有精神和行为的异常，应尽早查明原因。

（三）打鼾

熟睡时，特别是仰卧睡眠时，打鼾并张口呼吸，常见于鼻、咽部疾病。

（四）夜间磨牙

入睡后，上、下牙齿磨得咯咯响，称为夜间磨牙。这往往是牙颌畸形所致。此外，也有少数幼儿夜间磨牙是因为精神创伤或情绪不稳定。

四、大小便

（一）大便异常

大便异常包括大便的次数和性状改变。次数变化主要是：大便不规律，排便次数突然增加或减少。大便性状改变主要有：大便表面有鲜血（多见于肛门皮肤有裂口）、脓血便（多见于细菌性痢疾）、"红果酱"样便（多见于肠套叠）、柏油样大便（吞咽鼻血、消化道出血等）、白陶土样便（多见于肝炎）、蛋花汤样便（多见于秋季腹泻）。

（二）小便异常

正常的小便清晰透明，呈淡黄色。如果尿的颜色出现明显异常（如洗肉水样尿、白色脓尿等），则是疾病的信号。

五、体温

正常儿童腋下体温为 36.0～37.4 ℃，体温波动的幅度约为 1 ℃。体温 37.5～38.0 ℃ 为低烧；39 ℃以上为高烧。发烧是疾病最常见的症状。

六、其他

除上述的基本表现外，还要观察幼儿耳、鼻、喉、口腔等有无异常。

任务实施

疾病的识别

保教人员不仅要在晨检、午检时观察幼儿的状态，而且应该进行细致的全日观察。通过观察，及时发现异常，保证疾病早发现，早治疗，积极维护幼儿健康。疾病的初步识别主要包括以下几方面：

（1）观察幼儿的精神是否饱满，情绪是否良好。

（2）观察幼儿面色是否红润，皮肤是否有光泽、弹性。

（3）观察幼儿的饮食情况。不同幼儿饮食习惯和食量有差别，可以根据幼儿平时的饮食情况进行比较。如出现食欲不振、暴饮暴食、异食癖等应引起注意。

（4）观察幼儿的睡眠情况。

（5）观察幼儿大小便的次数和性状是否正常。

（6）测量幼儿体温，温度升高应及时就医。

（7）观察幼儿耳、鼻、喉、口腔等有无异常。

子任务二 肺炎的护理与预防

任务情景

东东前两天受凉后出现咳嗽情况，有痰，当时有低热，体温37.6 ℃，轻度喘息，后来出现高烧，达39.0 ℃以上，咳喘加重。东东妈妈带着他去医院检查，医生诊断为肺炎。幼儿肺炎是幼儿常见的一种呼吸道疾病。对于肺炎患儿，我们要如何进行日常照护呢？如何预防幼儿肺炎呢？

任务目标

能对肺炎患儿进行科学的照护，制定有效的预防措施。

任务探究

肺炎的病因与常见症状

肺炎是由不同病原体或其他因素（如吸入羊水、油类或过敏反应等）所引起的肺部炎症，是学前儿童的常见病，属于感染性疾病。肺炎一年四季均可发病，多见于冬、春寒冷季节，以及气温骤变的时候。当室内拥挤，通风不良，空气污浊，致病微生物增多时，也容易发生肺炎。患有维生素 D 缺乏性佝偻病、先天性心脏病的孩子，以及低出生体重儿、免疫缺陷的孩子，容易发生幼儿肺炎。

肺炎发病前有上呼吸道感染和气管炎症状，如发热、咳嗽、气喘等。发生肺炎后，症状加重，如咳嗽加重、有痰、气急、呼吸浅且快、高烧可达到 40 ℃。严重者可见鼻翼扇动，鼻唇发青，面色发灰（缺氧所致），昏沉入睡，胸部出现吸气性凹陷，还可能伴有呕吐、腹泻症状。患儿烦躁不安、精神萎靡，肺部听诊有细湿罗音。新生儿患肺炎，可能体温正常，也不咳嗽，仅表现为呛奶，从嘴里往外吐泡沫，口周发青等症状。

任务实施

肺炎的护理与预防

一、肺炎患儿日常照护

（1）室内空气要保持新鲜，温、湿度要适宜，要有充足的日照。

（2）吃有营养、好消化的流食、半流食。

（3）穿衣、盖被不宜太厚，常变换卧床姿势，防止痰液存于一处，有利于炎症消散。如有气喘，可用枕头将背部垫高，取半坐姿势，以利于呼吸。

（4）给幼儿喂奶时，取坐位，并减慢乳汁的排出，以免引起呛咳。勤给幼儿喂水，可给果汁、菜水等，同时补充维生素C。

二、肺炎的预防

（1）加强锻炼，增强体质，提高幼儿对环境冷热变化的适应能力。平时不要给幼儿穿得过于臃肿，养成少穿衣的习惯。但要注意腹部保暖及避免足部受凉。

（2）季节变换之时，应注意幼儿的冷热，随时增减衣服。

（3）合理安排饮食，不宜饮食过饱或过于油腻，以免消化不良，使幼儿抵抗力下降。

（4）幼儿活动室及卧室应经常通风，保持空气新鲜。

（5）冬、春季，少去拥挤的公共场所，避免与流感等传染性疾病患者接触。

（6）积极防治，预防麻疹、百日咳、佝偻病等传染病。

子任务三 腹泻的护理与预防

任务情景

凌凌非常喜欢吃冰激凌。饭后趁家长不注意，他连着吃了两个冰激凌。半天后他开始腹泻，大便每天5次以上，为黄色稀便，无黏液及脓血，无特殊臭味。我们应如何对腹泻患儿进行照护呢？如何预防腹泻的发生呢？

任务目标

能对腹泻患儿进行科学的照护，制定有效的预防措施。

任务探究

腹泻的病因与常见症状

腹泻是由多病原、多因素引起的以大便次数增多以及大便性状改变为特点的一组临床综合征。

一、病因

（1）非感染性腹泻：消化不良。非感染性腹泻多由喂养不当引起，如进食量过多，吃冷食或喝冷饮过多，腹部受凉等。此外，个别婴幼儿对牛奶过敏也可导致腹泻。

（2）感染性腹泻：由于食物或食具等被病菌或病毒污染，引起胃肠炎（属肠道感染），多发生在夏、秋季。

（3）症状性腹泻：肠道外感染，如感冒、中耳炎、肺炎等引起消化功能紊乱也可导致腹泻。

二、常见症状

（1）大便次数增多，一天数次甚至几十次；大便性状改变，呈稀糊状、蛋花汤样或黄色水样等。

（2）机体丢失大量水分和无机盐而发生脱水、酸中毒的情况。表现为眼窝凹陷，口唇干裂，精神萎靡。严重时出现高热、呼吸障碍、嗜睡和昏迷，甚至发生惊厥，危及生命。

任务实施

腹泻的护理与预防

一、腹泻患儿的日常照护

（1）注意腹部保暖，每次便后用温水洗净臀部，可适当擦护臀霜以保护幼儿肛周皮肤。

（2）注意调节饮食。腹泻期间进食宜软、碎、烂，少食多餐。

（3）预防和纠正脱水。幼儿腹泻时身体水分丢失过多，一定注意让幼儿多喝水，以防止脱水；已有脱水现象，无论程度轻重，均应立即送医院治疗，及时补液。

二、幼儿腹泻的预防

（1）科学饮食：提倡母乳喂养，合理添加辅食。

（2）悉心照料婴幼儿，避免腹部着凉。

（3）注意饮食卫生。保证食品的新鲜，保教人员和食堂工作人员要严格执行消毒常规。

子任务四 佝偻病的护理与预防

任务情景

强强，5岁，经常无诱因地出现乏力、两腿酸软、腿痛、关节痛等情况。医生检查后认为，强强是得了晚发性维生素D缺乏性佝偻病。佝偻病是如何引发的呢？我们应如何对佝偻病患儿进行照护？如何预防佝偻病的发生呢？

任务目标

能对佝偻病患儿进行科学的照护，制定有效的预防措施。

任务探究

佝偻病的病因与常见症状

佝偻病是发生在幼儿生长过程中的一种疾病，是由于一系列因素导致钙、磷代谢障碍所致，多见于 2 岁以内的婴幼儿。其中以维生素 D 缺乏性佝偻病最为常见。维生素 D 缺乏性佝偻病是由于儿童体内维生素 D 不足，从而导致钙、磷代谢异常的一种慢性营养性疾病。其以正在生长的骨骺端软骨板不能正常钙化，造成骨骼病变为特征。本型很少在出生后半年以前和 3 岁以后发病，但极少数年长儿偶有发病，多为维生素 D 摄入不足或缺少光照的结果。

一、病因

1. 先天不足

孕妇在孕期缺乏维生素 D 以及早产、双胞胎均可使新生儿的体内维生素 D 不足。

2. 阳光照射不足

人体所需要的维生素 D 主要是通过皮肤接受日光中紫外线照射后由 7- 脱氢胆固醇转变而来。光照不足，紫外线较弱，可影响部分内源性维生素 D 的生成。

3. 生长速度过快

早产及双胞胎婴儿出生后生长发育迅速，需要较多维生素 D，若体内储存的维生素 D 不足，易发生维生素 D 缺乏性佝偻病。

4. 饮食不合理

食物中所含的维生素 D 不足以满足人体的需求。

5. 疾病的影响

慢性腹泻、胆道疾病等都会影响人体对维生素 D 的吸收。

二、常见症状

1. 早期的一般症状

患儿易怒、烦躁、不活泼，对周围环境缺乏兴趣；睡眠不安，夜间常常惊醒哭闹；多汗（血钙降低，交感神经兴奋性提高），睡觉时汗液常浸湿枕头。

2. 骨骼变化

患儿的病情进一步发展则会出现骨骼发育方面的病变。例如，头颅按上去有弹性感，方颅、前囟门大而闭合迟缓。胸部骨骼可表现为肋串珠（每一根肋骨的某一部位隆起粗大，纵向摸上去犹如串珠）、肋外翻和鸡胸。倘若患儿在佝偻病活动期久坐或久站，还可能引起脊柱弯曲和O形、X形腿。上肢表现为腕部的尺骨、桡骨远端呈圆钝面肥厚的"手镯状"。

3. 其他症状

患儿动作发育迟缓，出牙迟，牙齿钙化受影响，牙釉质发育不全。由于缺钙，患儿大脑皮层兴奋性降低，条件反射迟缓，故说话较晚，记忆力、理解力也较差。

任务实施

佝偻病的护理与预防

一、维生素D缺乏性佝偻病患儿的日常照护

（1）患儿多汗、体弱，应注意冷暖，随时增减衣服。

（2）多进食富含钙、磷、维生素D的食物，不要挑食、偏食，合理规划饮食。

（3）按医嘱补充维生素D及钙剂。不可滥用鱼肝油或维生素D针剂或钙剂，以免过量中毒。

（4）患儿应避免过早进行站立、坐、扶、蹦跳等运动，防止影响患儿的骨骼发育，导致骨骼畸形。

（5）多晒太阳。晒太阳的同时要注意做好防晒措施，以免阳光灼伤患儿的皮肤。

二、维生素D缺乏性佝偻病的预防

（1）孕妇及幼儿多到户外活动，接受阳光中紫外线的照射。

（2）提倡母乳喂养，营养要均衡，同时要吃含钙和维生素D丰富的食物。

（3）积极预防胃肠道及肝胆疾病，促进机体对维生素D和钙、磷的吸收及利用。

子任务五 缺铁性贫血的护理与预防

任务情景

甜甜，2岁，挑食、偏食，不喜欢吃动物性食品。皮肤、黏膜苍白，食欲减退，常常精神不振、易疲倦、注意力不集中，情绪易激动，医生诊断为缺铁性贫血。缺铁性贫血是幼儿贫血中较常见的一种类型，尤以婴幼儿的发病率最高。我们应如何照护缺铁性贫血患儿？如何预防缺铁性贫血的发生呢？

任务目标

能对缺铁性贫血患儿进行科学的照护，制定有效的预防措施。

任务探究

贫血的病因与常见症状

贫血是指单位容积血液中红细胞数目和血红蛋白浓度都比正常值显著减少，或两者之一有显著减少。缺铁性贫血是因缺铁而导致的造血不良性贫血，是体内铁的储存不能满足正常红细胞生成的需要而发生的贫血，也是全世界发病率最高的营养缺乏性疾病之一。

一、病因

（1）先天不足：孕妇怀孕后期体内铁不足或早产、双胞胎往往导致新生儿先天铁储存不足。

（2）饮食不合理：食物中缺铁是导致缺铁性贫血的重要原因。所有乳类中含铁量均非常少，所以如果不及时为儿童添加含铁丰富的辅食则易导致缺铁。儿童如果偏食也会影响铁的吸收。

（3）疾病的影响：长期腹泻，反复患感染性疾病、钩虫病均可导致铁吸收与利用障碍或者铁消耗增多而引起贫血。

二、常见症状

缺铁性贫血的症状主要有：皮肤和黏膜颜色苍白，疲乏无力，恶心呕吐，食欲减退，腹胀腹泻，头晕耳鸣，注意力不集中，烦躁或淡漠，记忆力减退，有异食癖，活动后心悸，发育迟缓等，严重者可出现心力衰竭。

任务实施

缺铁性贫血的护理与预防

一、缺铁性贫血患儿的日常照护

（1）制定特殊食谱，增加高铁、高维生素 C 的食物的食用。

（2）纠正患儿偏食、挑食的习惯。

（3）关注患儿运动情况，适当进行户外运动，增强体质，避免感染。

二、缺铁性贫血的预防

（1）合理营养：孕妇在孕期注意铁的补充；提倡母乳喂养，及时给婴儿添加含铁丰富且铁吸收率高的辅助食品,如肝、瘦肉、鱼等,并注意膳食的合理搭配。

（2）对早产儿、低体重儿应及早给予铁剂服用,以预防缺铁性贫血发生。

（3）及时治疗相关疾病。

子任务六 龋齿的护理与预防

任务情景

萌萌,3岁,入园一周。托幼机构的保健医生在进行晨检时发现萌萌的左下第一磨牙的牙面沟窝有黑色斑和小窝,萌萌自称没有什么感觉。保健医生诊断为龋齿,建议家长带萌萌去看牙医并进行治疗。龋齿就是我们通常说的"虫牙",在人群中的发病率可以达到50%。龋齿不仅影响患儿的咀嚼功能,同时还影响容貌,严重的还能引起全身疾病,导致患儿的精神障碍。所以世界卫生组织已将龋齿与心血管病、恶性肿瘤并列划为全球预防控制的疾病。我们应如何照护龋齿患儿？如何预防龋齿的发生呢？

任务目标

能对龋齿患儿进行科学的照护,制定有效的预防措施。

任务探究

龋齿的病因与常见症状

龋齿用医学术语来说,就是牙齿硬组织发生慢性进行性破坏的一种疾病。它的发病在人生长的各个阶段是不同的。龋齿影响儿童的咀嚼、消化、吸收和生长发育,还会引起牙髓炎、牙槽脓肿等并发症。儿童在乳牙和恒牙刚刚萌生的数年内,龋齿的发病率比较高。乳牙患龋会造成乳牙过早丢失,进而影响恒牙的萌出。龋齿的形成过程如图 4-1 所示。

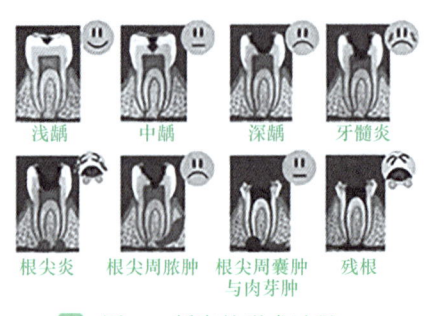

浅龋　中龋　深龋　牙髓炎

根尖炎　根尖周脓肿　根尖周囊肿与肉芽肿　残根

图 4-1 龋齿的形成过程

一、病因

（1）口腔中的细菌在残留食物上繁殖产酸，酸使牙釉质脱钙，形成龋洞。
（2）牙齿上的食物残渣，尤其是甜食残渣是造成龋齿的重要因素之一。
（3）缺乏营养（维生素 D 和矿物质钙、磷、氟）使牙齿钙化不良，缺乏抗龋能力。
（4）牙齿排列不齐，不易刷净，容易导致龋齿。

二、常见症状

龋齿根据龋洞深浅和龋洞距牙髓的远近可分为五度。一度龋齿称牙釉质龋，无主诉症状，釉质表面可见灰白色菌斑。二度龋齿称牙本质浅层龋，牙对冷、热、酸、甜刺激敏感，有疼痛感，去除刺激物可止痛。三度龋齿称牙本质深层龋，牙髓质出现无菌性炎症，根尖周围病变，冷水刺激可引起疼痛。四度龋齿称残冠，牙冠大部分被破坏，牙髓感染，根尖出现脓肿，牙已不可救药。五度龋齿称残根，根尖发生肉芽肿，此时拔牙也困难。

任务实施

龋齿的护理与预防

一、龋齿患儿的日常照护

（1）乳牙患龋，进展较快，应及早治疗。
（2）不适宜吃石榴、杨梅等酸性食物，炒蚕豆、烤羊肉等坚硬、粗糙的食物，过冷、过热食物及过于甜腻的食物。
（3）饮食中要多吃富含维生素 D、钙、维生素 A 的食物，如乳制品、肝、鱼、豆腐、虾皮、菠萝、胡萝卜、红薯等。多吃含氟较多的食物，如鱼、虾、海带、海蜇等。

二、龋齿的预防

1. 注意口腔卫生

早晚刷牙、饭后漱口，尤其是睡前刷牙非常重要，可以减少食物残渣的存积和发酵。刷牙和漱口方法要正确。

2. 合理营养，多晒太阳

三餐搭配合理，多吃蔬菜、水果，尤其是多吃含有磷、钙、维生素的食物。合理营养，多晒太阳，对牙齿的发育、钙化大有好处。

3. 预防牙齿排列不齐

用奶瓶喂奶，不要使瓶口压迫婴儿牙龈；不吮吸手指，不咬铅笔等。在换牙期间，若恒牙已萌出，乳牙滞留，形成"双排牙"，应及时拔去滞留的乳牙，使恒牙的位置正常。

4. 定期进行口腔健康检查

3~6 个月进行一次口腔健康检查，如发现有龋齿，应及时治疗。

子任务七 弱视的护理与预防

任务情景

佳佳，5岁，平时看东西常歪头、眯眼，走路时容易绊倒。体检时发现佳佳的视力低于正常水平，医生诊断为弱视。治疗弱视的最佳年龄阶段为学龄前期，早发现有较高的临床意义。作为幼儿教师，我们如何尽早发现弱视患儿？如何进行弱视防护呢？

任务目标

能对弱视患儿进行科学的照护，制定有效的预防措施。

任务探究

弱视的病因与治疗

弱视是指眼球没有器质性病变而戴矫正镜片后视力仍不能达到正常的眼病。它属于儿童视觉发育障碍性疾病。患弱视的儿童，难以形成立体视觉。缺乏立体视觉则不能很好分辨物体的远近、深浅等，难以完成精细的动作，对生活、学习和将来的工作都有影响。

一、病因

1. 斜视

斜视使幼儿产生复视，这种视觉紊乱使人极不舒服。为排除这种不适，视觉中枢主动抑制来自偏斜眼的视觉冲动，日久，偏斜眼形成弱视。

2. 屈光参差（不正）

两眼的屈光状态在性质或程度上有显著差异，称为屈光参差。这样两眼所形成的物像的大小和清晰度差别较大，不能被融合为单一的物像，视觉中枢就抑制屈光不正较严重的那只眼传入的视觉冲动，日久该眼形成弱视。

3. 视觉剥夺

婴幼儿时期正值视觉功能迅速发育的阶段，先天性白内障、上眼皮下垂或角膜白斑等原因，使某只眼缺少光刺激，会导致视觉发育停顿，形成弱视。

此外，还有先天性弱视。发病机制目前尚不十分清楚。

二、治疗

治疗弱视的最佳年龄阶段为学龄前期。年龄越小，治愈率越高。因此早发现、早治疗弱视是使患儿恢复正常视觉功能的关键。治疗弱视的基本策略为消除视觉剥夺的原因、矫正在视觉上有意义的屈光不正和促进弱视眼的使用。

任务实施

弱视的护理与预防

一、早期发现弱视

1. 学龄前体检

一般的儿童，尤其是上过托幼机构的儿童，3岁时经过简单的视力学习，绝大多数都会认识视力表。有条件的托幼机构要对孩子视力每年进行一次普查，家长也可自购一张标准视力表，挂在光线充足的墙上，儿童距视力表5米远进行识别。检查时一定要分别遮眼，不可双眼同时看，防止单眼弱视被漏检，反复认真检查几次，若一眼视力多次检查均低于0.8，则需带孩子到医院做进一步的检查。一般认为检查最好不晚于4岁。

2. 通过观察幼儿日常行为及早发现异常苗头

弱视儿童除了视力低下外往往还有以下异常行为：一是斜视。幼儿斜视，通常只使用一只眼睛，而另一只眼睛则不能注意所看的东西。长此以往，幼儿的大脑皮层就会抑制斜视的那只眼睛传入信息的冲动，慢慢这只眼睛就会变成弱视。二是在阳光下眯眼怕光。这说明幼儿两只眼睛的屈光度已经出现差异，怕光的那只眼睛会变得越来越"胆怯"，视力也会随之下降。三是看书姿势不正确。不正确的看书姿势会影响幼儿的视力，而且总是歪头看东西，幼儿可能会形成斜视，之后演变成弱视。四是看东西的时候很吃力，喜欢凑得很近。有这种表现的幼儿说明视力已经有问题，要特别注意。五是愣神或专注某物时出现"对眼儿"。一旦发现孩子有斜视的现象，应尽早到医院眼科检查、确诊，因为约有1/2的斜视会发展为弱视。上述异常现象也要引起家长的重视和注意，要到医院眼科检查是否由眼部疾患引起。

另外，对于婴儿和不能配合检查视力的幼儿，可做遮盖试验大致了解其双眼视力情况：有意遮盖一眼，让孩子单眼视物，若孩子出现哭闹不安或撕抓遮盖物的情况，那就提示未遮盖眼视力很差，应尽早到医院检查。总之，弱视的早期发现主要靠家长、托幼机构、学校、医院的紧密配合，最主要的还是与孩子朝夕相处的家长。

二、弱视患儿的日常照护

（1）坚持治疗，保持眼罩清洁。

（2）注意眼部护理，做好眼部卫生，避免用眼疲劳。

（3）遮盖健眼影响美观，幼儿往往不能较好地坚持而影响疗效，教师和家长要耐心教导患儿坚持遮盖的重要性，遮盖时要挡严，不要使眼罩贴紧眼部。

（4）注意合理饮食和营养搭配，可选择富含蛋白质、钙、维生素的食物，以改善全身及眼部的营养，增强眼的抵抗力与调节作用。

三、弱视的预防

（1）坚持优生优育，减少染色体异常造成的斜视、色盲、先天性白内障等疾病。

（2）尽早发现可引起弱视的疾病，对斜视、屈光不正、屈光参差、先天性白内障、上睑下垂、眼睑血管瘤等疾病及时治疗，避免引发弱视。

（3）避免长时间遮盖眼睛，影响儿童眼睛发育，引发弱视。

（4）注意幼儿用眼习惯，学习时注意保持距离，避免过度用眼。

（5）适当增加室外运动，避免长期使用电子产品。

（6）教育幼儿注意用眼卫生，避免出现眼部感染、损伤等疾病。

子任务八 急性化脓性中耳炎的护理与预防

任务情景

亮亮感冒五天了，除了有发热、食欲不振等症状外，还出现耳痛，耳道有少量液体流出。医生诊断为急性化脓性中耳炎。急性化脓性中耳炎是幼儿耳鼻喉科较常见的疾病之一。那么，为什么幼儿容易得急性化脓性中耳炎呢？我们又应该如何护理和预防呢？

任务目标

能对急性化脓性中耳炎患儿进行科学的照护，制定有效的预防措施。

任务探究

急性化脓性中耳炎的病因与常见症状

急性化脓性中耳炎通常是由细菌感染引起的中耳黏膜急性化脓性炎症，偶见病毒感染后细菌入侵，儿童多见，一般以耳痛、耳内流脓、听力下降等为典型症状，及时治疗，愈后良好。如果症状较重或者治疗不当，会引发较重的并发症。

一、病因

首先，幼儿耳部解剖结构尚未发育完善，尤其是连接中耳和咽部的咽鼓管，它不仅是一个连接的导管，而且具有调节中耳腔的压力、引流中耳的分泌物的功能。幼儿的咽鼓管和成人的有很大的区别，不仅形态上不似成人的咽鼓管长而成角，而是短、宽、平，而且位置低。当呼吸道感染时，致病菌就非常容易通过咽鼓管进入中耳，引起急性化脓性中耳炎。

其次，幼儿抵抗力低，免疫力差，容易患各种各样的呼吸道疾病，这样也就很容易因呼吸道感染诱发中耳炎。幼儿中耳黏膜上的黏液层缺少一种叫作溶菌酶的物质，这种溶菌酶可以破坏并杀灭细菌。如果缺少这种酶，其杀菌的能力就会降低，因此，当感染后就易引起中耳炎。

最后，幼儿中耳组织比较娇嫩，血管和淋巴组织丰富，一旦发生感染就容易引起充血、水肿和组织坏死，同时造成咽鼓管堵塞，影响中耳腔的压力，使中耳分泌物引流不畅，容易造成感染加重。

此外，幼儿缺乏保护耳朵的知识，当游泳、跳水时，如出现呛水，不干净的水就有可能经咽鼓管进入中耳腔。鼓膜外伤穿孔，细菌直接侵入中耳，也会导致急性化脓性中耳炎的发生。

二、常见症状

（1）病初为感冒的症状，继而发生高热、耳内剧痛（搏动性）。婴儿可表现为惊哭、烦躁、摇头、拒奶、睡眠不安。

（2）鼓膜穿孔，脓液流出，耳痛顿减，哭闹停止。鼓膜穿孔可致暂时性听力下降，经及时治疗，炎症消退后，鼓膜穿孔愈合，听力可恢复正常。

（3）急性化脓性中耳炎若治疗不彻底，可转为慢性，主要表现为耳道持续或时断时续地流脓，鼓膜穿孔加大，中耳听小骨遭到破坏，听力可有不同程度的下降。还有可能发生危及生命的并发症，如脑膜炎、脑脓肿。

任务实施

急性化脓性中耳炎的护理与预防

一、急性化脓性中耳炎患儿的日常照护

（1）多饮水，多食瓜果蔬菜，如橙子、梨、黄瓜等凉性水果和蔬菜。忌进食辛辣、油腻食物，否则会导致炎症加重。治疗期间避免进食难以咀嚼的食物。

（2）按时服药，注意滴耳液的使用方法。

（3）不可用力擤鼻，以免影响咽鼓管功能。

（4）注意外耳道清洁，但不能重复擦拭。

（5）治疗期间避免游泳，避免剧烈运动。

（6）注意生活环境卫生、干净，避免二次感染，使炎症反应加重。

二、急性化脓性中耳炎的预防

（1）饮食合理，锻炼身体，提高身体素质，积极预防和治疗上呼吸道感染。

（2）教会幼儿用正确的方法擤鼻涕。

（3）耳膜穿孔及鼓室置管者禁止游泳，洗浴时防止污水流入耳内。

（4）注意耳部防护，避免过度挖耳。

（5）对于婴幼儿，注意正确的哺乳姿势。哺乳时应将婴幼儿抱起，使其头部抬高，乳汁分泌过多时应当控制其流出速度。

任务三 传染性疾病的常规预防

任务情景

4月7日，苗苗所在的托幼机构为进一步提高每位教职工对手足口病的防范意识，做好防控工作，召开了预防手足口病专题会议。会议向全体职工传达区卫健委关于手足口病防控的相关会议精神，并要求各班老师加强手足口病的防控及班级消毒工作等。同时，还要做到家园合作，提醒家长做好手足口病的预防工作。

任务目标

根据传染病的特点和流行特征，制定有效的传染病常规预防措施。

任务探究

传染病概述

幼儿对疾病的抵抗力较弱，容易受到病原微生物的感染，发生传染病。托幼机构是儿童集体机构，学前儿童在托幼机构生活，与外界接触频繁、密切，一旦发生传染病，就很容易造成流行。因此，传染病的预防和管理是托幼机构卫生保健工作的一项重要内容。

一、传染病的基本知识

（一）传染病的定义

传染病是由病原微生物（如病毒、细菌、立克次体、螺旋体等）和寄生虫侵入机体引起的，并能在人与人之间或人与动物之间传播的疾病。传染病虽是疾病种类中的一小部分，但它传播快，波及面广，危害大。

（二）传染病的基本特征

传染病与其他疾病有本质的区别，其基本特征如下：

1. 有病原体

每一种传染病都是由特异性的病原体所引起的。病原体是指周围环境中能引起人和动物发病的微生物（细菌、病毒、衣原体、支原体、立克次体、螺旋体、真菌）和寄生虫（如原虫、蠕虫、螨虫等）。

2. 有传染性

病原体经过一定的途径进入易感者体内，使之感染发病。所有传染病都具有传染性。这里的途径是指病人、其他动物（宿主）或带有病原体的物体。

3. 有免疫性

传染病痊愈后，人体对该传染病病原体产生不感受性（有了抵抗力），称为免疫。不同的传染病产生的免疫程度是不同的，个体之间也有差别。有的传染病在痊愈后可获终身免疫，如麻疹、水痘等，即一次得病后几乎不再感染。有的传染病免疫时间较短，在痊愈后还会再次感染，重新发病，如流感。

4. 有流行性、季节性、地方性

（1）流行性：传染病可在人群中散在发生，或在局部地区人群中大量出现，甚至在许多地区大面积发生，这称为传染病的流行。

（2）季节性：传染病易在某个季节内发生、流行。如呼吸道传染病多发生于冬、春季，消化道传染病多发生于夏、秋季。

（3）地方性：某些传染病或寄生虫病，受地理条件、气温条件变化的影响，常局限于一定的地理范围内发生。

（三）传染病的临床分期

每一种传染病从发生、发展至恢复，都要经历几个阶段，医学上称为临床分期（一般临床特点）。

1. 潜伏期

潜伏期是指从病原体侵入人体到出现最初症状的这段时间。不同传染病其潜伏期长短不一，短至数小时，长至数月乃至数年；同一种传染病，各病人的潜伏期长短也不尽相同。根据某种传染病的最长潜伏期可以确定这种传染病的检疫期限。如某托幼机构某班发现一名儿童患水痘，自患儿离园之日起，该班儿童需检疫21天（水痘的最长潜伏期）来确认是否感染。

2. 前驱期

前驱期是从潜伏期末到典型症状出现之前的短暂时间。这段时间病原体不断生长繁殖产生毒素，可引起患者头痛、发热、乏力等全身反应。

3. 症状明显期（发病期）

症状明显期是各传染病的特有症状和体征随病情发展陆续出现的时期。这一阶段一般又可分为上升期、高峰期和缓解期三个时期。

4. 恢复期

恢复期是传染病的主要症状逐渐消失，生理功能和组织损伤逐渐恢复的时期。多数以痊愈而终，少数可留有后遗症。但在此期间，病情有时会恶化，甚至发生并发症。

（四）传染病的流行过程

传染病的病原体在一定的条件下，在人群中的广泛传播即为传染病的流行。传染病若要传播和流行，必须具备三个环节：

1. 传染源

传染源是指体内有病原体生长、繁殖并能排出病原体的人或动物。传染源一般可分为三种，即传染病患者、病原携带者、受感染的动物。

2. 传播途径

病原体自传染源排出，侵入他人体内的过程称为传播途径。

主要的传播途径有以下几种：

（1）空气飞沫传播：呼吸道传染病的主要传播方式。病原体随着病人或携带者说话、咳嗽、打喷嚏等产生的飞沫散布到空气中，由呼吸道侵入易感者体内使其受到感染。

（2）饮食传播：消化道传染病的主要传播途径。病原体污染了食物或饮用水，经口侵入易感者体内使之受到感染。

（3）接触传播：病原体污染了日常用品（如衣被、毛巾、餐具、玩具等），再通过人的手或其他方式传播给易感者（口、鼻或皮肤），使之受感染。

（4）虫媒传播：病原体以昆虫（如蚊、蚤、虱、白蛉）为媒介直接或间接地传入易感者体内造成感染。

（5）医源性传播：医务人员在检查、治疗和预防疾病时或在实验室操作过程中，由于工作不当或操作不规范而造成的传播。

（6）母婴传播：病原体由母亲直接传给婴儿，主要通过胎盘、分娩损伤、哺乳和产后密切接触等途径，如乙型肝炎、风疹、艾滋病等。

3. 易感者（人群）

易感者是指对某种传染病缺乏特异性免疫力，容易受感染的人。如未出过麻疹的儿童就是麻疹的易感人群。人群中对某种传染病的易感者越多，则发生该传染病流行的可能性越大。通过有计划地预防接种，可降低人群中传染病的易感率。

（五）传染病的预防

1. 控制传染源

对传染源应做到早发现，早报告，早隔离，早治疗。

（1）早发现、早报告病人及病原携带者

多数传染病在疾病早期传染性最强，早发现病人可有效控制传染病的传播。托幼机构应完善并坚持执行健康检查制度。若发现传染病人或疑似传染病人，应及时报告卫生防疫部门，以预防并控制传染病的流行。

（2）早隔离、早治疗病人

病人是主要的传染源。各园（所）应根据自己的条件设立隔离室，一旦发现传染病患儿或疑似患儿，应立即隔离并进行个别照顾。

（3）对接触者进行检疫

对于曾与传染病患儿接触过的儿童，要实行检疫，进行观察。在托幼机构，传染病的接触者一般指与传染病患儿同班的幼儿或一同居住的人。检疫的目的是尽可能缩小传染的范围，并尽早发现病人。检疫期限根据该传染病的最长潜伏期而定。在检疫期间，需检疫儿童要与健康儿童隔离，每日活动照常进行，但不收新生入班，该班单独活动。对接触者进行必要的医学观察，详细了解其在家中的饮食、睡眠、大小便状况等。通过晨间和午间检查注意疾病的早期症状，根据受检疫传染病的种类和特征，密切观察儿童是否出现异常情况，如有可疑发病征象，立即隔离观察。检疫期限届满，未发现新病者，可解除检疫。

2. 切断传播途径

传染病是经一定途径传播的，如果我们能采取一定的措施，切断其传播途径，就可预防传染病的传播。

（1）保持环境清洁，空气清新

室内要定时通风，保持空气新鲜；房间应进行湿式打扫，避免粉尘飞扬。

（2）讲究饮食卫生

托幼机构应管理好幼儿的饮食，让幼儿用自己的水杯饮水，采用分餐制，注意炊具及餐具的消毒。

（3）养成良好的个人卫生习惯

饭前便后洗手，不吃不干净的食物。教育幼儿不能随地吐痰，咳嗽、打喷嚏要遮挡口、鼻。用自己的毛巾，不用手揉眼睛；要勤洗澡、换衣，保持皮肤清洁等。

（4）做好日常消毒工作

消毒是利用物理、化学等方法除去或杀死病原微生物以防止传染病传播的措施。消毒是切断传播途径的重要措施，托幼机构要做好卫生消毒工作。常用的消毒方法有紫外线消毒、热力消毒、消毒灯消毒、化学药物消毒等。托幼机构所需要消毒的环境主要有寝室、活动室、盥洗室、厕所等，需要消毒的物品主要有桌、椅、卧具、毛巾、玩教具等（表4-2）。

表4-2　　　　　托幼机构环境及物品消毒一览表

消毒对象	消毒剂（工具）	消毒时间	消毒方法
寝室、活动室	84消毒液、紫外线灯	1次/日	清洁地板后，再用1∶200的84消毒液水溶液擦洗，最后关闭门窗紫外线消毒30分钟。每天随时注意开窗通风换气
盥洗室、厕所	84消毒液	2次/日	清洗地面、便池内污垢，保持洁净，用1∶250的84消毒液水溶液喷洒
桌、椅	84消毒液	1次/餐	先将桌面清洁处理后，再用1∶200的84消毒液水溶液擦洗，最后用清水再擦一遍
床单、被罩、枕套	84消毒液	2次/月	用1∶200的84消毒液水溶液直接与洗衣粉配合使用洗涤干净，在阳光下暴晒
棉被、枕芯	日光暴晒	2次/月	在阳光下暴晒
床架、玩具架、门窗、橱柜	84消毒液	1次/日	清洗干净后用1∶200的84消毒液水溶液擦洗，最后用清水再擦一遍
塑料玩具	84消毒液	1次/周	清洗干净后用1∶200的84消毒液水溶液浸泡3~5分钟，液体面应超过物体面
毛绒玩具	84消毒液	1次/月	清洗干净后用1∶200的84消毒液水溶液浸泡3~5分钟，最后在阳光下直射4小时

（续表）

消毒对象	消毒剂（工具）	消毒时间	消毒方法
毛巾	沸水煮、暴晒	1次/日	清洗干净后，在沸水里煮15分钟，然后在阳光下暴晒
餐具	消毒柜	1次/餐	洗净餐具、水杯，擦干，将消毒柜电源线插入电源插座，把门关好，按下"消毒"键消毒30分钟
水杯	消毒柜	1次/日	

3. 保护易感者

学前儿童免疫功能不够完善，属于易感人群，因此，要采取必要的保护措施，来提高他们对传染病的抵抗力。

（1）增强儿童体质，提高非特异性免疫能力。组织儿童进行适当的体育锻炼和户外活动；为儿童提供合理营养；培养儿童良好的卫生习惯；为儿童创设良好的生活环境。

（2）预防接种，提高抗感染的能力。进行有计划、有系统的预防接种是保护易感者的主要措施。

预防接种就是通过人工的方法，将各种病原微生物的毒性降低，制成疫苗注入人体，使机体在不发病的情况下产生抗体，提高儿童的免疫水平，起到防病的作用。根据儿童的免疫特点和传染病发生的情况，有计划地进行预防接种，达到控制和消灭传染病的目的，叫作计划免疫。

托幼机构、学校在办理入托、入园、入学手续时，应当检查预防接种证，未按规定接种的儿童应当及时补种。托幼机构必须积极配合卫生防疫部门，根据国家儿童免疫规划疫苗接种程序表（表4-3）按时完成儿童计划免疫工作。

表4-3　　　　　　　　　　国家儿童免疫规划疫苗接种程序表

疫苗名称	接种对象月（年）龄	接种剂次	间隔时间
乙肝疫苗	0、1、6月龄	3	出生后24小时内接种第1剂，第2剂在第1剂接种后1个月接种，第3剂在第1剂接种后6个月接种，第1、2剂次间隔≥28天。第2剂和第3剂间隔≥60天
卡介苗	出生时	1	出生后24小时内接种，超过12月龄不再接种。3~12月龄接种需要做结核菌素试验，试验阴性者方可接种
脊髓灰质炎疫苗	2、3、4月龄，4周岁	4	第1、2剂次，第2、3剂次间隔≥28天
百白破疫苗	3、4、5月龄，18~24月龄	4	第1、2剂次，第2、3剂次间隔≥28天
白破疫苗	6周岁	1	—
麻风疫苗	8月龄	1	—
麻腮风疫苗	18~24月龄	1	—
乙脑减毒活疫苗	8月龄、2周岁	2	7、8、9月不进行接种
A群流脑多糖疫苗	6~18月龄	2	第1剂次与第2剂次间隔不少于3个月

（续表）

疫苗名称	接种对象月（年）龄	接种剂次	间隔时间
A群、C群流脑多糖疫苗	3周岁、6周岁	2	第1剂次与第2剂次间隔3年；第1剂次与A群流脑第2剂次间隔不少于12个月
甲肝减毒活疫苗	18月龄	1	—

你知道吗

冬奥疫情防控有多严？权威回应告诉你

在2021年12月23日上午举行的国新办发布会上，专家结合近日发布的《北京2022年冬奥会和冬残奥会防疫手册》（第二版），向公众介绍了北京冬奥会和冬残奥会防疫政策。

众所周知，北京冬奥会、冬残奥会是在全球新冠疫情大流行的背景下举办，防疫安全工作面临巨大压力挑战。北京冬奥组委专职副主席、秘书长韩子荣在发布会上介绍，北京冬奥组委与国际奥委会、国际残奥委会12月13日共同发布了《北京2022年冬奥会和冬残奥会防疫手册》（第二版），为所有利益相关方参与北京冬奥会、冬残奥会制定了防疫准则。

韩子荣表示，《北京2022年冬奥会和冬残奥会防疫手册》（第二版）提出6项原则，分别为：疫苗接种；闭环管理；建立新冠联络官机制；检测、追踪与隔离；减少接触；提高卫生意识。具体如下：

1. 疫苗接种：疫苗是降低感染传播风险、保障赛事安全举办的关键手段。除个别运动员和随队官员可医学豁免外，其他所有涉奥人员需要在来华至少14天前完成全程疫苗接种，才可以免除集中隔离，进入闭环管理。鉴于当前全球疫情形势的复杂性，特别建议所有涉奥人员能够接种新冠疫苗加强针。

2. 闭环管理：闭环管理是一种特殊管理方法。闭环内来华涉奥人员和国内直接服务外方的工作人员需要每日进行健康监测和核酸检测，在闭环内酒店或冬奥村集中住宿，只允许乘坐冬奥专用车辆往返指定闭环场所，不得与闭环外人员接触，更不得与社会面接触。

3. 建立新冠联络官机制：所有来华参加北京冬奥会、冬残奥会的国际组织均需设置新冠联络官。新冠联络官的职责是与本组织成员保持密切联系，确保相关组织成员了解防疫手册内容，协助其完成来华前各项准备工作，并做好疫情应急处置等相关协调工作。

4.检测、追踪与隔离：冬奥会和冬残奥会期间，闭环内人员每日进行核酸检测，如检测和复检结果为阳性，须接受隔离或治疗并按照手册规定的流调标准和密接判定标准，了解感染者行踪轨迹，尽快锁定密切接触者，采取果断措施阻断传播。

5.减少接触：在人群聚集、空气流通较差的空间，人员密切接触，感染新冠病毒的风险较大。手册规定要最大限度减少社交活动，并时刻佩戴口罩，尽量避免密闭空间长时间停留、人群聚集和密切接触。

6.提高卫生意识：涉奥人员来华期间，应全程佩戴无呼吸阀95/KN95/FFP2口罩或同等标准的医用防护口罩。要勤洗手、勤消毒，尽可能使用免洗手消毒剂。提倡为运动员鼓掌加油，不建议唱歌和呐喊。建议尽量避免使用共用物品，或在使用前进行消毒。房间定期通风，保持室内空气流通。

北京冬奥组委疫情防控办公室副主任黄春在发布会上表示，这次冬奥会是在疫情下举办的，有感染者或者局部小规模聚集性疫情，都是可能发生的。黄春介绍，如果出现感染者，组委会也做好了充分的应急预案。考虑到对城市的影响，黄春表示，将会最大限度避免把闭环内感染传播到城市层面，这是防控的一个底线。"我们要严格执行闭环管理政策，严格遵守核酸检测要求，避免出现环而不闭，或闭而不环等情况。"另外，韩子荣表示，鉴于目前全球新冠肺炎疫情防控形势非常复杂，为了防止可能出现的新冠肺炎疫情传播，保障参赛各方安全，决定不面向境外观众售票。

（来源：新华网，2021年12月23日）

任务实施

托幼机构常见传染病的常规预防

预防传染病的关键在于针对传染病发生和流行的三个基本环节采取综合性措施。

托幼机构要贯彻"预防为主"的卫生工作方针，完善各种防病措施，降低发病率，提高幼儿的免疫力，保护幼儿的生命和健康。幼儿年龄小，抵抗力弱，容易感染传染病。托幼机构孩子过着集体生活，彼此接触密切，一旦发生传染病，容易爆发和流行。因此，做好传染病预防与管理工作是托幼机构健康管理的重要内容。

一、控制传染源

及早发现病人和可疑者，管理控制好传染源，使传染病局限于个别幼儿身上，不造成流行。托幼机构要加强晨、午、晚间检查。幼儿及工作人员在进入托幼机构之前，都必须进行体格检查，并且要调查是否与传染病患者有过接触，以及在与传染病患者接触后是否已过隔离期等。每年应定期进行体格检查，发现病人或带菌者，应延缓入园或隔离治疗。落实病例隔离管理，严格把关复核查验。

二、切断传播途径

要经常地采取有力措施,使病原体无法侵入人体;要注意室内通风换气,尽量减少空气中的尘埃;及时清洁地面、桌椅、门窗、水龙头、楼梯扶手等公共地方,生活垃圾集中存放并加盖,合理设置厕所和洗手设施,保持厕所清洁卫生。按照有关标准的规定保障饮食、饮用水安全。处处注意个人卫生、饮食卫生和环境卫生,做好消毒工作,切断传染病的传播途径。

三、提高幼儿免疫能力,保护易感儿

制定并坚持执行生活制度,使幼儿生活有规律。保证幼儿膳食质量;让幼儿尽量多在户外活动;要利用自然因素,如日光、空气和水进行锻炼,提高幼儿机体的抵抗力。

落实新生入园接种查验制度。将预防接种查验证明作为新生办理入园的必备材料之一,园医对新生预防接种查验证明资料和漏种疫苗进行登记,将有关查验信息填写登记表并及时反馈辖区有关预防接种门诊,督促学生遵照国家免疫规划疫苗免疫程序完成相应年龄的疫苗接种。要根据传染病流行季节和各种疫苗的有效免疫期定期对幼儿实施预防接种,以提高幼儿对疾病的免疫能力,并建立预防接种卡片制度。

托幼机构应重视健康教育,帮助幼儿获得基本健康知识,培养良好的生活习惯以及自我保护的初步意识和能力。保教人员要经常向家长进行卫生宣传教育,让家长了解预防疾病的知识,重视幼儿集体预防的要求。此外,家长也有责任向托幼机构说明家庭中已有某种传染病患者,及时对这样的幼儿进行隔离观察,以免传染病在托幼机构中流行。

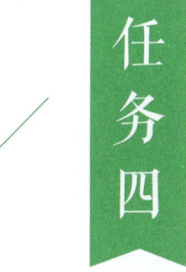

任务四 常见传染性疾病的识别与应对

任务情景

2月20日早,妞妞妈妈送孩子来园时告诉老师妞妞离园后出现嗓子疼、头痛、不想吃东西等症状,睡前喝了一包感冒冲剂,希望老师多关注。细心的老师发现妞妞仍然精神不好,还有点低热,左侧腮腺略有肿胀,有触痛。老师让家长马上带妞妞去医院检查,同时把情况上报托幼机构。托幼机构立即组织园区的消杀工作,并排查园区幼儿的健康情况。老师为何如此紧张?托幼机构又为何要立即进行消杀呢?

任务目标

能通过幼儿表现初步识别常见传染性疾病，并做出正确的应对。

任务探究

学前儿童常见传染性疾病

学前儿童的免疫功能相对较弱，接触的环境和成人也有不同，传染病发病的病种、临床表现和预防等方面，和成人相比有许多不同之处。如麻疹、水痘、流行性腮腺炎等传染病主要在学前儿童群体流行，因其感染后有终身免疫力，成人中很少出现。托幼机构是儿童集中生活的地方，一旦出现传染病很容易造成流行。因此，保教人员应该熟悉学前儿童常见传染病的病因、主要症状、预防等相关知识，并知道应对的策略。学前儿童常见的传染病主要有以下几种：

一、流行性感冒（流感）

流感是由流感病毒引起的急性呼吸道传染病。人类流感病毒可分甲、乙两型。甲型病毒易发生变异，常引起流行。乙型病毒变异缓慢，流行比较局限。

1. 流行病学

（1）传染源：流感患者是主要的传染源。流感自潜伏期即有传染性，发病3天内传染性最强。

（2）传播途径：经飞沫直接传播。当病人咳嗽、打喷嚏及大声说话时，病毒随飞沫喷到周围空气中，侵入正常人的鼻黏膜而传染；也可通过尘埃、手、用具等间接传染。

（3）易感人群：人群对流感普遍易感，病后免疫时间短，而流感病毒变异性强，但各型间无交叉免疫。

（4）流行特征：流感常突然发生，传播迅速，发病率高，流行时间短，蔓延迅速，在几个月内，可遍及世界各地，造成全球性的大流行。流感一年四季均有发生，但以冬、春季节多发。

2. 临床表现

（1）潜伏期为1~3天，短则数小时。

（2）起病急，寒战、高热（39~40℃），伴有头痛、倦怠乏力、关节肌肉酸痛、眼结膜充血、咽痒、咽痛等。流感的全身症状明显，而呼吸症状较轻。儿童患流感容易并发肺炎。

（3）以胃肠道症状为主者，可有恶心、呕吐、腹痛、腹泻等症状；以肺炎症状为主者，发病1~2天后即出现咳嗽、气促、气喘、发绀等症状；部分病儿有明显的精神异常症状，如嗜睡、惊厥等；婴幼儿常并发中耳炎。

（4）发热与临床症状可在 1~2 天达到高峰，3~5 天退热，症状随之消失。乏力与咳嗽可持续 1~2 周。

3. 护理

（1）高热时卧床休息，适当降温。患儿高热时切忌捂紧，以防体温继续上升而引起惊厥。

（2）患儿居室要有阳光、保持空气流通。

（3）多饮热水，饮食应易消化、有营养。

（4）口、鼻腔分泌物及污染物应及时处理。

（5）护理者戴口罩，护理患儿后洗手。

4. 预防

（1）让幼儿多晒太阳、多参加户外活动，补充营养以增强机体的抵抗力。

（2）保持居室温度恒定，空气流通，定期消毒。

（3）衣着要适宜，注意随天气变化增减衣服。

（4）流感流行时少去公共场所。

（5）接种流感活疫苗或减毒活疫苗。

二、水痘

水痘是由水痘－带状疱疹病毒所引起的急性传染病。该病毒存在于患者鼻、咽分泌物和水痘的浆液内以及血液中，病毒经口、鼻进入人体，首先在呼吸道黏膜细胞内繁殖，然后进入血液产生病毒血症，侵袭皮肤及内脏，引起发病。一次患病后可获终身免疫。

1. 流行病学

（1）传染源：患者为主要传染源，出疹前 2 天至出疹后 5 天都有传染性。水痘的传染性极强，易感者在与患者接触后约 90% 会发病。儿童与带状疱疹患者接触亦可患水痘。

（2）传播途径：病初主要经飞沫传染，也可经衣物、用具等间接传染。

（3）易感人群：人群普遍易感，多为 6 个月以上儿童，6 个月到 3 岁幼儿发病率最高。

（4）流行特征：多在冬、春季发病并流行。

2. 临床表现

（1）潜伏期：10~21 天。

（2）前驱期：病初可有低热，年长儿常有高热，可达 39~40 ℃，常伴有全身不适，食欲不振，可见前驱疹，如猩红热或麻疹、样皮疹，24 小时后消失。

（3）出疹期：在起病当天或第 2 天出现，皮疹先见于头皮、面部，逐渐蔓延至躯干和四肢，皮疹分布以躯干为多，呈向心性分布，而且沿斑疹—丘疹—水疱—结痂顺序发展。最初是红色斑疹或斑丘疹，1 天左右变成水疱，水疱稍呈椭圆形，大小不一，表浅，似浮在表面，常伴瘙痒感使患儿烦躁不安。

3~4 天后，水疱从中心开始干缩、结痂。干痂脱落后，皮肤上不留疤痕。由于皮疹分批出现，故在病体中可见各期皮疹同时存在。皮疹数量不一，少则数十个，多达数百个。黏膜水痘疹可发生于口腔、眼结膜、外阴部等，破溃后可成浅溃疡，迅速愈合。若疱疹发生在角膜，则对视力有潜在危险。

3. 护理

（1）发热期患儿应卧床休息，室内保持空气清新；给予高热量、易消化的饮食和充足的水分。

（2）修剪患儿指甲，防止抓破水疱，引起感染。勤换衣服、床单，保持皮肤清洁卫生。

（3）可用炉甘石洗剂止痒。

4. 预防

（1）管理传染源：一般水痘患者应在家隔离治疗至全部皮疹结痂或出疹后7天。水痘患儿的用品要暴晒或煮沸消毒，病人停留过的房间通风3小时以上。

（2）切断传播途径：疾病高发期，托幼机构应重视通风换气，健康儿童避免与发病期患儿接触，对患儿呼吸道分泌物污染用品进行消毒。托幼机构可用紫外线进行消毒。

（3）保护易感者：对易感者，需严密观察3周，并可口服板蓝根冲剂以预防传染。尽量避免易感儿接触水痘患儿，可接种水痘减毒活疫苗，在接触水痘患者后3天内接种仍然有效。免疫力低下的易感儿，可在其接触水痘患儿后尽早肌注水痘-带状疱疹免疫球蛋白2~5 mL，可降低发病率及减轻病情。接触者应接受检疫21天。

三、麻疹

麻疹是由麻疹病毒引起的急性呼吸道传染病，以发热、上呼吸道炎症、眼结膜炎及皮肤出现红色斑丘疹和颊黏膜上有麻疹黏膜斑，疹退后遗留色素沉着，伴糠麸样脱屑为特征。

1. 流行病学

（1）传染源：急性患者是唯一的传染源，一般认为出疹前后5天均有传染性。该病传染性强，易感者直接接触麻疹患者后90%以上会得病。

（2）传播途径：主要通过飞沫传播，间接传播很少。

（3）易感人群：未患过麻疹，也未接种麻疹疫苗者均为易感者。通常6个月至5岁幼儿发病率最高，患过一次麻疹后，可获得终身免疫。

（4）流行特征：本病目前多为散发，四季均可发病，以冬、春季最多。

2. 临床表现

（1）潜伏期为10~12天。应用血清被动免疫后，有的可延长至3周。

（2）前驱期为2~4天，可有发热、咳嗽、流涕、眼怕光、流泪、眼结膜充血等症状，并伴全身不适。2~3天后可在口腔两侧近臼齿处的颊黏膜上出现针尖大小、蓝白色或紫色小点，周围有红晕，称"科氏斑"或"麻疹黏膜斑"（这是麻疹所特有的症状，是早期诊断麻疹的重要依据）。初起仅数个，很快会增多且可融合，扩散至整个颊黏膜以及唇内、牙龈等处，维持2~3天，在发疹后的第2天消退。

（3）发疹期为3~5天，在发热后3~4天开始出皮疹，初见于耳后、发际、颜面，然后迅速蔓延到颈部、上肢、躯干及下肢，最后到手心、脚底，经2~3天，遍及全身。皮疹为玫红色斑丘疹，大小形状不一，压之褪色，稍高出皮面。疹盛时可互相融合，颜色渐转暗皮疹在 2~5 天内出齐，出疹高峰时中毒症状加重，体温高达 40 ℃，神萎倦怠，昏睡终日，或烦躁不安甚至惊厥。颈淋巴结、肝、脾均肿大。

（4）皮疹按出疹顺序消退，疹退后留有褐色的色素斑，伴糠麸样脱屑。随着皮疹消退，体温逐渐恢复正常，全身症状减轻。整个病程持续 10~14 天。

3. 护理

（1）应卧床休息，单间隔离；居室空气清新流畅，保持适当的温、湿度。

（2）保持眼、鼻、口腔及皮肤的清洁卫生。

（3）饮食应富于营养且易消化。

（4）发热时要多饮水，高烧持续不退可吃退烧药。

（5）注意并发症。若皮疹尚未出齐却突然消退（疹子内陷），疹子颜色淡白或发紫，出疹中出现高热、气急、口唇发青、面色不好、四肢发冷，或嗜睡、烦躁、抽筋等，均应警惕并发症（肺炎、心肌炎）发生的可能，需立即送医院诊治。

4. 预防

（1）管理传染源：及时发现患者，麻疹患儿应隔离至出疹后 5 天，并发肺炎时，延长至出疹后 10 天。麻疹病人停留过的房间，应开窗通风 3 小时以上，护理过患儿后，要消毒后再接触健康孩子。

（2）切断传播途径：流行期间多开窗通风，避免带幼儿到人多的公共场所，对托幼机构进行隔离消毒。

（3）保护易感人群：对 6 个月以上的易感儿童，接种麻疹减毒活疫苗。2 岁以下或有慢性病的幼儿，接触麻疹病人后，可进行人工被动免疫。

（4）接触者接受检疫 21 天。

四、流行性腮腺炎

流行性腮腺炎（图 4-2）也叫"痄腮"，是由腮腺炎病毒引起的急性呼吸道传染病。病毒存在于患者唾液、血液、尿液及脑脊液中，传染性较强。病毒由呼吸道侵入人体，引起腮腺或颌下腺肿胀。患者病愈后可获得终身免疫。

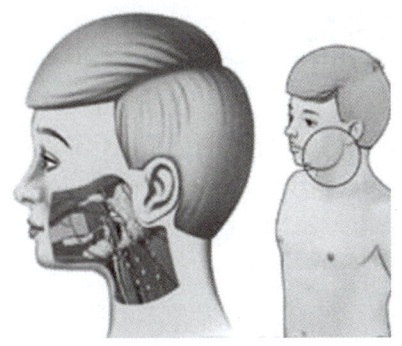

图 4-2 流行性腮腺炎

1. 流行病学

（1）传染源：腮腺炎患者和隐性感染者。

（2）传播途径：主要通过飞沫和直接接触传染，少数通过用具间接传染。

（3）易感人群：多见于2岁以上儿童，2岁以下幼儿较少得病，成人偶有得病。

（4）流行特征：一年四季均可发生，多流行于冬、春季。在儿童集体场所易发生暴发性流行，一般一生只患一次。

2. 临床表现

（1）潜伏期为14~21天。

（2）大多数起病较急，可有发热、畏寒、头痛、食欲不振等症状。

（3）1~2天后腮腺肿大。肿大以耳垂为中心，边缘界限不清，表面发热，有轻度压痛。张口或咀嚼时腮腺部位感到胀痛，吃硬或酸的东西时疼痛加剧。少数病人有时可有颌下腺和舌下腺肿胀疼痛。

（4）一般先一侧腮腺肿大，2~3天后另一侧也肿大，4~5天消肿。不典型的病例可始终无腮腺肿胀，而以单纯脑膜炎、睾丸炎等症状出现。

3. 护理

（1）急性期患儿应卧床休息，以减少并发症的发生。若并发睾丸炎，则需要卧床，可用吊带托起阴囊，以减轻坠痛。

（2）多用淡盐水漱口，以保持口腔的清洁，防止继发性感染。

（3）要多喝温水，以利于退热及毒素的排出，要吃富有营养且易消化的流质或半流质食物或软食，以减轻咀嚼时的疼痛。避免酸、辣、硬质食物。

（4）当体温太高（超过39 ℃）时，可给予适量退热药或采取物理降温。

（5）腮腺肿痛时，可用湿毛巾冷敷，也可外敷清热解毒的中药。一旦有并发症的表现，应及时就医。

4. 预防

（1）隔离患儿至腮腺完全消肿为止。

（2）在流行期间，不要去人群集中的公共场所，避免接触传染源。房间常开窗通风。

（3）加强孩子的营养，经常锻炼身体，提高自身免疫力。

（4）注射腮腺炎减毒活疫苗。

五、流行性脑脊髓膜炎（流脑）

流脑是由脑膜炎双球菌引起的呼吸道传播的化脓性脑膜炎。致病菌由鼻、咽部侵入血循环，形成败血症，最后局限于脑膜及脊髓膜，形成化脓性脑脊髓膜病变。

1. 流行病学

（1）传染源：流脑患者和带菌者。病人从潜伏期末开始至发病10天内具有传染性，带菌者作为传染源的意义更大。

（2）传播途径：病原菌存在于患者或带菌者的鼻、咽分泌物中，借咳嗽、打喷嚏、说话等由飞沫直接从空气中传播。日常用品间接传播的机会极小。密切接触，如同睡、拥抱、喂乳是2岁以下婴幼儿传播本病的重要方式。

（3）易感人群：任何年龄均可发病，2~3个月开始出现，6个月至2岁发病率最高，以后随年龄增长逐渐下降。新生儿有来自母体的杀菌抗体，故很少发病。

（4）流行特征：本病多在冬、春季流行。流行因素与室内活动多、空气不流通、缺少阳光、居住拥挤、呼吸道病毒感染等有关。

2. 临床表现

流脑的潜伏期为 1~7 天。其病情复杂多变，轻重不一，一般可表现为三个临床类型：普通型（约占 90% 左右），暴发型（少数病人起病急骤，病情凶险，如不及时抢救，常于 24 小时内甚至 6 小时内危及生命，此型病死率达 50%，婴幼儿可达 80%）和慢性败血症型（多发生于成人）。

普通型的临床表现分为三个阶段：

（1）上呼吸道感染期：持续 1~2 天，多数病人无症状，部分病人有咽喉疼痛，鼻、咽部黏膜充血及分泌物增多的情况。

（2）败血症期：患者突然高热、畏寒、头痛、全身乏力、肌肉酸痛、食欲减退及神志淡漠等毒血症症状。幼儿则有啼哭吵闹、烦躁不安、皮肤感觉过敏及惊厥等。70% 的病人全身皮肤及黏膜有瘀点（或瘀斑），用手指按压后红色不褪。病情严重者，瘀点、瘀斑可迅速扩大，其中央因血栓形成而发生皮肤大片坏死。少数病人有脾肿大症状。

（3）脑膜炎期：多数病人于 1~2 天内发展为脑膜炎。此期持续高热、头痛剧烈、呕吐频繁、皮肤感觉过敏、怕光、狂躁及惊厥，颈后疼痛、颈项强直、角弓反张（脑膜刺激征）、神志恍惚、嗜睡、昏迷。

婴儿发作多不典型，除高热、拒食、烦躁及啼哭不安外，惊厥、腹泻及咳嗽较成人多见。

3. 预防

（1）早发现病人，就地进行隔离和治疗，做好疫情报告工作。

（2）接触者检疫，可服磺胺嘧啶预防。

（3）易感者接种流脑菌苗。

（4）做好个人及环境卫生，减少大型集会和集体活动，居室开窗通风，勤晒衣服，多晒太阳，避免到拥挤的公共场所。

六、流行性乙型脑炎（乙脑）

流行性乙型脑炎简称乙脑，是由流行性乙型脑炎病毒引起的急性中枢神经系统传染病。

1. 流行病学

（1）传染源：受乙脑病毒感染的人和动物。最重要的传染源是猪（主要是幼猪）。此外，马、牛、羊、驴、狗、猫、鸡、鸭、鹅也可作为本病的储存宿主和传染源。蚊子不但是乙脑病毒的传播媒介，而且乙脑病毒在蚊子体内可经蚊卵传代，所以蚊子也是乙脑的储存宿主。

（2）传播途径：蚊子是传播此病的主要媒介。病毒通过蚊子的叮刺侵入人体后，在网状内皮系统中增殖，若停止在此阶段，即为隐性感染；若进入血液循环形成病毒血症，即为轻型感染；若通过血脑屏障侵入中枢神经系统，则可以发生脑炎。主要病理改变在中枢神经系统。

（3）易感人群：人对乙脑病毒普遍易感，但绝大多数是无症状的隐性感染者，极少数人发病。少年儿童是主要发病人群，尤其是10岁以下的儿童最为易感。但由于近年来儿童广泛接种乙脑疫苗，反而成人发病相对增多。

（4）流行特征：流行于夏、秋季节。

2. 临床表现

人感染乙脑病毒后潜伏期为5~15天，最长可达21天。其症状轻重不一。轻型病例的症状是低热、头痛和疲倦，持续几天后自愈。典型脑炎的病程一般可分为三个阶段：

（1）初期：起病急，主要表现为全身不适、头痛、发烧，常伴有寒战，体温38~39℃。头痛常较剧烈，伴有恶心、呕吐（呈喷射状），此期持续1~6天。

（2）急性脑炎期：最突出的症状是持续高烧，体温39~40℃，几天后中枢神经感染加重，出现意识障碍，如神志不清、昏睡和昏迷、惊厥或抽搐，肢体强直或瘫痪等症状。严重的病例可因高烧不退、抽搐不止、脑水肿、呼吸或循环衰竭而死亡（1个月内）。暴发型的乙脑，甚至会在1~2天内因呼吸衰竭而死亡。

（3）恢复期：大多数病人在7~10天内高热渐退，体温和脉搏等逐渐恢复正常，其他症状也随之消失（患者逐渐清醒）。少数（7%~15%）严重病人可因惊厥、昏迷时间持续较久，恢复后留有时间长短不一的精神不正常、智力减退、失语、肢体瘫痪等后遗症。

乙脑在发病初期，很像上呼吸道感染，病人有些发热、头痛、全身不适。这些症状如果出现在乙脑流行季节，应引起重视，及早送医院检查。体检时可发现部分幼儿前囟膨隆、腹壁反射消失、巴宾斯基反射阳性、四肢肌张力增高等体征。

3. 护理

注意饮食和营养，吃易消化的食物，供应足够的水分。昏迷患者应采取鼻饲（对不能由口进食的患者，可通过鼻导管至胃部供给营养丰富的流质，保证蛋白质与热量的摄入）或静脉注射葡萄糖盐水。同时要注意病人鼻腔及皮肤卫生。经常翻身，以防发生肺炎和褥疮。对瘫痪病人经常做肢体被动运动，以防肌肉萎缩。

4. 预防

（1）管理传染源：病人应当早发现、早隔离、早治疗，以控制传染源，一般要隔离到体温恢复正常；主要传染源是易感家畜，所以要做好饲养场的卫生，人、畜居地分开。

（2）切断传播途径：主要采取灭蚊、防蚊措施，这是预防乙脑及控制其流行的关键。这包括：灭越冬蚊和早春蚊，消灭蚊虫滋生地；防蚊可以用蚊帐、驱蚊剂等。

（3）保护易感人群：易感人群或儿童（6个月~10岁），应注射乙脑灭活疫苗。

七、手足口病

手足口病是由肠道病毒引起的常见急性发热出疹性传染病，以发热和手、足、口腔等部位的皮疹或疱疹为主要特征。少数患者可并发无菌性脑膜炎、脑炎、急性和弛缓性麻痹、呼吸道感染和心肌炎，个别重症患儿病情进展快，易发生死亡。因此，儿童可能反复感染发病。

1. 流行病学

（1）传染源：患儿、隐性感染者和无症状带菌者为主要传染源。患儿的咽部分泌物、唾液及粪便含有病毒。

（2）传播途径：儿童通过接触被病毒污染的手、毛巾、玩具、食具、奶具以及床上用品、内衣等引起传播；患儿咽喉分泌物及唾液中的病毒可通过空气飞沫传播；饮用或食入被病毒污染的水、食物等可造成传播；门诊交叉感染和口腔器械消毒不完全也可引起传播。

（3）易感人群：多发生于5岁以下的婴幼儿，2~3岁居多。

（4）流行特征：一年四季都可发生，常见于4~9月份。

2. 临床表现

（1）潜伏期2~7天，没有明显的前驱症状。

（2）发病初期出现类似感冒的症状，发烧（体温37.5~38.5 ℃，很少超过39 ℃，持续2~3天）、咳嗽、流涕，同时伴有恶心、呕吐、腹泻等症状。

（3）在口腔黏膜、舌和腭部等出现斑丘疹或水疱，周围有红晕，继而破溃形成小溃疡，状如口疮，有明显灼痛。1~2天后，手足远端出现芝麻或米粒大小、灰白色不透明、圆形小水疱，达数个或数十个，呈离心性分布，不疼、不痒或有轻度痒感，皮疹分布在手掌、足底、臀部、腋下等处。

（4）3~5天后，液体吸收萎缩，干燥脱皮。并发症并不常见，在罕见的情况下，此病才引发病毒性脑膜炎。

3. 护理

（1）居室内应空气新鲜，温度适宜，定期开窗通风，每天进行空气消毒。居室内应避免人员过多，禁止吸烟，防止空气污浊，继发感染。

（2）一周内应卧床休息，多饮温开水。患儿发热、口腔有疱疹，胃口较差，不愿进食，因此饮食宜清淡、可口、易消化，口腔有糜烂时可以吃一些流质食物。禁食冰冷、辛辣、过咸等刺激性食物。

（3）应保持口腔清洁，预防细菌继发感染，每次餐后用温开水漱口。口腔有糜烂时可涂金霉素、鱼肝油以减轻疼痛，促使糜烂早日愈合。

（4）患儿衣服、被褥要彻底清洁。衣着应宽松、柔软，并且经常更换。床铺应平整干燥。剪短患儿指甲，必要时包裹患儿双手，防止抓破皮疹。

（5）臀部有皮疹的患儿，应随时清理患儿的大小便，保持臀部清洁干燥。

（6）疱疹破裂者，局部可涂擦浓度为1%的甲紫或抗生素软膏。

（7）手足口病一般为低热或中等度热，无须特殊处理，可让患儿多饮水。如体温超过38.5 ℃，可在医生指导下服用退热剂。

4. 预防

（1）隔离患儿，直至发热和红疹消退及所有水疱结痂。

（2）儿童的玩具或其他用品应经常彻底清洗、消毒。

（3）少到人多拥挤的地方，特别是尽量避免与其他有发热、出疹性疾病的儿童接触，减少被感染的机会。

（4）注意孩子的营养、休息，避免阳光暴晒，防止过度疲劳而降低抵抗力。

（5）养成良好的卫生习惯和饮食习惯。看护人接触幼童前，替幼童更换尿布、处理粪便后均要洗手，并妥善处理污物；托幼机构要做好晨检，发现疑似病人，应及时隔离治疗。

八、疱疹性咽峡炎

疱疹性咽峡炎是由肠道病毒引起的以急性发热和咽峡部疱疹溃疡为特征的急性上呼吸道感染性疾病。

1. 流行病学

（1）传染源：患者及隐性感染者是本病的主要传染源。

（2）传播途径：以呼吸道或粪－口为主要传播途径，也可间接经污染的手、食品、衣服、用具等传播。

（3）易感人群：任何年龄均可发病，主要为1~7岁儿童。

（4）流行特征：传染性很强、传播快、散发或流行，夏、秋季为高发季节。

2. 临床表现

（1）潜伏期为2~4天。发病初期常急剧发热，多为低热或中等度热，偶见超过40 ℃，甚至引起惊厥。发热可持续2~4天。

（2）典型症状出现在咽部。表现为咽部充血，起病2天内口腔黏膜出现数个小的（直径2~4 mm）灰白色疱疹，周围绕以红晕。2~3天后红晕加剧扩大，疱疹破溃形成黄色溃疡。年龄较大的患儿可诉咽痛，咽痛重者可影响吞咽。婴幼儿则表现为流涎、拒食、烦躁不安，有时伴头痛、腹痛或肌痛，5岁以下幼儿有1/4可伴发呕吐。

（3）自限性疾病，一般病程为4~6天，重者可至2周。同一患儿可重复多次发生本病，系不同型病毒引起。部分手足口病患儿以疱疹性咽峡炎为首发症状，随后可在手掌、足底、臀部等出现红色皮疹。

九、细菌性痢疾

细菌性痢疾是由痢疾杆菌引起的以腹泻为主要症状的肠道传染病，以结肠化脓性炎症为主要病变。它是幼儿最常见的肠道传染病之一。痢疾杆菌容易在食物、饮料、水果、蔬菜中繁殖，导致痢疾流行。

1. 流行病学

（1）传染源：急、慢性细菌性痢疾患者和健康带菌者都是传染源。健康带菌者是主要的传染源，特别是炊事员和保育员中的带菌者，危险性更大。

（2）传播途径：病菌随患者或带菌者的粪便排出，通过食物、水、日常生活接触以及苍蝇传播，尤其是食物及水被污染后可引起暴发流行。

（3）易感人群：人群对细菌性痢疾普遍易感，尤其是学龄前儿童感染机会更多。

（4）流行特征：本病全年都可发生，但夏、秋季最多，并可引起流行。

2. 临床表现

细菌性痢疾的潜伏期为 1~3 天。其临床表现与感染菌型、菌量及机体状况有关。急性细菌性痢疾又分为典型、非典型及重型三种。

（1）典型：起病急，发热（多为 38~39 ℃）、腹痛、腹泻，有脓血便，并有中度全身中毒症状。腹泻每天 10 余次或更多，但量不多。

（2）非典型：以婴儿多见。多无全身中毒症状，不发热或低热。腹痛较轻，腹泻每天 3~5 次。粪便呈水样或稀糊状，含少量黏液，但无脓血。左下腹可有压痛。食欲减退，并伴有恶心、呕吐症状。

（3）重型：起病急、发展快，体温可达 40 ℃。患儿早期出现烦躁、惶恐、谵妄和惊厥症状。少数患儿会出现抑郁，如嗜睡、精神萎靡、半昏迷或昏迷等，数小时内可发生休克或呼吸衰竭。幼儿主要表现为高热、惊厥。发病初期肠道症状不明显。

3. 护理

（1）发热时卧床休息。

（2）饮食以流质或半流质为主，忌食多渣、油腻或刺激性的食物。病情好转后逐步恢复正常饮食，并注意加强营养。

（3）每次排便后用温水洗屁股，防止臀红，肛门及臀部皮肤可涂浓度为 5% 的鞣酸软膏。不要让患儿长时间坐在便盆上，防止脱肛。

（4）应遵医嘱按时服药。治疗须彻底，以免转成慢性细菌性痢疾。

4. 预防

（1）管理传染源：早发现、早隔离病人和带菌者，杜绝交叉感染，对患儿的便盆、粪便消毒。对托幼机构、餐饮业及自来水厂工作人员进行定期检查，一旦发现带菌者，立即调离工作岗位并予以治疗。

（2）切断传播途径：做好饮食卫生、水源及粪便管理，保持生活和学习环境的干净整洁，做好防蝇、灭蝇工作。

（3）保护易感儿：培养幼儿良好的卫生习惯，做到饭前、便后要洗手，不喝生水，不吃变质食物，生吃果蔬要洗净，纠正幼儿吮吸手指的不良习惯，把住"病从口入"关；夏、秋季可就地取材（如马齿苋水煎剂），采用集体服药预防的方法。

任务实施

学前儿童常见传染病的识别与应急处理
——以流行性腮腺炎为例

一、学前儿童常见传染病的识别

传染病的识别主要依据发病时间、当地疾病流行情况、接触史、特征性表现等因素。流行性腮腺炎四季均有发生，以冬、春季常见，是儿童和青少年常见的呼吸道传染病。如幼儿有同病人的接触史，或者出现类似感冒的症状后不久，出现急性发作的腮腺肿痛，可做出初步判断。

二、发现传染病后的应急处理

1. 隔离患儿，通知家长并及时上报

发现幼儿出现疑似症状，立即将幼儿带至隔离室进行隔离，教师在做好防护的前提下要安慰并陪伴幼儿，做好相应的护理工作。隔离室的工作人员要固定，不与健康幼儿接触，避免交叉感染。第一时间向园（所）有关领导进行汇报，同时通知家长来园（所）接幼儿并去医院就诊或回家观察。如已确认有传染病出现，教师尽快带领患儿所在班级的幼儿到户外指定场地集合，根据需要可对与患儿接触的幼儿和教师进行隔离观察。如工作人员有疑似症状应立即离岗。园（所）疫情责任报告人在规定时间内按照程序上报本辖区疾控机构、妇幼保健院等。

2. 对接触班进行彻底消毒，同时做好园（所）的通风、消杀等工作

接触班要进行彻底消毒；各教室开窗通风，对教室、活动室、园（所）公共区域（如走廊、楼梯、门厅等区域）进行全面消杀。必要时要配合疾控机构对被污染的物品和环境进行随时性消毒和终末消毒。

3. 加强接触班管理

对接触班的隔离是将急性传染病患儿所在的班与其他未接触病人的幼儿隔离开来，直到该传染病最长潜伏期结束再无新患者发现为止。观察期间，接触班不收新生入园，不混班，不串班，做到分散活动，以缩小传染范围。尽量使传染病的流行限制在一个班上。对接触班的幼儿要进行医学观察，并采取必要的防治措施。

观察他们的饮食、精神、大小便、体温等是否有异常；安排好一日活动，适当增加营养，并随时将护理观察的情况告知医生；打预防针、服预防药，达到有病治病、无病防病的目的。每天的户外活动在指定区域，比其他班级晚10分钟活动。离园时接触班也安排在最后时间，幼儿离园后教室要紫外线消毒半小时。接触班门口有明显标志，提醒其他班与其保持距离。

4. 加强每天入园儿童的晨、午检及全日健康观察工作

保教人员有针对性地对幼儿进行体温测试，一旦发现有传染病疑似病例，要及时隔离，并做好疫情报告。加强与缺勤儿童的联系，了解缺勤原因并做好记录，以便及时采取预防措施。如有怀疑，要及时报告给园（所）疫情报告人，疫情报告人接到报告后应及时追查儿童的疾病情况和可能的病因，以做到对传染病患儿的早发现。

5. 患儿痊愈后凭医疗卫生机构的证明可返回托幼机构

患儿痊愈后凭医疗卫生机构的证明可返回托幼机构。来自疫区或者有传染病接触史的儿童，检疫期过后方可入园（所）。

任务五 学前儿童常见心理问题的识别与预防

学前儿童的心理问题是指儿童在某些阶段出现的情绪或行为方面的问题和障碍。这些问题和障碍在儿童的发展过程中有很大的易变性和波动性，有的会随着儿童年龄的增长而自然消失，有的经过矫治即可恢复，有的即使终身保留也不会引起其他方面的问题。但是，还有些儿童的行为偏异程度较为严重，持续时间也较长，若不及早进行矫治，会严重影响其正常生活和活动，阻碍其身心健康发展，并由此导致他们在成年期的心理缺陷和适应社会困难。

要矫治心理问题，首先要发现心理问题。幼儿教师经常与幼儿接触，在集体生活中，教师可将某个幼儿与其他幼儿对比，这在鉴别幼儿的心理问题中能起到重要的作用。正常心理与异常心理的区别并非泾渭分明，有时很难划分一条严格的界限。通常，我们可以从以下几个方面来判断学前儿童心理是否正常：

1. 是否有某些特殊行为表现

正常即平常，如果某个幼儿心理活动的行为表现是同年龄大多数幼儿都有的，那么这个幼儿心理正常的可能性就高，如果同龄大多数幼儿都有而他没有，或大部分幼儿没有他却有，这都可能是不正常的。如2~3岁的孩子控制不住自己的情绪，经常发脾气，这是正常的；但如果到了上学的年龄还天天发脾气的话，那可能就不正常了。

2. 行为表现的程度

虽说某些心理活动的行为表现是大多数幼儿都有的，但某些幼儿的表现程度超出了大多数幼儿的表现程度，也属于不正常。如果幼儿经常编造谎言来达到某种目的，久而久之，成为一种顽习，这就不正常了。

3. 个体的发展

正常的幼儿，无论是身体上还是心理上都处于不断的发展之中，这种发展尽管时快时慢，但总的趋势是向前发展的。如果幼儿行为出现长期停滞不前，甚至不进反退的现象，那很可能就不正常了。

总的来说，判断幼儿心理活动是否正常是一件既困难又复杂的事，必须从多方面进行细致的观察、调查和分析比较，绝不能孤立地看到某一行为表现或幼儿偶尔的行为表现就轻易下结论，必要时要请专业人员进行测评，以对幼儿的心理问题做出科学的诊断。

本任务将分解为如下子任务：

子任务一　情绪障碍
子任务二　睡眠障碍
子任务三　进食障碍

子任务四　排泄障碍
子任务五　言语障碍
子任务六　品行障碍
子任务七　神经性习惯
子任务八　行为障碍

子任务一　情绪障碍

任务情景

乐乐入园已经三个月了，一进教室就哭，不让家长走，家长离开后哭着让老师抱。她整天背着书包，一说要拿走书包就哭。她喜欢单独跟着一个老师，要是老师抱别的小朋友，她又会使劲地哭。乐乐的反应正常吗？针对这种行为，作为老师应该如何帮助她？

任务目标

掌握焦虑症的病因，识别焦虑症的表现，并能够有针对性地制定防治方案。

任务探究

情绪障碍——焦虑症

情绪障碍主要有恐惧症、强迫症、焦虑症、抑郁症等。学前儿童的情绪问题也不少，随着儿童年龄的增长，大部分儿童的情绪障碍会自然消失，只有少数人会影响成年后的生活。

焦虑症常见于学前儿童，以女孩为多。它是儿童期很常见的一种情绪障碍。学前儿童的焦虑症与先天素质和后天环境因素有密切关系。患儿常有敏感、自信心不足、自尊心强的性格特点，容易紧张、多虑。

一、病因

（1）来自监护人的影响。监护人的焦虑可以直接传递给幼儿。

（2）不良的精神因素。如家庭成员关系不和，父母经常吵架，父母离异，亲人生病或死亡等，这些都会给学前儿童造成焦虑。

（3）教育方法不当。一种是过分溺爱、娇惯，使学前儿童缺乏自主性，产生依赖性，一旦离开父母就会表现出焦虑不安、恐惧；另一种是管教过严、要求过高、给幼儿的压力太大，使幼儿精神高度紧张，这样也很容易产生焦虑反应。

（4）教育者对某些危险估计过高，从而常给儿童一些多余的劝告、威胁、禁令等，使儿童整天焦虑不安。

（5）物体恒存的概念在幼儿早期没有很好地建立，导致幼儿内心的焦虑与不安。

二、症状

急性焦虑症的主要表现为：与亲人特别是父母分离时，出现明显的焦虑情绪；极度不安、恐惧、难受，并伴随着植物性神经紊乱，如心跳加速、呼吸急促、胸闷、头疼、大汗淋漓、心慌、尿床等；还有一些其他的症状如怕黑，晚上不敢一个人睡觉，必须与大人在一起方能安然入睡。

慢性焦虑症的主要表现为：坐立不安、运动量增大、注意范围缩小、情绪易激动、不能与人很好地相处，并伴有睡眠障碍，如易醒、做噩梦、说梦话等。

任务实施

焦虑症的防治

根据焦虑症的病因，针对焦虑症的症状，对于学前儿童一般采用以下防治措施：

（1）正确对待幼儿。教育者要针对幼儿身上的缺点，以积极的心态帮助他们克服和纠正，注意循循善诱。对于幼儿的学习要求，应注意到他们的年龄、智能水平，要帮助他们树立克服困难的信心，培养他们坚强的意志和开朗的性格。

（2）查找原因并及时处理。凡属客观原因，能够解决的问题应尽量解决；若属于主观原因，则要帮助幼儿正确认识这些原因与发病的关系，并逐渐引导幼儿从主观上努力克服焦虑。

（3）引导幼儿多参加一些集体活动，扩大他们的接触范围，消除过去那种紧张的心理状态，锻炼他们克服困难的意志。

（4）在早期帮助他们建立物体恒存的概念，使其内心有安全感，从而降低对陌生人或事物的焦虑情绪。

（5）为幼儿创造一个轻松、和谐、愉快的生活和学习环境，不要给他们过大的压力和精神刺激。

（6）严重的患儿可配合药物治疗，在医生指导下服用抗焦虑药物等。

子任务二　睡眠障碍

任务情景

明明父母出差，奶奶来家里照顾他。明明奶奶担心孩子受凉生病，从来不开窗户。明明最近总是会在夜晚突然惊醒，不但哇哇大哭而且呼吸急促、乱踢乱打，好像特别害怕的样子。明明到底怎么了？是什么原因导致的呢？

任务目标

掌握夜惊的病因，识别夜惊的表现，并能够有针对性地制定防治方案。

任务探究

睡眠障碍——夜惊

夜惊是指睡眠时所产生的一种惊恐反应，多见于4~7岁的儿童，男孩的发生率比较高。

一、病因

（1）心理因素。如与母亲长期分离，亲人伤亡，父母吵架或离异，生活中遇到困难，受到成人的严厉责备或惩罚，使幼儿情绪紧张；睡前看了惊险、恐怖的电视节目，或听了一些情节较紧张的故事等，都会造成儿童睡前精神紧张。

（2）环境因素。如卧室温度过高或空气污浊；睡眠时将手压在胸口；晚餐过饱。

（3）生理因素。如鼻咽部疾病致使呼吸不畅；患肠道寄生虫病使幼儿的睡眠受到干扰。

二、症状

幼儿入睡一段时间（15~30 min）后，在没有受到任何外部刺激的情况下突然从床上坐起，尖叫、哭喊，两眼直瞪或紧闭，手脚乱动，表现出十分惊恐的样子，并伴有心跳加快、呼吸急促、全身出汗等症状。这时如果叫他，通常难以唤醒，对于他人的安抚、拥抱等不予理会。发作可持续数分钟，然后又自行入睡，醒后完全遗忘。发作次数不定，可隔数天发作一次，也可一夜发作多次。

任务实施

夜惊的防治

根据夜惊的病因，针对夜惊的症状，对于学前儿童一般采用以下防治措施：

（1）消除引起紧张不安的心理诱因，减少幼儿的情绪紧张。

（2）改变不良环境，注意培养幼儿良好的睡眠习惯。

（3）预防和治疗躯体疾病。

随着幼儿年龄的增长，大多数幼儿的夜惊会自行消失，无须特殊处理。成人在孩子夜惊发作后，帮助孩子重新入睡即可。

子任务三 进食障碍

任务情景

四岁的小美生下来就比较瘦小,所以家人一味迁就、百般娇惯,常常是一顿饭可以喂上1~2个小时,边追边喂、边喂边哄。结果小美对食物越来越不感兴趣,经常回避或拒绝进食,饭后还经常会突然呕吐。针对小美的问题,有什么好的解决方案吗?

任务目标

掌握神经性呕吐的病因,并能够有针对性地制定防治方案。

任务探究

进食障碍——神经性呕吐

进食障碍指与心理障碍有关的,以进食行为异常为显著特征的一种综合征,主要指神经性厌食、神经性贪食和神经性呕吐,一般不包括拒食、偏食和异食癖。

神经性呕吐是由于心理因素引起的一种进食障碍。

一、病因

(1)最初可能由于饮食不当或过饱引起呕吐。家长过分注意幼儿的进食量,强迫幼儿进食。

(2)精神紧张。如受到强烈的惊吓、家庭关系紧张、对新环境不适应、突然离开亲人等。

二、症状

神经性呕吐大多数发生在进食后或某种特定情境下。之前对食物缺乏兴趣,没有食欲,进食量减少,呕吐时无痛苦,80%以上患者起病于6岁前。

任务实施

神经性呕吐的防治

根据神经性呕吐的病因,针对神经性呕吐的症状,对于学前儿童一般采用以下防治措施:

(1)改变不良的喂养方式,不要强迫幼儿进食。当幼儿出现呕吐时,家长和教师要保持镇定，避免用语言、表情等暗示和强化。

（2）消除引起幼儿紧张的各种因素，积极为幼儿营造一种轻松、愉快的进餐环境，使幼儿精神放松、情绪愉快。如果能有其他幼儿与其一起进食，则可以起到较好的矫治效果。

（3）鼓励幼儿积极参加体育活动，增强体质。

（4）呕吐严重者，会因脱水、电解质不平衡、缺钾导致肌肉瘫痪和腹痛，应及早送医院治疗。

子任务四 排泄障碍

任务情景

小二班的苗苗老师发现，最近半个月大壮小朋友午睡时经常尿床，游戏活动时偶尔也会尿裤子。大壮已经3岁半了，平时活泼好动，生活习惯较好，之前也没有这种现象发生。与家长沟通后得知大壮父母打算离异，正在协商孩子的抚养权。作为老师应该如何看待幼儿尿床的现象？有什么好的解决办法吗？

任务目标

掌握遗尿症的病因，有针对性地制定防治方案。

任务探究

排泄障碍——遗尿症

遗尿症属于儿童行为障碍中的排泄障碍。正常儿童3岁以后就能自觉地控制排尿，并在入睡后因膀胱充盈而醒来，仅偶尔失去控制而遗尿。多数幼儿随着年龄增长，大脑皮质控制排尿的机制形成，遗尿情况逐渐减少。

一、病因

遗尿症有两类：器质性遗尿症和功能性遗尿症。

1. 器质性遗尿症

因躯体疾病引起的遗尿症，约占10%。膀胱炎、蛲虫病、糖尿病或大脑发育不健全都可使幼儿不能控制排尿。

2. 功能性遗尿症

已排除了各种躯体疾病的遗尿症，主要由于大脑皮质功能失调所致，诱因多为精神方面的障碍。

（1）强烈的精神刺激。突然受惊吓、突然更换环境、发生意外事故、失去父母照顾等情况，均可使处在学习控制排尿关键时期（3~4岁）的儿童这一功能受到破坏而造成遗尿；或因偶尔遗尿，受到打骂而产生对排尿的恐惧心理和害羞、自卑心理，形成恶性循环导致经常遗尿。

（2）白天疲劳过度。白天过累，夜间睡眠过深，不易唤醒，或醒后有较长一段时间意识朦胧而遗尿。

（3）排尿习惯不良。由于家庭教养不当，没有养成良好的排尿习惯。在孩子10~18个月时，就应该开始训练他们自觉地控制排尿。若用尿布时间过长，或长时间坐在便盆上边玩边尿，对排尿毫无约束能力，日久易形成遗尿症。

（4）心理障碍。遗尿儿常有较多的行为和情绪问题，如情绪抑郁、多动症、抽动症、好发脾气、咬指甲等。

二、症状

5岁以后儿童仍不能控制排尿，经常夜间尿床，白天尿裤。遗尿症以夜间遗尿最为常见，故也称夜尿症。儿童中遗尿的发生率为4%~17%，5~6岁发生率最高，11岁以后很少见，但也有延续至成年的可能。男孩出现遗尿现象的概率比女孩大1倍。

任务实施

遗尿症的防治

根据遗尿症的病因，针对遗尿症的症状，对于学前儿童一般采取以下防治措施：

（1）消除引起幼儿精神紧张不安的各种因素。一旦发生遗尿，不要耻笑、嫌弃、责骂或体罚幼儿，要以温和、亲切、耐心的态度对待，帮助幼儿树立克服遗尿的信心。当遗尿减少时要给予鼓励。

（2）建立合理的作息制度，养成良好的生活习惯。如按时睡觉，白天避免过度紧张和疲劳，晚间适当控制饮水量（下午5点钟以后不要吃流质食物，晚饭宜清淡），夜间定时唤醒幼儿排尿。

（3）加强自觉排尿的训练。

（4）配合药物或针灸治疗。

子任务五 言语障碍

任务情景

细心的保育员张老师发现，小班幼儿贝贝最近说话总是结结巴巴的。老师每次和她交流的时候都会耐心地提醒她慢一点儿说，但是贝贝还是会结巴。张老师和家长沟通后，发现贝贝在家里也有这种情况，到底是什么原因造成的？应该如何帮助贝贝改正这一行为呢？

任务目标

掌握口吃的病因，了解口吃的症状，并能够有针对性地制定防治方案。

任务探究

言语障碍——口吃

口吃是指说话的时候不自主地在字音或字句上出现不正确的停顿、延长或重复的现象。它是一种常见的语言障碍。口吃并非生理上的缺陷或发音器官的疾病，而是与心理状态有着密切关系的语言障碍。据统计，在学龄儿童中，口吃的患病率为1%~2%，男孩比女孩多2~4倍，有一半的口吃起病于5岁前。

一、病因

（1）精神创伤。受惊吓是常见的诱因。家庭不和睦、家长态度粗暴、进入陌生环境（转学、迁居、寄养）等，使孩子经常紧张不安，易导致口吃。

（2）模仿。大部分口吃患者是小时候学别人口吃所致。

（3）成人教育上的失误。两三岁的孩子，正处于学习口头语言的阶段，词汇逐渐丰富，说话时可能为了选择词汇，不能迅速组句，因而会表现出重复或延长某一个字或语言不连贯、不流畅的现象。这在儿童语言发展的过程中属于正常现象，是一种发育性的口吃（90%的儿童口吃是因发育迟缓而产生的，不是真正的口吃），随着年龄的增长，这种口吃现象会逐渐消失。如果家长或周围的人不能正确对待这一现象，在小孩学讲话的时候，做过多的矫正，或采取恐吓、威逼的手段逼迫儿童学话、矫正发音，使儿童紧张、慌乱、无所适从，会导致儿童口吃。

（4）躯体疾病。一些严重的躯体疾病，如百日咳、流感、麻疹或脑部受到创伤都可能造成大脑皮质功能减退而引起口吃。

二、症状

（1）发音障碍。常在某个字音、词语上表现出停顿、重复、拖音现象，说话不流畅。连发性口吃较多，即发音之际，在某个字音上要重复多遍才能继续说下去。也有难发性口吃，第一个字要很使劲才能发出声音。

（2）肌肉紧张。由于呼吸和发音器官肌肉的紧张性痉挛而妨碍这些器官的正常运动，如说话时唇、舌不能随意活动。

（3）伴随动作。为摆脱发音困难，常有跺脚、摇头、挤眼、歪嘴等动作。

（4）常伴有其他心理异常，如易兴奋、易激动、胆小、有睡眠障碍等。

任务实施

口吃的防治

根据口吃的病因，针对口吃的症状，对于学前儿童一般采取以下防治措施：

（1）正确对待幼儿说话时不流畅的现象。

（2）消除环境中可致幼儿精神过度紧张不安的各种因素。

（3）成人要用平静、柔和的语气和幼儿说话。

（4）多让幼儿练习朗诵、唱歌。对年龄较大的儿童可教他慢慢地、有节奏地说话和朗读。

子任务六 品行障碍

任务情景

幼儿园刘园长接到中班幼儿亮亮妈妈的电话，电话里亮亮妈妈问园长有没有人打过亮亮，因为亮亮向妈妈反映幼儿园里经常有小朋友打他，他不想去幼儿园了。刘园长十分重视此事，立刻展开调查，发现纯属子虚乌有。亮亮妈妈也注意到孩子没有任何伤痕，查看监控后，欣然接受了幼儿园的解释。班里的老师十分困惑，亮亮为什么会有这种撒谎行为呢？

任务目标

掌握幼儿说谎的原因，并能够有针对性地制定防治方案。

任务探究

品行障碍——说谎

幼儿到了三四岁，一般都有说谎的行为。对于幼儿说谎，教师与家长可以不必过分在意，但要适时进行合理引导。说谎可分为无意说谎和有意说谎两类。

一、无意说谎

学前儿童由于认知发展水平低，在思维、记忆、想象、判断等方面出现与事实不相符的情况，而造成了说谎。比如，他们常常把想象中的事物当作现实存在的事实，于是就出现了"吹牛皮"的现象。这种"谎言"不是儿童有意编造的，而是由于他们心理发展水平的限制而产生的。随着儿童年龄的增长、认知水平的提高以及接受良好的教育，无意说谎会逐渐减少。

二、有意说谎

有些儿童由于各种原因，经常故意编造谎言，这就是有意说谎。其主要原因有以下两点：

（1）逃避责备或惩罚。成人对幼儿过分严厉，不问清事由就加以恐吓、责骂甚至施以体罚，常使幼儿产生这种问题。

（2）为了引起他人的注意，或者为了满足自己的虚荣心，幼儿有时也会说谎。如果幼儿通过说谎达到了目的，则无形中起了强化作用，久而久之，说谎就会成为一种顽习，即使在没有必要说谎的时候也会编造谎言，从而构成严重的品行问题。

任务实施

说谎行为的防治

对于学前儿童说谎的行为，一般采取以下防治措施：

（1）教育儿童诚实做人。预防和纠正说谎行为关键在于教育。教师和家长要让幼儿懂得做人要诚实的道理，不说谎的人才能内心平静，精神愉快；还要让他们明白说谎的严重后果。

（2）营造和谐、融洽的环境气氛。家庭和幼儿园集体成员之间应彼此相互信任，即使在幼儿犯了错误的情况下，也要尽量避免给予训斥、责骂，要多给予热情的帮助，给予改正错误的机会。在这种和睦、协调、充满信任的生活环境里，幼儿就会自然地吐露真情，无须掩饰、隐瞒和欺骗。

（3）成人言传身教。成人应该实事求是、真诚地对待孩子。

（4）及时揭穿儿童的谎言，不让其得逞。

子任务七 神经性习惯

任务情景

细心的王老师发现，班里的一位小女生佳佳有一个坏习惯——爱吮吸手指。在午睡、上课、游戏时经常会发现佳佳将手指放进嘴巴里吮吸。王老师告诉佳佳这样做不卫生，还让其他小朋友帮忙监督她，一经发现就报告老师，但是佳佳还是会不自觉地把手指放进嘴巴里。王老师对此非常苦恼。还有什么更好的办法能让佳佳改掉这个坏习惯吗？

任务目标

掌握幼儿吮吸手指的原因，并能够有针对性地制定防治方案。

任务探究

神经性习惯——吮吸手指

吮吸是一种本能的反射，凡接触到婴儿口唇的任何物体，都会引起婴儿的吮吸反射。在婴儿时期，吮吸自己的手指很常见。3岁后，此现象一般会逐渐减少。有些孩子到了幼儿期甚至童年期仍保留这种动作。他们只要手里、口里没东西，就会整天吮吸手指。心理学家认为，吮吸手指和咬指甲是儿童期发病率较高的一种心理运动功能障碍。

一、病因

（1）早期喂养不当，或不能按时得到足够的食物，孩子经常饥饿、生病，常以吮吸手指来抑制饥饿。

（2）生活环境单调，缺乏玩具和爱抚，幼儿孤独无伴，焦虑不安等，以吮吸手指来聊以慰藉、减轻焦虑。

二、症状

（1）只要手里、口里没东西，就会吮吸手指。常固定吮吸某一手指，以致手指浮肿、脱皮、发炎感染，变细、变尖。由于吮吸手指的行为会受到同伴和成人的非议，幼儿也会由此感到害羞、焦虑。

（2）经常吮吸手指，易出现面部变形、牙齿不整齐、牙齿闭合不良等现象。这种行为习惯还容易引起消化道感染或肠道寄生虫病，造成营养不良，影响幼儿的生长发育。

> **你知道吗**
>
> **运用代币法矫正幼儿不良习惯**
>
> 代币法是行为疗法中运用较广泛的方法之一，也称表征性奖励制，是用奖励强化所期望的行为，用惩罚消除不良行为而达到目的，对低龄儿童效果非常显著。代币起着表征的作用，只是一个符号，可以是小红花、红五星、记分卡、点数等，当幼儿表现出正常的行为时，给予一个或一些代币。通过这些代币的积累，可以换取孩子真正喜欢的物品奖励或活动奖励。

> 你知道吗

一、操作方法

（一）确定矫正目标

确定矫正目标时要具体，最好量化，便于操作。如不说脏话，不打小朋友；吃青菜，不拒食等。

（二）选择代币

可以和幼儿一起协商，选择代币。注意选定的代币是不可以随便复制的，同时让幼儿明白代币的含义。

（三）确定奖励物

了解幼儿的兴趣与愿望，把最终奖励与幼儿的需要对接，才能起到引导行为的目的。奖励物或活动要既对幼儿有足够的吸引力，又可以在托幼机构里获得实现。

（四）确定行为达到时可以得到的代币数量

比如：每天说脏话 5 句以内记 1 分；每天说脏话 3 句以内记 2 分；每天不说脏话记 5 分；10 分换一颗红五星。每天半小时内做完功课，奖励 1 颗红五星；每天 1 小时内做完功课记 10 分；每天 2 小时内做完功课记 5 分；能做得全对，奖励 1 颗红五星；能自觉做 10 道口算题，记 10 分；15 分换 1 颗红五星等。

（五）确定代币与奖励的兑换标准

刚开始的时候，兑换标准最好细一点儿，将幼儿可能赢得的最少代币的奖励考虑进去，而且要记得将物质奖励与精神奖励联系起来。获得 1 颗、2 颗、3 颗红五星，可以奖励不同物品或活动。

（六）确定代币兑换的时间

比如每周五的下午。刚开始的时候，可以两天给幼儿兑换一次，激发幼儿的兴趣。

二、注意事项

（一）不倒扣

只记录幼儿积极的行为，而不要因为幼儿的某次消极行为而将以前的代币取消，比如：幼儿周一做到了，而周二没有做到，不要将周一的成绩也一并取消了。

（二）强调"连续性"

"连续性"是形成习惯性的基础。如果幼儿能持续出现某个目标行为，就加大奖励。如果幼儿为了得到代币连续保持某个行为，那么三个星期后该行为将逐渐成为习惯。

（三）坚持兑换和奖励规则

在实施代币法的过程中随意改变代币规则可能使代币法无法顺利进行。坚持兑换和奖励规则，使幼儿得到奖励的来源唯一化。

（四）行为训练和改变认知相结合

健康的心理品质是认知与行为紧密联系的综合体或心理—行为结构。只有把行为训练和改变认知有机结合起来才能有效地促进幼儿良好心理品质的形成和发展。特别是幼儿期的年龄特点决定他们对有些问题认识不够深刻，所以就要从行为训练入手，否则会出现偏差。例如，采用行为矫正的方法去矫正有攻击性行为的幼儿，当进行体育追逐游戏时，教师事先对攻击性强的幼儿进行约束："如果你能在这个游戏中和小朋友一起玩，不打人，不推人，就可以奖励你一朵小红花。"当幼儿完全做到时，教师应该马上给予奖励，强化正确行为。

任务实施

吮吸手指行为的防治

对于学前儿童吮吸手指的行为，一般采取以下防治措施：

（1）运用正确的喂养方法，注意定时、定量喂足、喂好幼儿，让幼儿从小养成良好的生活和饮食习惯。

（2）丰富幼儿的物质和精神生活，消除寂寞感。可用玩具、图片等幼儿喜爱的物品或幼儿感兴趣的活动转移注意力。

（3）消除使幼儿心理紧张的各种因素，给予爱护和同情，使他们在心理上获得满足。

（4）在手指上涂抹苦味剂可以纠正部分幼儿的吮吸手指行为。

子任务八 行为障碍

任务情景

轩轩今年 4 岁半，他平时喜欢喧闹，注意力不集中，自控能力差，而且喜怒无常。老师组织活动时，他的小动作特别多，一会儿敲桌子、摇椅子，一会儿咬铅笔、撕纸片，总是坐不住，经常会打扰周围的小朋友。妈妈反映他在家里也是如此，特别任性和冲动，还经常搞破坏。面对这样的小朋友，我们该怎么办呢？

任务目标

掌握多动症的病因，了解多动症的症状，并能够有针对性地制定防治方案。

任务探究

行为障碍——多动症

多动症（ADHD）是多动综合征的简称，是一类以注意障碍为最突出表现，以多动为主要特征的儿童行为问题，故也叫注意缺陷多动障碍。该症以注意力涣散、活动过度、情绪冲动和学习困难为特征，属于破坏性行为障碍，在儿童行为问题中颇为常见。多动症一般在幼儿 3 岁左右就会发病，通常男孩多于女孩。

一、病因

多动症产生的原因和机理很复杂，一般认为，它是由多种因素共同作用的结果。

（1）遗传因素。多动症患儿的父母、同胞和亲属中患多动症的概率较高。

(2）脑组织器质性损害。

(3）神经生化因素。多动症儿童脑内单胺类中枢神经递质，如多巴胺与去甲肾上腺素两者之间存在不平衡。单胺类中枢神经递质代谢紊乱可能导致活动过度，儿茶酚胺水平不足，使脑抑制功能差，不能对进入的无关刺激起过滤作用，于是，患儿便对各种刺激不加选择地做出反应，从而影响注意集中并引起过多的活动。

(4）铅中毒或食品添加剂摄入过量。

(5）心理社会因素。父母或教师对儿童缺乏理解，甚至经常采取粗暴处置，将会严重影响儿童行为和情绪的发展，导致注意集中困难和多动的发生，甚至产生反社会行为。

二、症状

判断儿童是否有多动症要特别慎重，可参照康纳多动症评定量表（国际上使用较普遍的一种量表，它专门为教师和家长判别多动症儿童而设计）。多动症儿童的主要特征有：

（1）过度活动。具有与年龄不相称的活动频率。

（2）注意集中困难。多动症的核心症状是注意缺陷，其结果是不能有效地学习，不能集中注意力做一件事，做事常有始无终。

（3）有冲动行为。适应新情景困难，自控力差，易过度兴奋、情绪易波动、喜怒无常；做事欠考虑，不顾及后果，甚至伤害他人；突然大叫大喊、不守纪律、来回走动、做事急不可待，冒险行为多，容易产生过激反应，破坏性强。

（4）学习困难。多动症儿童的智力水平大都正常，但注意缺陷和多动的直接后果是不能有效输入信息，从而导致学习困难。

任务实施

多动症的防治

根据多动症的病因，针对多动症的症状，对于学前儿童，治疗多动症一般不宜使用药物，可采取以下防治措施：

（1）调整家庭环境，改变不正确的教育方式。

（2）严格执行作息制度，增加文体活动。

（3）行为治疗和饮食治疗。行为治疗主要是训练儿童参加合适的认知活动，改善注意力，克服分心；通过特定训练程序，减少儿童过多活动并纠正不良行为，培养儿童自我控制能力。饮食治疗是在食物中尽量不用某些人工色素、调味品、防腐剂和水杨酸盐等食品添加剂。

> 你知道吗

影视作品推荐——《地球上的星星》

《地球上的星星》是一部十分感人的关于儿童成长的印度励志电影,主要讲述了一个天分普通的、患有阅读障碍的男孩,在老师的悉心照顾和培养下,逐渐摆脱自己的生理缺陷,迎接美好人生的故事。影片要诠释的是:每一个孩子都是特别的星星,我们应该从不同的角度发现孩子的闪光点,让其散发璀璨的光芒。

本片值得所有父母和老师一同去观看,影片中孩子与老师的心灵互动令人感动,让我们在欢笑泪水中重新审视我们的教育方式:我们的教育体制是否做到尊重差异、因材施教;我们的父母是否支持不同天赋的子女走不同的学习道路,让每一个孩子能适应性发展。古人云:"三十六行,行行出状元"。对于家长而言,任何情况下都应细心观察孩子成长的一言一行,帮助他们构建学习氛围;对学校而言,任何情况下都应正确公平地对待每一位儿童,帮助他们树立信心。虽然我们不能让每一个孩子都成为像爱因斯坦那样的杰出物理学家,但我们可以给予孩子更多的关怀和爱,让他们健康地成长。

这部电影让我们真诚地去看待每一个孩子的独特性,并学会思索怎样做一个有智慧、有温暖、有方法的父母和老师。每一个孩子都是特别的,每个人都是一颗明亮的星星,只要有爱,你便能看见黑暗中一直存在的亮点。尊重、保护、发展这些亮点,我们的教育就会是一片灿烂的星光。

项目五

学前儿童安全防护

项目概述

《幼儿园教育指导纲要（试行）》明确指出：幼儿园必须把保护幼儿的生命和促进幼儿的健康成长放在工作的首位。近几十年来，随着我国经济的快速发展和社会医疗保健水平尤其是儿童保健水平的不断提升，意外伤害已取代了疾病，成为造成儿童死亡的首要因素。保护幼儿生命，促进幼儿健康成长是每个保教人员的职责。托幼机构不但应维护好园区内外环境和物品的安全，还应开展安全知识教育和社会宣传，增强儿童和家长的安全防范意识。此外，保教人员应具备一定的急救知识和技能，一旦发生意外可以为抢救生命、及时救助赢得时间。

学习目标

素质目标 敬畏生命，具有较强的安全意识和责任心。
具有面对紧急情况的快速反应和应变能力。

知识目标 了解园（所）环境安全、物品安全的要求。
掌握学前儿童安全教育的途径和方法。
熟悉常见意外急救的知识和托幼机构基本护理的方法。

能力目标 能够辨识托幼机构常见意外的风险。
能够对常见意外进行初步处理。
能够进行简单的护理工作。

任务一 托幼机构的安全维护

任务情景

托幼机构是集体保育和教育机构，确保儿童安全健康发展是托幼机构应尽的义务，更关系着社会的稳定大局。幼儿的自我保护能力差，安全防范意识弱，缺乏相应的自我保护能力和一定的安全知识，易导致大大小小事故的发生。托幼机构应该采取哪些措施，确保幼儿的安全呢？

任务目标

能够创设安全卫生的托幼机构环境，识别托幼机构中的安全隐患并提出合理的整改措施。

任务探究

托幼机构环境及物品的安全要求

学前儿童意外伤害发生在日常生活中，多因缺乏必要的安全知识和防卫意识。了解儿童发生意外伤害的原因，结合学前儿童的特点，确保托幼机构环境、物品的安全，增强安全防范意识，可以大大降低意外伤害的发生率。

一、儿童发生意外事故的原因

（一）儿童自身的因素

（1）年龄：年龄对意外伤害产生明显影响并呈现出一定的特征，主要与不同年龄阶段儿童的活动能力、判断力、自我控制能力、家长的保护措施、生活经验等有关。

（2）性别：男孩生性好动，活动频率高、范围广，喜爱尝试新鲜事物，故在儿童意外伤害中，男孩的发生率一般都高于女孩。

（3）心理特征：胆量大、易冲动（好发脾气、爱招惹他人等）、注意力不易集中的儿童，均属于意外伤害的高发人群。

（4）身体情况：身体健康的儿童，其意外伤害的发生率要高于健康状况不好者；左撇子儿童、有视力障碍及有癫痫等特殊疾病的儿童，其意外伤害的发生率要高于正常儿童。有些孩子由于身体的抵抗能力相对较差，在幼儿园里由发病引发的事故时有发生，最典型的是幼儿发烧引起的晕厥、抽风，一旦发生，常使教师手忙脚乱，惊恐不安，严重的还会危及幼儿生命，造成严重后果。

（5）认知水平：年幼儿童普遍缺乏对危险因素的认识，对自己行为将会产生的后果没有预见性。例如，摸插座、玩火，在水边、马路上玩耍等。一些智力有缺陷的幼儿，还会引发许多无意识伤害事故。

（二）父母及师长的因素

（1）父母：父母的经济状况、年龄和受教育程度、安全意识、教养态度和方式以及健康情况、婚姻情况（如单亲家庭）都与儿童意外事故的发生率有关。

（2）教师：教师的责任心和敬业精神、工作能力、安全意识等也与儿童意外事故的发生率有关。

（三）环境因素

（1）缺乏重视安全管理的理念，门卫管理疏漏。

（2）园舍的空间设计不当。如房屋建筑不适合幼儿活动，幼儿园活动场地狭小，用品放置不当。

（3）环境设施简陋且安全度不够。幼儿园的设施、大型运动器械、玩具不符合安全规范。

（4）设备维修、保养不良或违规使用。

二、场地及房舍的安全要求

（一）园（所）场地的安全要求

（1）托幼机构应使用自然条件良好、交通便利、符合卫生和环保要求的建设用地。远离各种污染源，不与大型公共娱乐场所、商场、批发市场等人流密集的场所相毗邻。园内不应有高压输电线、燃气、输油管道主干道等穿过。

（2）室外活动场地地面应平整、防滑、无障碍、无尖锐突出物，并宜采用软质地坪。配备有相应的安全防护的游戏设施，在大型玩教具下面要铺上避免摔伤的表面材料。

（3）绿化带内严禁种植有毒、带刺的植物。有臭味、飞絮多、虫害多的植物也不宜栽种。

（二）建筑物的安全要求

（1）活动室、寝室、多功能活动室的门上应设观察窗，门双面均应平滑、无棱角，门下不应设门槛；门均应向人员疏散方向开启，开启的门扇不应妨碍走道疏散通行。

（2）活动室的窗台面距地面高度不宜大于0.6 m；当窗台面距楼地面高度低于0.9 m时，应采取防护措施；外窗开启扇均应设纱窗。窗旁不可放置幼儿可攀爬的物体。

（3）盥洗室内盥洗台适合儿童身高，毛巾之间要有一定的距离，避免相互接触，饮水杯要注意防尘，定期蒸煮消毒。

（4）厕所无论采用沟槽式或坐蹲式大便器均应有1.2 m高的架空隔板，并加设幼儿扶手。

三、设备与用具安全与卫生要求

（一）桌椅的卫生

托幼机构的桌椅基本的卫生要求是环保、安全，且使幼儿在使用时具有良好的姿势。桌椅的重量应适中，便于幼儿自己安全搬运。

（二）玩、教具的卫生

1. 玩具的卫生

托幼园（所）的玩具是为集体儿童所使用的，应选用大小适中、无毒、安全、牢固、耐玩、易于清洁与消毒的玩具，这样才能对幼儿身心的健康发展起到良好的促进作用。

2. 文具和教具的卫生

幼儿使用的各种笔、绘画颜料、橡皮泥等不应含有有毒色素或物质。笔杆的精细长短以及轻重应适合不同年龄幼儿手部肌肉、关节及骨骼发育的特点。黑板最好使用磁性的。教学用的图片、图书要清晰，纸面平滑而不反光。儿童读物应定期进行消毒。

（三）运动器械的卫生

幼儿运动器械的卫生要求是：坚固、耐用、光滑、使用安全；高矮、大小、坡度等均适合幼儿的年龄特点，有利于幼儿的身心健康与发展；在幼儿每次活动以前，要仔细检查器械的关键部位是否安全，防止意外伤害；当发现有破损、脱落、生锈等现象时，应立即停止使用该器械，并及时加以处理；对器械定期进行检修，加强安全与清洁管理等。

（四）家具的卫生

幼儿床的大小、长短以及结构等方面的设计应适合幼儿的身材，周围应设有栏杆，并在一侧留出上下床的空隙。幼儿床不宜过软，最好是木板或棕绷床、藤绷床。幼儿直接使用的橱柜应适合幼儿的身材，以便幼儿自己取放和整理。橱柜不应有尖锐的棱角，最好制作成小圆角；橱柜表面应光滑，避免有木刺或钉子露出；橱柜应敦实，重心较低，以免幼儿不慎将其推倒而造成伤害；如果可能，最好将橱柜设在墙内，这样既能扩大幼儿活动的空间，又能避免幼儿碰撞。

（五）饮食用具的卫生

幼儿常用的饮食用具主要有碗、碟、匙、筷子、饮水杯等，其质料应坚固、光滑、无毒、易于清洗与消毒、不起化学反应、防烫嘴和手，其大小、重量以及结构等应适合幼儿手部发育的特点，便于幼儿用手操作。幼儿每次进餐以后，用过的餐具应及时洗净并进行消毒，消毒的方法通常有煮沸、蒸汽、红外线消毒等。

四、食品安全

托幼机构应加强对膳食卫生的管理,在食品选购、烹调制备、食物贮存等各个环节中保证食物的新鲜卫生,同时还要加强对保教人员和炊事人员的卫生监督,确保婴幼儿身体健康。

(一)食品选购

托幼机构选购食品,除了要根据婴幼儿的需要选择营养丰富、保证热能供给又易被消化吸收的食物外,还必须确保食物的卫生和新鲜,不被致病微生物和有毒、有害物质污染。

(二)烹调制备

(1)尽量保存食物中的营养素。
(2)要避免有害物质的产生或去除有毒、有害物质。

托幼机构烹调制备食物要避免采用炭烤、烟熏的方法。生豆浆、生四季豆一定要煮透、烧熟才能食用。要避免用铁锅煮酸性食物,或用铁器盛醋、酸梅汤、山楂汁等食物,因为酸会溶解出大量的铁,食用后可导致呕吐、腹泻、腹痛等中毒症状。

(3)要使食品具有良好的感官性状,能增进食欲,促进胃肠对食物的消化和吸收。

(三)食物贮存

托幼机构食堂的食物贮存指的是为防止食物腐败变质,延长食物可供食用的期限,对食物采取的各种加工措施。食物贮存的处理措施主要有降低或增加温度,去除水分和添加防腐剂等。

(四)进食卫生

托幼机构在组织婴幼儿进食时要注意进食卫生,主要包括:
(1)良好的物理环境。
(2)良好的心理环境。
(3)适当的进餐速度。
(4)不强迫幼儿进食,教育幼儿进餐时不谈笑、玩耍、打闹、离座。

(五)厨房和炊事人员的卫生

托幼机构食堂要接受当地卫生主管部门的卫生监督,申领卫生许可证。炊事人员职前必须进行严格体检,接受卫生知识培训,凭卫生防疫部门颁发的合格证上岗。炊事人员工作时必须穿工作服,工作帽要能包住头发,戴好口罩,注意保持个人卫生。制作食物符合操作规范和卫生要求。

(六)加强管理,预防食物中毒

托幼机构要加强食品卫生管理,注意做好防范工作,预防食物中毒和其他食源性疾病的发生。

> 你知道吗

某幼儿园火灾事故原因及教训

2001年6月5日，某幼儿园因点蚊香引起火灾，过火面积43.2平方米，直接财产损失13 463元，造成13名儿童(7名男孩，6名女孩)死亡、1名儿童受轻伤。

一、起火单位基本情况

该幼儿园为单体多层"回"字形通廊式建筑，该建筑地上三层，框架结构，楼面现浇，耐火等级为二级。建筑高度11.6米，总建筑面积6 863.07平方米，其中底层3 037.19平方米，第二层2 303.99平方米，第三层1 521.89平方米。

该幼儿园于1998年7月动工兴建，1999年9月竣工并投入使用，总投资836万元。幼儿园共17个班，其中大班(5至6岁)4个，中班(4至5岁)5个，小班(3至4岁)6个，托儿班(3岁以下)2个。全园教职员工82人，幼儿总数540人，其中在幼儿园寄宿的362人，火灾发生当晚住宿人数319人。

该幼儿园消防安全管理制度不健全，没有按照《中华人民共和国消防法》第14条的规定制定灭火应急预案，无教职员工培训制度，没有确定各部门的消防安全责任人。部分教师和保育员上岗前未经培训，缺乏相应的消防安全知识和灭火自救技能。

二、火灾经过及火灾原因

6月4日21时许，小六班幼儿就寝。21时10分许，小六班班主任杨某某(女，26岁)点燃三盘蚊香，分别放置在床铺之间南北向的三条走道地板上。22时10分许，杨某某上三层教师寝室睡觉。临走时，告诉当晚值班的保育员吴某某(女，25岁)"点了蚊香，注意一下"。23时10分许，幼儿园保教主任倪某某(女，53岁，当晚值班领导)和值班保健医生厥某某(女，56岁)巡查到小六班时，发现该班点了蚊香。当时倪某某问厥某某"点蚊香对幼儿有何影响？"，厥某某回答说："对幼儿呼吸道有影响。"倪某某便要吴某某将寝室窗户打开，保持空气流通。吴某某回答："窗户已经打开了。"随后倪、厥二人离去。23时30分许，小六班保育员吴某某离开小六班寝室到卫生间洗澡、洗衣服等，而后在学习活动室给幼儿的毛巾编号，约有45分钟未进寝室巡查。5日零时15分左右，吴某某在活动室听到寝室有"噼叭"响，随即进入幼儿寝室，发现16号床龚某某的棉被和14号床罗某某的枕头起火，吴某某随即将龚某某抱出寝室，并到小六班外呼救，然后又从小六班寝室内救出3名学生。此时，寝室内烟火已经很大。

经调查，火灾原因是16号床边过道上点燃的蚊香引燃搭落在床架上的棉被所致。

三、火灾责任事故处理

杨某某，小六班班主任。在幼儿园已发放灭蚊片、灭蚊剂、蚊不叮等驱蚊用品的情况下，擅自点燃蚊香引起火灾，对火灾负有直接责任。依据《中华人民共和国刑法》第134条，其行为已涉嫌构成重大责任事故罪，依法追究其刑事责任。

吴某某，小六班保育员。防火安全意识淡薄，明知幼儿寝室内有火源，却长达45分钟时间未履行巡查、监护职责，对火灾负有直接责任。依据《中华人民共和国刑法》第134条，其行为已涉嫌构成重大责任事故罪，依法追究其刑事责任。

倪某某，幼儿园保教主任。作为值班领导在巡查过程中发现幼儿寝室内有火源(已点燃的蚊香)，火源又距可燃物很近，既未制止，又未采取任何防范措施，导致火灾发生，对火灾负有直接责任。依据《中华人民共和国刑法》第134条，其行为已涉嫌构成重大责任事故罪，依法追究其刑事责任。

刘某某(男，52岁)，幼儿园园长、法定代表人。自担任幼儿园园长以来，未认真履行园长职责，没有制定消防安全预案，没有明确本单位及所属各部门、岗位的消防安全责任，没有针对本单位特点对职工进行消防安全教育。允许未经培训的保育员上岗。以上行为违反了《中华人民共和国消防法》第14条及《幼儿园工作规程》《幼儿园管理条例》的有关规定，对火灾负有直接领导责任。依据《中华人民共和国刑法》第397条，其行为涉嫌构成玩忽职守罪，依法追究其刑事责任。

邓某某(女，56岁)，幼儿园副园长。主持日常行政工作，未协助园长建立完善消防安全制度、落实消防安全责任制、将消防安全工作纳入日常行政管理工作的范畴。在组织检查过程中，未将消防安全纳入检查内容，安全意识淡薄，未组织对本单位职工进行消防宣传教育。以上行为违反了《中华人民共和国消防法》第14条及《幼儿园工作规程》和《幼儿园管理条例》的有关规定，对火灾负有间接责任，建议给予行政处分。

胡某某(女，61岁)，幼儿园教育总监。负责教育、科研、师资培训和监督管理工作。作为从事幼儿教育的副教授，深知未经培训的保育员不能上岗，但在行政会议研究扩班和选派保育员问题时，没有对园领导集体决定使用吴某某等未经培训的人员上岗提出反对意见，而且在其后的教学监督工作中，既没有制止这种违法违规行为，又没有及时督促有关部门和人员对未经培训的保育员进行培训，且超员编班。以上行为违反了《幼儿园工作规程》第11条、第38条和《幼儿园管理条例》第9条的规定，对火灾负有间接责任，建议给予行政处分。

周某(女，51岁)，幼儿园园长助理兼行政主任。负责档案管理、后勤管理、行政事务，具体分管保健室、财务室、膳食组、保管组、保卫组、文秘。明知未经培训的保育员不能上岗，而同意吴某某等无证上岗，违反了《幼儿园工作规程》第38条和《幼儿园管理条例》第9条的规定，对火灾负有间接责任，建议给予行政处分。

该幼儿园自开业以来，园领导消防安全意识淡薄，消防管理不严，未制定消防安全预案，未确定防火安全责任人，未针对本单位特点对职工进行有效的消防安全教育，安排未经培训的保育员上岗，违反了《中华人民共和国消防法》第14条、《幼儿园工作规程》第38条和《幼儿园管理条例》第9条的规定，对火灾负有直接责任。依据《××省消防条例》有关规定，给予该幼儿园处以5万元罚款，同时责成教育部门对该幼儿园违反《幼儿园工作规程》和《幼儿园管理条例》的行为给予相应的处理。

四、火灾事故应汲取的教训

这起火灾暴露出该幼儿园及其主管部门在消防安全管理、消防宣传教育等方面的问题，是一起典型的责任事故，教训极为深刻。

（一）领导的消防安全意识淡薄。该幼儿园没有将消防工作摆到应有的位置，消防安全工作没有纳入日常教学、培训和行政管理中；幼儿园园长刘某某对涉及安全管理、岗位消防责任人和员工的消防安全教育、培训等没有履行法定代表人的职责，如对消防工作布置少、检查少，将未经培训的保育员吴某某等人安排上岗。

（二）消防安全制度不健全。没有建立行之有效的消防安全管理制度，尤其是对用火、用电等没有做出明确的规定，致使班主任杨某某擅自在幼儿寝室点燃蚊香，保教主任倪某某在巡查过程中发现小六班寝室内有蚊香后，既未制止，又未采取任何防范措施。

（三）消防安全责任制不落实。没有按照《中华人民共和国消防法》的规定建立健全逐级消防安全责任制，从发展中心到幼儿园及每个岗位消防安全职责不清，消防安全管理不落实，岗位防火责任意识淡薄。保育员吴某某明知幼儿寝室内有火源，却长达45分钟时间未履行巡查、监护职责。

（四）消防安全宣传教育培训不到位。教职员工作为消防安全的责任人，缺乏消防安全意识，缺少消防安全常识，缺乏处置突发事故的能力。

任务实施

托幼机构的安全维护

一、完善安全管理制度，强化教职工的安全意识

建立并完善食品安全管理制度、药品管理制度、家长接送制度、园（所）消防安全管理制度等幼儿园的各项安全管理制度。制定各类应急预案，每学年开展两次不同内容的应急演练。开展各类教育宣传活动和专项检查整治，消除事故隐患，营造"关爱生命、安全第一"的氛围，强化教职工的安全意识。

二、加强班级安全管理，组织好儿童的活动

加强一日两检和日常巡视工作，提高教师在环境创设和一日活动组织中的安全防范意识。热水瓶放置在幼儿拿不到的地方，火柴、刀、剪、图钉等危险物品要妥善保管好。有尖角的物体桌角、玩具柜角，包上有衬垫的软包，开水控制在低温、电源插座贴上安全标志等。注重卫生保健工作，做好各类物品的消毒工作。

保教人员要认真组织好儿童的各项活动，全面细致地照顾儿童，不得擅离职守。组织活动前要进行安全检查，外出散步、参观时，要观察周围环境；组织室内活动时，要注意家具的放置，事先排除不安全的因素。组织活动时，做到不让全班儿童离开自己的视线，不让个别儿童离开集体，不要把儿童单独留在室内；组织外出活动或交接班，都要清点人数，防止丢失。活动后返班或上课、上床前要检查儿童身上有没有影响安全的物品，如小刀片、别针、小扣子、小珠子、玻璃片、小虫子等。

三、加强环境、设施设备与食品管理

加强安全设施的基础建设，注重幼儿园设施设备的检查维修。每周进行各类物品特别是水、电、房屋、大型玩具的检查维修，发现问题及时修理，不符合使用要求的设备设施坚决撤换。努力做好幼儿园周边的治安工作，努力提高人防、技防、物防水平，确保幼儿园各类物品的使用安全。严格把好食品卫生关，确保幼儿的膳食质量和安全。

四、做好幼儿园周边的治安工作，切实把好入园、离园关

与辖区派出所民警保持联系，随时注意周边的治安新动向，一旦发现对幼儿园不利的安全因素要进行研究和制定对策，避免扩散、蔓延与再发生。教师实行早晚值班制，入园、离园有记录。保证教师在幼儿在、幼儿走教师走。门卫严格把好接送家长监督关，不让陌生人进入幼儿园，来访需登记并经相关负责人同意才可进园。

五、加强安全教育，注重家园合作

家园合作，共同对儿童进行安全教育，使他们逐渐积累生活经验，懂得危险，注意安全，学会保护自己，避免受伤害。

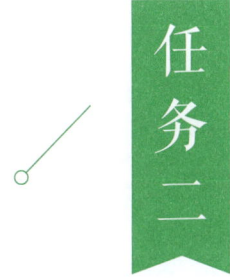

任务二 托育机构的安全教育

任务情景

苗苗老师很重视安全，经常给孩子说"哪些能做、哪些不能做"。可孩子常常是"左耳进，右耳出"，并没有自动产生相应的安全行为。那么，我们应该如何开展安全教育呢？

任务目标

了解幼儿安全教育的内容，选择适合幼儿认知特点的教学方法实施教学。

任务探究

幼儿安全教育内容

幼儿的年龄较小，自我保护意识淡薄，稍有不慎，极易发生意外事故或伤害。至于如何减少这些意外事故或伤害的发生，最重要的是要让幼儿学会自我保护，因为看护、爱护不如自护。因此开展安全教育，培养幼儿的自我保护意识尤为重要。

一、交通安全教育

幼儿交通事故发生率呈逐年上升的趋势。因此，对幼儿进行交通安全教育不容忽视。交通安全教育主要包括以下几个方面：

（1）了解基本的交通规则，如"红灯停、绿灯行"，行人走人行道，上街走路靠右行等。

（2）认识交通标记，如红绿灯、人行横道线等，并且知道这些交通标记的意义和作用。

（3）教育幼儿从小要有交通安全意识，养成遵守交通规则的良好习惯。

二、消防安全教育

对幼儿进行消防安全教育，主要包括：

（1）要让幼儿清楚玩火的危险。

（2）让幼儿掌握简单的自救技能。

另外，可以进行火灾疏散演习，让幼儿熟悉托幼机构的各个通道，以便在发生火灾时，能在教师的指挥下安全疏散，迅速离开火灾现场。

三、食品卫生安全教育

大部分幼儿爱吃零食，也喜欢将各种东西放入口中，因而容易引发食物中毒。教育幼儿不随便捡食和饮用不明物质，不能随便吃药。在进食热汤或喝开水前必须先吹一吹，以免烫伤；吃鱼时，要把鱼刺挑干净，以免鱼刺卡在喉咙里；进食时不嬉笑打闹，以免食物进入气管等。

四、防触电、防溺水教育

不能随便玩电器，不拉电线，不用剪刀剪电线，不将铁丝等插到电源插座里。其次，要告诉幼儿，一旦发生触电事故，不能用手去拉已触电的人，而应及时切断电源。对幼儿进行防溺水教育，一是要告诉幼儿不能私自到水边玩耍；二是不能将脸闷入水中；三是不能私自到水里游泳；四是当同伴失足落水时，要及时叫成人来救援。

五、托幼机构玩具安全教育

幼儿玩不同的玩具，应有不同的安全要求。如玩大型玩具滑梯时，要教育幼儿不拥挤；玩秋千架时，要坐稳，双手拉紧两边的秋千绳等；玩中型玩具游戏棍时，不得用棍去打其他幼儿的身体，特别是头部；玩小型玩具玻璃球时，不能将它放入口、耳、鼻中，以免造成伤害等。

六、幼儿生活安全教育

这一类的安全教育，必须家园配合同步进行。成人要教育孩子不随身携带锐利的器具，如小剪刀等。在运动和游戏时要有秩序，不拥挤推撞；要告诉幼儿不爬树，不爬墙，不爬窗台。不从楼梯扶手往下滑。推门时要推门框，不推玻璃，手不能放在门缝里。注意乘车安全，不轻信陌生人，等等。在家中，要告诉幼儿，当他独自在家，有陌生人敲门时，不随便开门；不随意开启家中电器，特别是电熨斗等；不玩弄电线与插座；不独自玩烟花爆竹；不逗弄蛇、蜈蚣、蝎子、黄蜂、毛毛虫、狗等；打雷闪电时不站在大树底下；等等。

七、教给幼儿自救的粗浅知识

幼儿遇到危险如果懂得一些自救知识，可以降低危险程度，不至于失去生命。烫伤冲冷水；发生火灾拨打119报警电话等。

学前儿童缺乏自我保护意识，容易造成意外伤害。意外伤害发生在日常生活中，多因缺乏必要的安全知识和防卫意识所致。如果开展儿童安全知识教育和社会宣传，增强安全防范意识，此类意外伤害事故是完全可以预防和避免的。

任务实施

托育机构安全教育策略

一、营造良好的安全教育氛围

幼儿教师可根据本班幼儿的年龄特点，结合教育实际进行个性化布置，通过直观、形象且生动的环境教育，让幼儿在生活中体会什么是安全、什么是危险。例如，在托幼园（所）醒目的位置张贴安全标志和温馨的提示语，在窗台旁张贴禁止攀爬的标志，在楼梯间张贴禁止拥挤的标志，在电源插座旁张贴禁止触摸的标志等。

二、通过有效途径开展健康教育

1. 开设安全主题活动

幼儿身心发展的特点决定了对幼儿进行安全教育必须寓教于乐、寓教于情、寓教于动。要选择幼儿喜闻乐见的方式，开展安全主题活动。可采用游戏模拟法，设置具体场景让幼儿将所学的知识在游戏活动中反复练习，达到强化的目的。如通过"着火啦"的游戏，引导孩子巩固着火时自救的知识和进一步加强相应的自我防护技能。还可以通过讲故事，将需要幼儿理解掌握的知识融于故事中，通过故事明白事理，掌握知识。如通过"粉豆豆"的故事，幼儿懂得不能随便捡地上的东西吃的道理。此外，还有谈话法、感知法、情感体验法、竞赛法等，运用时要针对具体问题进行选择。

2. 进行案例分析

如可以通过电视报道火灾等实况，进行案情分析，使幼儿体会火灾的原因和危害，学习火灾发生时自救的方法和技巧。

3. 开展应急演练

每学期都可以进行防火灾、防地震等不同内容的安全演练，以实践、练习和巩固强化幼儿的安全意识，使其掌握安全知识和自救技巧。

4. 加强随机教育

教师对幼儿生活中遇到的不安全行为应及时制止，随时发现随时处理，随即对幼儿进行安全教育。

三、家园携手

幼儿安全教育的内容与家庭生活息息相关，教师可以将消防员、警察或者家长请到班级开展安全讲座，帮助幼儿理解安全的重要性以及逃生和自我保护的方法，培养幼儿自我保护意识和爱惜自己生命的意识。增强家长的安全意识，丰富家长的安全知识，共同为幼儿营造安全、舒适的生活环境。通过家园携手，共同探索预防幼儿意外伤害的最佳途径。

任务三　意外伤害的现场急救

本任务将分解为以下九个子任务：
子任务一　心肺复苏
子任务二　触电急救
子任务三　骨折急救
子任务四　异物入体急救
子任务五　烧烫伤急救
子任务六　中毒急救
子任务七　高热惊厥急救
子任务八　动物咬伤急救
子任务九　小外伤急救

子任务一 心肺复苏

任务情景

妮妮在幼儿园跑步时突然大汗淋漓、面色苍白、呼吸困难，随后倒地，精神意识丧失。老师赶过去检查，发现妮妮没有了呼吸和心跳。情况如此危急，老师应该怎么做呢？

任务目标

能识别心脏骤停的表现，并正确使用心肺复苏技术进行急救，在操作中体现人文关怀。

任务探究

急救基本知识及心肺复苏技术

一、急救的原则

急救是指当人们突然发生急病或遭受意外伤害时，为抢救病人的生命、改善病情和预防并发症所采取的紧急救护措施。儿童发生意外后，在医生还未赶到现场时，需要采取一些急救措施，而实施急救应遵循三个基本原则：

1. 挽救生命

呼吸和心跳是最重要的生命活动。在常温下，呼吸、心跳若完全停止4分钟以上，生命就有危险；超过10分钟，就很难挽救了。因此，一旦病儿的呼吸、心跳发生严重障碍，当务之急就是立即实施心肺复苏等急救措施，抓住最初的几分钟帮助病儿被动呼吸、心跳，以期恢复病儿的自主呼吸及维持其血液循环。

2. 防止残疾

发生意外后，在施行急救措施挽救生命的同时，还要有恰当的急救措施，尽量防止病儿日后留下残疾。如幼儿发生严重摔伤时，有可能造成腰椎骨折，施救时一定要用门板之类的木板担架转运病儿。如果用绳索、帆布等担架抬送或背、抱幼儿，就会损伤脊髓，造成终生残疾。

3. 减少痛苦

意外事故所造成的损伤往往是很严重的，常常会给病儿的身心带来极大的痛苦，因而在搬动、处理时动作要轻柔，语言要温和，安抚病儿，减小病儿心理压力。

二、心肺复苏技术

心搏骤停离我们其实并不遥远，日常溺水、触电、外伤、异物吸入、疾病发作、煤气中毒、过敏等意外均可导致心搏骤停或窒息，并发生猝死。心肺复苏技术（狭义）是针对骤停的心脏和呼吸采取的现场救命技术，主要通过进行胸外心脏按压、口对口人工呼吸等促进患者自主呼吸和血液自主循环的恢复。心搏骤停一旦发生，如得不到及时的抢救复苏，4～6 min 后会造成患者脑和其他人体重要器官组织的不可逆损害，因此心搏骤停后的心肺复苏要求在最短时间内进行。

1. 判断患者有无意识和呼吸、心跳等生命体征

拍摇患者并大声询问，手指甲掐压人中穴约五秒，如无反应表示意识丧失。判断患者呼吸和脉搏（非医务人员只判断呼吸即可）：患者心脏停搏后会出现呼吸减慢、停止，甚至出现濒死叹气样呼吸，也称为喘息。这时应使患者水平仰卧，解开颈部纽扣，注意清除口腔异物，使患者仰头抬颏，用耳贴近口鼻，如未感到有气流或胸部无起伏，则表示已无呼吸。一旦患者呼吸异常（停止、过缓或喘息），立即予以心肺复苏技术。

2. 胸外心脏按压

心脏跳动推动血液在周身运行，把氧气和养料带到全身各处，把代谢废物和废气及时运出排到体外。当生活中发生了意外事故，使心脏突然停止跳动，身体里的一切活动将陷入瘫痪。因此，要争分夺秒用人为的方法来维持患者的血液循环，使心脏重新跳动。常用胸外心脏按压法来恢复患者的心跳。

此法简便易行，效果可靠。其基本原理是：给不工作的心脏施加外力，按压它，使其收缩排出血液；压力解除，心脏处于舒张，使心室又充满了血液。

操作步骤如下：

（1）伤者仰卧于有硬度的平面上（使背部有硬物支撑。千万不能躺在软床或帆布担架上操作，以免影响挤压效果），头部与心脏在同一水平位（以保证脑部的血流量，如有可能应抬高下肢，以增加回心血量）。

（2）救护者站（或屈膝跪坐）于伤者一侧，先将一手掌根部放置在伤者胸骨下 1/3 处，再将另一手掌重叠上去。

（3）伸直手臂，借助上身体重的力量，垂直冲击性地下压，使伤者胸骨下陷 3~4 cm，压后立即放松，如此反复进行（图 5-1）。注意按压部位面积不要过大，只手掌根部接触，手指部分不要接触胸部，以免伤及肋骨；动作要有节奏，用力要均匀，有一种冲击力；放松时手掌不离开原位；按压是否有效，应以触及患者颈动脉或股动脉搏动为准。

一般对年龄较大的儿童，应将两手重叠放置，对年幼的儿童，用单手即可；对于新生儿可采用拇指按压法或者双指按压法。拇指按压法，双手拇指端压胸骨，根据新生儿体型不同，双拇指重叠或并列，双手环抱胸廓支撑背部 [图 5-2（a）]。此法不易疲劳，能较好地控制下压深度，并有较好地增强心脏收缩和冠状动脉灌流的效果。双指按压法，右手食指、中指两个手指尖放在胸骨上，左手支撑背部 [图 5-2（b）]。其优点是不受患儿体型大小及操作者手大小的限制。有节奏地反复进行，按压与放松时间大致相等，频率为每分钟不低于 100 次。

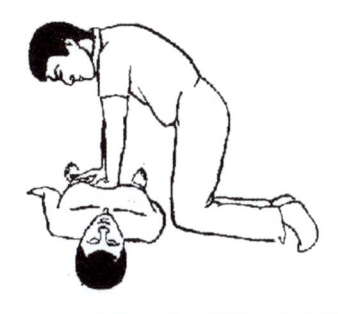

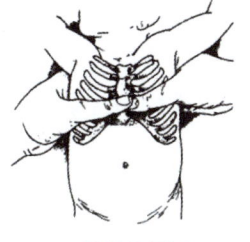

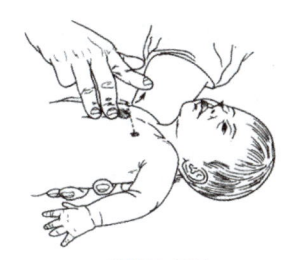

(a) 拇指按压法　　　　　(b) 双指按压法

图 5-1　成人胸外心脏按压　　　图 5-2　婴幼儿胸外心脏按压

3. 人工呼吸

呼吸是生命的象征。如果呼吸中断，组织细胞缺氧，身体会因得不到能量而无法进行新陈代谢。对脑细胞来说，呼吸一停止，所剩的氧只够用 10 秒钟，心脏所剩的氧也仅够其收缩几次。因此，不管是什么原因造成的伤害，一旦呼吸极其微弱或呼吸停止，应立即施行人工呼吸。

人工呼吸是用人工的方法，使伤者的胸廓有节律地扩大和缩小，以维持肺的通气功能。常用的方法有口对口吹气法、口对鼻吹气法、口对口鼻吹气法等。

口对口吹气法：

（1）让伤者仰卧，解开衣领裤带、紧裹的内衣等，清理口鼻污物，颈下垫物使头后仰，口张开，以保持呼吸道的畅通。（若昏迷者舌头后缩阻塞呼吸道，则要将舌头拉出并固定）

（2）救护者深吸一口气，捏住伤者鼻孔，双唇密封包住其嘴向里吹气。吹气量不能过大或过小，一般以吹入一口气后，病人胸脯略有隆起为度。

（3）吹完气后嘴离开，松开鼻孔，让病人把肺内的气"呼"出。患者高起的胸部下落，表示肺内的气体已排出。也可以轻压患者的胸部，帮助他呼气。再重复上述步骤。

如果患儿牙关紧闭，也可对着鼻孔吹气，操作步骤与口对口吹气相同。照此每 5 秒钟反复一次，直到恢复自主呼吸。每次吹气间隔 1.5 秒，在这个时间抢救者应自己深呼吸一次，以便继续口对口呼吸。

胸外心脏按压和人工呼吸的比率是 30:2。首轮做 5 个 30:2 后，检查呼吸和心跳是否恢复。如还没有恢复，继续进行下一轮急救。注意施行心肺复苏术时应将伤者的衣扣及裤带解松，以免引起内脏损伤。胸外心脏按压术只能在伤者心脏停止跳动下才能施行，按压的位置必须准确，按压的力度要适宜。每次人工呼吸应在 1 秒钟以上，吹气量不宜过大，胸廓稍起伏即可。

4. 心肺复苏有效的体征

（1）观察颈动脉搏动，有效时每次按压后就可触到一次搏动。如停止按压后搏动继续存在，说明病人自主心搏已恢复，可以停止胸外心脏按压。

（2）若无自主呼吸，人工呼吸应继续进行，或自主呼吸很微弱时仍应坚持人工呼吸。

（3）复苏有效时，可见病人有眼球活动，口唇、甲床转红，甚至脚可动；观察瞳孔时，可由大变小，并有对光反射。

任务实施

现场心肺复苏

（1）评估现场环境是否安全。如果安全可就地抢救，否则应将妮妮转移至安全处进行抢救。

（2）判断意识和呼吸。用双手轻拍妮妮双肩，说："妮妮醒醒，能听见老师说话吗？"同时观察妮妮胸部起伏，如无呼吸，立即大声呼救，请其他老师拨打120急救电话。

（3）松解衣领及裤带。

（4）胸外心脏按压。两乳头连线中点（胸骨中下1/3处），用左手掌跟紧贴妮妮的胸骨中下1/3处，左手五指翘起，双臂伸直，用上身力量用力按压30次（按压频率至少为100次/分）。

（5）打开气道。方法：仰头抬颌法。

（6）人工呼吸。口对口人工呼吸，2次。胸外心脏按压和人工呼吸的比率按30:2进行，操作5个周期（胸外心脏按压开始，送气结束）。

（7）判断心肺复苏是否有效。若无效，继续胸外心脏按压、人工呼吸的循环，直至妮妮自主心跳和呼吸恢复或者医护人员到来。

（8）及时通知幼儿家长，做好解释、说明和安抚工作。

子任务二 触电急救

任务情景

淘淘最近对小孔、小洞很感兴趣。自由活动时，他手拿铁条伸入墙上的插座孔里，触电倒地。此时最恰当的救助方法是什么呢？

任务目标

能识别幼儿触电的表现，掌握切断电源的方法；能正确实施触电的现场救护，在操作中体现人文关怀。

任务探究

触电的症状及急救方法

随着电气设备和家用电器的广泛使用，人们发生触电事故也相应增多。人触电后，电流可能直接流过人体的内部器官，导致心脏、呼吸和中枢神经系统机能紊乱，形成电击电流的热效应、化学效应和机械效应会对人体的表面造成电伤。幼儿玩弄电器，将手指或金属物件塞入插座中时会引起触电。捡拾电线、距离断落电线太近，雷雨时在大树下躲雨或在野外行走，也有触电的可能。触电后轻者身体感到发麻，严重的不仅会引起烧伤，而且还能使呼吸、心跳骤然停止。因此，触电的现场急救方法是保教人员必须熟练掌握的。

触电急救要先使触电者迅速脱离电源，然后是现场救护。

一、脱离电源

发生了触电事故，切不可惊慌失措，要立即使触电者脱离电源。使触电者脱离低压电源应采取的方法是就近关闭电源开关，拔出插销或保险；用带有绝缘柄的利器切断电源线；找不到开关或插头时，可用干燥的木棒、竹竿等绝缘体将电线拨开，使触电者脱离电源；可用干燥的木板垫在触电者的身体下面，使其与地绝缘。如遇高压触电事故，应立即通知有关部门断电。要因地制宜，灵活运用各种方法，快速切断电源。

二、现场救护

要先判断触电者的伤情，根据触电者的情况实施现场救护。若触电者呼吸和心跳均未停止，此时应使触电者躺平，就地安静休息，不要让触电者走动，以减轻心脏负担，并应密切观察呼吸和心跳的变化。若触电者心跳停止、呼吸尚存，则应对触电者做胸外心脏按压。若触电者呼吸停止、心跳尚存，则应对触电者做人工呼吸。若触电者呼吸和心跳均停止，应立即按心肺复苏方法进行抢救。另外，若有电灼伤，应保护创面，根据需要可送医院做进一步处理。

任务实施

触电的现场急救

（1）脱离电源。通过关闭电源等适当的方法，以最快的速度使淘淘脱离电源。

（2）评估现场环境是否安全，如果安全立即就地抢救。

（3）判断意识和呼吸、心跳。用双手轻拍淘淘双肩，说："淘淘醒醒，能听见老师说话吗？"同时观察淘淘胸部起伏，如无呼吸，立即大声呼救，请其他老师拨打120急救电话。

（4）实施心肺复苏。

（5）保护创面。用消毒敷料保护创面，速送医院。

子任务三 骨折急救

任务情景

优优在户外活动时,突然摔倒,左前臂撑地。老师赶过去查看受伤的情况,发现优优左前臂有出血,肿胀疼痛,局部畸形。此时最恰当的救助方法是什么呢?

任务目标

能识别幼儿骨折的表现,并正确实施骨折的现场救护,在操作中体现人文关怀。

任务探究

骨折的原因、症状及处理

因外伤破坏了骨的完整性,称为骨折。骨折是儿童常见的较严重的外伤。骨折可分为闭合性和开放性两种。闭合性骨折,骨折处皮肤不破裂,与外界不相通;开放性骨折,骨折处皮肤破裂,与外界相通。

一、常见的原因

儿童时期,骨折是较常见的意外伤害。跌落、发生车祸、被弹簧门夹伤手脚,或因嬉弄动物被踢伤是骨折常见的原因。睡在床上的幼儿,把腿伸出栏杆外,可能因小腿被扭旋而发生骨折;幼儿坐在自行车后座,把脚伸进转动的车轮,可使足部骨折;玩弄门窗、伸手摸电扇可致指骨骨折。

二、症状

剧烈的疼痛和局部的压痛是骨折典型的症状之一。此外,骨折处的正常功能丧失,出现局部畸形。由于幼儿骨骼中有机物较多,无机盐较少,最外层的骨膜较厚,在外力作用下有可能发生折而不断的现象,仅一侧的骨膜断裂,另一侧仍保持完整,称为"青枝骨折"。发生这种骨折后,因疼痛不十分明显,受伤肢体还可以做些动作,如被忽略,骨折自愈后会形成畸形,影响身体的正常功能。所以,幼儿肢体受伤后,千万不能掉以轻心,一定要送医院检查是否发生了骨折。

三、处理

(1)未经急救包扎前,不要轻易搬动伤者,以免加重损伤。

（2）止血。开放性骨折有出血，可在伤处放敷料，并包扎。

（3）固定。限制受伤肢体的活动，防止断骨再刺伤周围组织，以减轻痛苦。这种处理叫作"固定骨折"。在急救包扎前，不要进行骨折复位或推拿。如有畸形可稍用力牵引使患肢略直。

（4）及时送往医院。争取在骨折3小时内送往医院进行复位处理。这时局部尚未发生严重组织水肿，有利于复位。下面介绍几种骨折的具体处理方法：

▲四肢骨折：发生骨折后，观察骨折处是否有皮肉破损及断骨暴露，若没有，则立即用夹板固定。夹板一般选用薄木板，也可就地取材，选用木棒、竹片、手杖、硬纸板等代替。长度应将断骨处的上、下两个关节都固定住。如上臂骨折，应将肩关节、肘关节固定住，使断骨不再活动。夹板与四肢接触处要垫上一层棉花或布，用绷带把夹板绑在伤肢上。上肢要屈肘弯曲捆绑，下肢要直着捆绑。要露出指尖、趾尖，以便观察血液循环。松紧以指尖、趾尖不出现苍白、发凉、麻木、青紫等现象为宜。要在3小时内送往医院，进行断肢复位。如果有皮肉破损，断骨露在外面，不要把断骨硬按回去。应用消毒液把伤口洗干净，盖上纱布，然后简单固定，送往医院进一步治疗。

▲肋骨骨折：往往是多发性的，伤处有明显的伤痛。有两种情况：一是骨折刺伤了胸膜、肺，使病人呼吸困难、咯血等，此时不要处理断骨，而应速送医院；二是一般性肋骨骨折，未伤及肺，应在病人深呼气结束，胸部缩小时，用宽布带缠绕断骨处胸部，以减小呼吸运动的幅度，将断肋固定。

▲脊椎骨折：幼儿如果从高处跳下摔伤，则容易造成脊椎骨折，易发生在活动范围较大的第五、第六颈椎，第十二胸椎和第一腰椎。当发生或怀疑腰椎骨折时，首先应保持病儿安静，不准其活动，严禁病儿坐起来或试着走路、弯腰，也不准其他人背抱病儿。可用木板、门板等当搬运工具，然后数人动作一致地将病儿轻轻抬到担架上；或数人动作一致地托住伤者的肩胛、腰和臀部，将病儿滚到担架上，病儿俯卧。用宽布带将病儿固定在担架上，以免颠动，尽量平稳地送往医院。如果是颈椎骨折，先在颈下垫一个小软枕，保持颈椎的生理屈曲度，再在头的两侧各垫一个小软枕，以避免头部晃动。

▲骨盆骨折：要选用硬板担架，以免因软担架的颠动使骨折加重，刺伤盆腔内的脏器、血管、神经。

> **知识拓展**

脱臼

暴力作用于关节，使关节面失去正常的相互位置则形成关节脱臼。幼儿关节附近韧带较松，在受到撞击、过度牵拉、负重时很容易引起脱臼。受伤部位明显畸形、肿胀、疼痛剧烈，不能活动。

一、常见的脱臼

1. 肩关节脱臼

肩关节在全身关节中运动范围最大，且结构不稳定。肩关节脱臼多见于跌倒时一手触地支持体重的情形。脱臼时肩部外形由膨隆变为平坦，患儿侧手不能达到对侧肩峰。

2. 桡骨小头半脱位

桡骨小头半脱位又名牵拉肘，是儿童时期最常见的脱臼。儿童桡骨头较小，当肘部处于伸直位时，被用力牵拉手臂，可能使桡骨头从关节窝脱出。例如上楼梯、跨上人行道台阶时，大人将小孩手臂突然拎起，就可能发生桡骨小头半脱位。有时在脱衣服时，大人过猛地牵拉幼儿手臂，也会发生桡骨小头半脱位。脱臼时肘部固定于半屈和旋前位，肘关节不能后旋。

二、脱臼的处理

固定患肢。若不熟悉脱臼整复技术，则不要贸然试行复位，以免增加伤儿痛苦或加重组织损伤。经医生复位后，仍需注意保护关节，勿再受暴力牵拉。因为关节受过拉伤后，关节囊松弛，容易重复发生脱臼。

任务实施

前臂骨折的现场急救

（1）安抚优优的情绪，观察优优情况。检查受伤部位有无开放性伤口和出血，左前臂疼痛的程度，有无功能受限。

（2）初步判断伤情，必要时拨打120急救电话，确定现场救助方案。

（3）消毒创面后用纱布覆盖伤口，用绷带适当加压包扎，起到止血效果。

（4）取2块夹板或者其他坚实的硬物，长度超过肘关节到腕关节的距离，置于前臂内侧和外侧。可将毛巾等物品置于夹板内侧，以防伤到皮肤。用三角巾或布带固定夹板上、下两端，再用三角巾使肘关节屈曲90°悬吊在胸前。

（5）安全转运。现场急救处理后，尽快将优优送至医院做进一步检查和处理。

（6）及时通知幼儿家长，做好解释、说明和安抚工作。

子任务四 异物入体急救

任务情景

午餐时间到了，小朋友都在安静地吃饭，3岁的宁宁却边吃边说话。老师正要前去制止，宁宁突然出现剧烈呛咳，伴有憋气，面色苍白，一手紧贴颈前喉部。宁宁这是怎么了？此时最恰当的救助方法是什么呢？

任务目标

能识别异物入体的表现，并正确实施异物入体的现场救护，在操作中体现人文关怀。

任务探究

异物入体的症状及急救方法

一、喉部、气管异物

气道异物梗阻是造成儿童窒息死亡的主要原因。幼儿的气管与食管交叉处的环状软骨发育不完善，功能不健全。当幼儿口中含物说话、哭笑和剧烈活动时，容易将口含物吸入气管内引起气管阻塞，导致窒息。加之幼儿好奇心强，只要能拿到的东西都愿意往嘴里送。异物以西瓜子、花生米、豆粒、糖豆等圆滑的食物最为多见。

（一）症状

气管是呼吸的通道，当异物进入喉部、气管后，会引起剧烈的咳嗽。但幼儿气管发育不完善，驱赶力较弱，很难将异物赶走，造成异物在气管内停留。当异物将气管完全堵住时，幼儿会出现吸气性呼吸困难，面色青紫。较小的异物还会继续下滑，常常滑入右侧支气管，导致右侧肺不能工作，也会出现呼吸困难，引发肺气肿。继发感染后，可出现发热、全身不适等症状。

（二）处理

一旦发现喉部、气管有异物，要立即进行急救。如果幼儿能咳嗽，就让他咳出来。如果幼儿无法咳嗽，立即拨打120急救电话，同时进行现场急救。

（1）背部拍击和胸部冲击法：此法适用于1岁以内婴儿发生的气道严重梗阻。救护者坐在椅子上，让患儿俯卧在救护者的前臂上（可用腿部支撑前臂），头低脚高，救护者用手掌根部适当用力在患儿的两肩胛骨间向前下拍击5次。如果阻塞物在背部拍击5次后仍未拍出，让患儿仰卧并支撑其头部，用另外一只手的两根手指进行5次胸部冲击，冲击位置与心肺复苏期间实施胸外心脏按压的位置相同。重复进行5次背部拍击和5次胸部冲击，直至患儿能够呼吸、咳嗽或啼哭。

（2）海姆立克法：此法适合1岁以上的儿童及成人。救护者从后方搂住患儿的腰，用右手大拇指的背部顶住上腹部，左手重叠于右手之上，间断地向上、向后，冲击性地推压，促使膈肌压缩肺，产生冲击气流，将气管异物冲出。若患儿昏迷，则可让其仰卧，进行同样的推压。若采取上述方法后，仍不能排出，要立即送医院急救。对于发生气道严重阻塞且失去反应的患儿，需立即给予心肺复苏。

为了防止喉部、气管异物事故的发生，幼儿要养成良好的习惯：不要躺在床上吃东西；当幼儿嘴中含有豆粒、花生米等食物时，成人不能吓唬他，而要同他讲道理，让他吐出来；哭闹时，不要用吃东西来哄。

二、鼻腔异物

幼儿出于好奇，有时会将一些小物件塞入鼻孔。异物中以纸团、小珠子、豆粒、果核、花生米为多见。异物可引起鼻塞，日久会流出很臭的鼻涕。

让幼儿将无异物的鼻孔按住，用力擤鼻涕；或用羽毛、纸捻等刺激鼻黏膜，引起幼儿打喷嚏。纸片、棉花等可以用镊子夹出来。但圆滑的异物千万不要用镊子去夹，否则越捅越深，有可能使异物落入气管。不易取出的要及时送医院让医生处理。

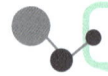

三、外耳道异物

常见的外耳道异物有小石块、豆粒、飞虫、水等。外耳道异物常引起耳鸣、耳痛。植物性异物遇水膨胀后，可继发感染引起炎症。动物性异物如苍蝇、蚂蚁等在耳内爬来爬去，可引起剧痛。较大的异物可引起听力障碍及反射性咳嗽。

小异物入耳，可让幼儿头偏向异物侧，用单脚跳，促使异物从耳中掉出来；昆虫入耳，可用光照引诱它爬出来，还可将半茶匙稍加热后的食用油、甘油、酒精倒入耳内，再让患儿病耳朝下控 5~10 min，被淹死的昆虫可随液体一道流出。外耳道进水，可以单脚跳或者用纸等将水吸出。异物难于排出时，要去医院处理；否则会损伤外耳道皮肤或鼓膜，甚至将异物推向中耳，后果严重。

四、眼部异物

当沙子、煤屑、小飞虫、植物飞絮等进入眼内后，会引起灼痛、流泪、畏光。若异物附于眼球表面，则可用干净的棉签轻轻地擦去；若异物嵌入睑结膜内，则需翻开眼皮再擦去。在上述两种情况下，也可用滴管吸水用力冲洗眼睛。若异物嵌入角膜组织内，或上述方法对角膜异物无济于事，则应迅速送医院处理。因为大多数角膜异物需要良好的聚集照明和放大镜才能看清楚，且须在严密无菌条件下除去。若自己用锐物挑出，可能损伤角膜，引起感染，进而影响视力。

五、消化道异物

鱼刺、枣核、纽扣等异物有时会卡在咽部，有时会沿着食道入胃。

异物若卡在咽部，常扎在扁桃体上或其附近，引起疼痛，吞咽时疼痛加剧，致使进食困难。异物若停留时间过长，还会引起局部及附近部位发炎，严重的会导致食道穿孔。

一旦发现咽部异物，可用镊子取出。不能让幼儿硬吞食物。硬吞可能将异物推向深处，若扎破大血管，则十分危险。不易取出的异物，应请医生处理。

异物掉进胃里，若患儿有疼痛或吞下去的是带尖的物品，则应将患儿立即送往医院；若吞咽一些光滑的异物，患儿又无明显的症状，一般来说不至于引起严重的后果，但不应限制患儿的饮食，也不应服用泻药。饮食过少，胃蠕动减少，可延迟异物排出体外的时间；泻药可大大加快肠壁收缩，有时会促使异物损坏肠壁。正确的做法是给患儿吃软面包、稀饭等，让食物把异物包起来，以防止胃、肠壁受到损坏，并要严密观察患儿的大便，直到异物被排出体外。若较长时间异物仍没排出，则应去医院治疗。

任务实施

气管异物的现场急救

（1）意外的识别：宁宁吃饭时说话造成剧烈呛咳，伴有憋气，面色苍白，而且一手紧贴颈前喉部，初步判断为异物引发气道梗阻。

（2）出现缺氧表现，立即拨打120急救电话，同时进行现场急救。

（3）海姆立克法急救：清除口鼻腔内的残留异物，但切忌用手指伸入口腔取物。跪蹲在宁宁的身后，双手环抱孩子，一只手握拳，虎口贴在宁宁剑突之下、肚脐之上的腹部中央位置，另外一只手握住该手手腕，然后突然用力收紧双臂，使握拳的虎口向孩子的腹部内上方猛烈回收。如果异物没有冲出，救助者要立即放松手臂，然后重复该动作，直到异物被排出。

子任务五 烧烫伤急救

任务情景

午餐时间，老师从厨房端来一桶热腾腾的粥，把它放到了桌子旁边。成成经过桌子旁边，不小心踢翻了桶，热粥撒到了成成的脚上，顿时，成成大哭起来。老师一着急，抱起成成给他脱下了鞋和袜子，孩子稚嫩的小脚立刻破了皮。这位老师的做法对不对？此时最恰当的救助方法是什么呢？

任务目标

能初步辨别烧烫伤分度，并正确进行烧烫伤急救，在操作中体现人文关怀。

任务探究

烧烫伤的症状及急救方法

烧烫伤主要由火焰、电击、开水、热粥、热汤、蒸汽、化学物品等作用于身体表面所致。在幼儿烧烫伤中，因开水、热粥、热汤等烫伤最常见。幼儿皮肤角质层薄，保护能力差，因此烫伤发生的机会较多，后果也比成人严重。

一、烧烫伤的分度

烧烫伤的严重程度主要根据烧烫伤的部位、面积大小和烧烫伤的深浅度来判断。烧烫伤在头面部，或虽不在头面部，但烧烫伤面积大、深度较深的，都属于严重者。皮肤的烧烫伤可分为三度：

一度：表皮受损。局部皮肤发红，感到灼痛（觉得火辣辣的），但无水泡。

二度：损伤深及真皮。局部红肿发热，疼痛难忍，有明显水泡。

三度：损伤皮肤全层，累及肌肉和骨骼。皮肤下面的脂肪、骨和肌肉都受到伤害，皮肤焦黑、坏死，这时反而疼痛不剧烈，因为许多神经也都一起被损坏了。

二、烧烫伤的处理

设法将伤者身上的余火扑灭。如身上还沾有热粥、热菜等，要用水冲掉。尽快检查烧伤面积和深度，注意伤者的全身情况，对症处理。一度烧烫伤，皮肤有红肿的刺痛，没有水泡，这个时候可以用流动的清水冲洗 30 min 左右，然后可以涂抹烫伤膏，并用纱布包扎，防止幼儿抓破，造成感染。二度烧烫伤，如果水泡完整且比较小，可以同一度烧烫伤的处理办法。如果水泡破了，破溃的肌底部呈现红白相间颜色，并渗出血和其他的液体，这个时候不再建议用清水冲洗，也不可以在创面上涂抹药膏，影响病情与处理，可以在伤处覆盖干无菌纱布并马上去医院。三度烧烫伤，应立即用清洁的毛巾、被单或衣服简单包扎，避免污染伤处和再次损伤，创伤面不要涂擦药物，保持清洁，迅速送医院治疗。途中注意观察伤者呼吸、心跳情况。伤者口渴可少量多次饮用淡盐水。

如果幼儿是穿着衣服被热水（粥）浇湿，应该立即用冷水由衣服表面冲下，或者将覆盖着衣服的患儿的部位直接放入盛满水的浴缸中，等患部冷却后再脱掉衣服，如果衣服有一部分被粘在了皮肤上，千万不可以强行脱下，要保持现状，等待医生的处理。被腐蚀性药品烧伤，应立即用大量清水冲洗创面。生石灰烧伤者应先将石灰颗粒从创面上除去，再用水冲洗，否则，生石灰遇水生热，会加重伤势。在托幼园（所）烧烫伤要及时通知幼儿家长，做好解释、说明和安抚工作。

任务实施

烧烫伤的现场急救

（1）安慰成成，迅速带成成去盥洗室，用流动的冷水由衣服表面冲下，冲洗时间为 15~30 min。

（2）冷水充分冲淋后，视情况脱去鞋袜。必要时剪开衣服，防止揭掉表皮发生水肿和感染。

（3）用冷水浸泡 15~30 min。

（4）保护好创面。一度烧烫伤经过冷却处理后涂上烫伤膏，简单包扎；二度烧烫伤不要弄破水泡，伤处覆盖无菌的纱布。

（5）二度及以上严重烧烫伤及时送医院处理。

（6）及时通知成成家长，做好解释、说明和安抚工作。

子任务六 中毒急救

任务情景

老师用碘酒给一名小朋友的伤口消毒，随手将碘酒放在了身后的地上。好奇的琳琳以为是甜甜的糖浆，拿起碘酒喝了一口。此时最恰当的救助方法是什么呢？

任务目标

能够识别中毒的表现，并正确进行现场救助，在操作中体现人文关怀。

任务探究

中毒的症状及急救方法

发生中毒的途径有三条：一是通过消化吸收的中毒；二是通过呼吸道吸入的中毒；三是通过皮肤、黏膜沾染的中毒。发生中毒后，首先要排出毒物，尽量争取时间，早一分钟脱离毒物，就可使病儿少吸收一些毒物，对病儿的生命和治疗效果有极大的好处。

一、误服毒物

（一）原因

幼儿缺乏生活经验，常会误服毒物。毒物主要有有毒植物、药品、农药、化学品（化妆品）等。

（二）处理

1. 催吐、洗胃

催吐是排除胃内毒物的简便而有效的方法。误服毒物后，越早催吐越好。可利用手边方便的东西（如筷子、小勺），甚至是手指头，刺激幼儿咽部，引起呕吐，将胃内的毒物吐出来，反复2~3次；也可喝催吐药。有些食物过稠不易呕吐干净，可让幼儿喝大量清水或盐水再催吐。如此反复进行，直到吐出来的水与喝下去的水在颜色、清洁程度上相差无几时，就表明洗胃已较彻底了。持续抽风者、已昏迷者、服入强腐蚀剂者、煤油中毒者，不能用此法催吐、洗胃。

2. 服用一些能中和毒物的溶液

为了降低毒物的毒性，延缓毒物的吸收，保护食道和胃黏膜，可根据毒物的性质来服用相应的溶液，如茶水、米汤、面糊、豆浆、牛奶等。强碱强酸的毒物，都可服用牛奶、豆浆、蛋清等；强碱毒物还可用果汁中和；若误把碘酒当"止咳糖浆"喝下，则应选用米汤，米汤中的淀粉与碘发生化学反应，可达到解毒目的。

注意：失去意识的幼儿不能催吐，避免呕吐物被吸入气道，造成窒息；若吃进毒物的时间较长，如超过4小时，毒物已进入肠道，应立即送医院抢救。在急救的同时，尽可能收集残余毒物、病儿呕吐物，以便医生检验毒物性质，明确诊断和采用特效解毒剂。

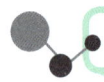

二、煤气中毒

（一）原因

煤炉取暖的屋子，室内通风不良、烟筒漏烟、风倒灌等都可使室内空气中一氧化碳过量，导致煤气中毒。烧火炕，跑烟漏气也是造成煤气中毒的原因。过量的一氧化碳被吸入体内，就会和血红蛋白争夺氧，从而导致人体缺氧，引起窒息。

（二）症状

煤气中毒会使人感到头晕、耳鸣、眼花、恶心、四肢无力。较重者出现神志不清，肌肉无力，皮肤黏膜呈樱红色等。非常严重的还会出现意识丧失、惊厥、血压和体温下降，呼吸不规则，循环衰竭，直至窒息死亡等症状。

（三）处理

（1）立即开窗通风，尽快将患儿抬离中毒现场，移到通风处。松开衣襟，使患儿呼吸到新鲜空气。

（2）注意保暖，严重者要尽快送医院抢救。

（3）若患儿呼吸、心跳已停止，要立即进行人工呼吸和胸外心脏按压，并护送入医院。

任务实施

误服毒物的现场急救

（1）安抚琳琳情绪，了解服用碘酒的时间和量，观察琳琳的生命体征。如中毒严重，出现休克，应立即拨打120急救电话。如心跳、呼吸停止，立即进行心肺复苏。

（2）催吐。琳琳意识清醒时，用干净的汤匙或者筷子下压舌根部，同时用清水或者淀粉水反复催吐，直至液体变清为止。

（3）喂食含盐饮料或者糖盐水。反复催吐，易造成体内水分丢失。可喂食含盐饮料或者糖盐水以补充水分和电解质。

（4）送琳琳去医院做进一步检查和处理。

（5）及时通知琳琳家长，做好解释、说明和安抚工作。

子任务七 高热惊厥急救

任务情景

心心，3岁，鼻塞、咳嗽、发烧，最高体温达39 ℃，突然出现双眼凝视、咬牙、口吐白沫、四肢僵硬伴有抖动。此时最恰当的救助方法是什么呢？

任务目标

能够识别高热惊厥的表现，并正确处理高热惊厥患儿的危险情况，在操作中体现人文关怀。

任务探究

惊厥与晕厥

一、惊厥（抽风）

（一）原因

这是大脑皮质功能紊乱所引起的一种病症。幼儿惊厥有两种：

1. 发热惊厥

发热惊厥多见于6个月到3岁的婴幼儿，在体温骤升时发生全身性抽动，时间短且很快恢复。

2. 无发热惊厥

婴儿手足抽搐症：因血钙过低引起抽风。抽风后多入睡，醒后活泼如常。癫痫：多为年长儿，反复发生抽风。抽风前有先兆，如有幻觉等。抽风后嗜睡。低血糖、药物中毒或脑发育不全等亦可有抽风。

（二）症状

突然失去知觉，头向后仰，眼球固定、上转或斜视；面部青紫，呼吸弱而不规则或有窒息；全身性或局部肌肉抽动。短则瞬息即止，长则持续数分钟到十几分钟。

（三）处理

迅速控制惊厥，保持安静，就地进行抢救；预防窒息，保持呼吸道畅通；预防外伤，防止皮肤损伤、骨折或脱臼及坠床等；根据患儿高热情况给予物理降温；密切观察患儿生命体征、意识状态、神志、瞳孔的变化；症状缓解后迅速将其送往医院。

二、晕厥

（一）原因

晕厥是指因短时间内大脑供血不足而失去知觉，突然晕倒。疲劳、兴奋过度、失血、饥饿、空气闷热、精神紧张、站立时间过久等都会引起晕厥。

（二）症状

晕厥发生前都有头晕、眼花、恶心、心慌等症状，继而眼前发黑，失去知觉而摔倒。倒地后患儿面色苍白，四肢冰冷，出冷汗，但很快能清醒过来。

（三）处理

若幼儿在室内晕厥，要立即打开通风小窗，使空气流通。松开衣领、腰带，使其平卧，头稍低，腿略高，使流向头部的血量增加。待其恢复知觉时，再给喝些热饮料或糖水。若出现呕吐，则应将其头侧斜。

任务实施

高热惊厥的现场急救

（1）迅速将心心放平，侧卧，松开衣领、腰带。
（2）轻轻按住抽动的上下肢，以免肢体抽动过猛而受伤。
（3）可用布包住筷子或将毛巾拧成麻花状放在上下牙之间。随时擦去痰涕。
（4）头偏向一侧，防止呕吐物吸入气管内，安抚心心情绪。
（5）物理降温，头枕冰袋，冷毛巾敷额头，并争取尽快送医院。
（6）及时通知心心家长，做好解释、说明和安抚工作。

子任务八 动物咬伤急救

任务情景

春天到了，老师带领小朋友们到花园里散步。花园里鲜花盛开，引来很多蝴蝶和蜜蜂。突然，旭旭哇的一声哭了起来。老师赶紧过来询问是怎么回事，旭旭说看到蜜蜂采蜜觉得很有趣，想把蜜蜂抓回去玩，结果被咬了。老师检查发现，旭旭手臂有一处又红又肿。此时最恰当的救助方法是什么呢？

任务目标

能够识别常见动物咬伤的表现，并正确进行现场救助，在操作中体现人文关怀。

任务探究

动物咬伤的症状及急救方法

一、蚊子叮伤

可在患处涂上花露水、酒精、清凉油等。为了防蚊,可在幼儿身体裸露处涂上驱蚊油等。

二、黄蜂、蜜蜂、毛虫蜇伤

一旦被蜂蜇,首先要找到并取出毒刺。黄蜂毒液呈碱性,可在伤口涂食醋等弱酸性液体;蜜蜂毒液呈酸性,可在伤口涂淡碱水、肥皂水等弱碱性液体,以达到减轻疼痛和消除水肿的目的。若蜇伤后伴有中毒症状,则应立即送医院。毛虫蜇后毒毛可刺入皮肤且不易取出,此时可用橡皮膏贴附于被蜇部位,再用力撕下,毒毛即可被粘出,然后在局部擦些风油精等即可。

三、蜈蚣、蛇咬伤

被蜈蚣咬伤时,伤口往往是一对小孔,因为蜈蚣的毒液呈酸性,所以用碱性液体可将其中和而减轻毒性,可立即用肥皂水或一定比例的小苏打水冲洗伤口。被蛇咬伤后,注意观察伤口,如伤口仅见成排的细小牙痕,则该蛇大多无毒。如在两排牙痕的顶端有两个特别粗而深的牙痕,则很可能是被毒蛇咬伤。一旦发现被毒蛇咬伤,应立即用较宽的带子勒住伤口的近心端(距伤口 5 cm),并使幼儿少动,以免毒液向全身蔓延,且迅速送医院治疗。如果条件允许,被毒蛇咬伤后,立即口服 5 片南通蛇药,同时将药片以温水溶化后涂于伤口周围,有一定的疗效。

为了避免被毒蛇咬伤,不要带幼儿到潮湿、低洼地散步,也不要带幼儿去长满野草和茂密的树丛中去,更不要让他们在青草或稻草上玩耍和躺着。

四、狗、猫咬(抓)伤

狂犬病仍是一种无法治愈的疾病,一旦发作,死亡率几乎为 100%。如不慎被狗、猫抓伤、咬伤,应立即挤出伤口里的污血,用 20% 的肥皂水与清水反复冲洗 15 min;再用 2% 的碘酒或 75% 的酒精涂擦伤口,伤口不可缝合或包扎;在被咬(抓)伤的 24 小时内,立即到防疫站注射人用狂犬疫苗。如果伤口很深,除了注射狂犬疫苗,还要增加注射狂犬病免疫血清或球蛋白。

任务实施

蜜蜂蜇伤的现场急救

（1）安抚旭旭情绪，检查被蜇伤部位皮肤红肿的情况，评估有无呼吸困难、过敏等全身症状。

（2）检查旭旭伤口处有无毒刺，如果有，消毒后用橡皮膏贴附于被蜇部位，再用力撕下，毒刺即可被粘出，或者用镊子沿着刺针的反方向将其拔出。拔除前切记不可挤压毒刺根部。

（3）在旭旭的伤口处涂淡碱水、肥皂水等弱碱性液体，以达到减轻疼痛和消除水肿的目的。

（4）若蜇伤后伴有中毒症状，应立即送医院。

（5）及时通知旭旭家长，做好解释、说明和安抚工作。

子任务九 小外伤急救

任务情景

小小下楼梯时，不小心滑了一下，摔倒在地，疼得哭了起来。老师立即过来，检查发现小小左侧踝关节肿了起来，疼痛，有瘀斑，可勉强行走。此时最恰当的救助方法是什么呢？

任务目标

能够识别小外伤的表现，并正确进行处理，在操作中体现人文关怀。

任务探究

小外伤的症状及急救方法

一、扭伤

扭伤是指四肢关节或躯体部位的软组织的损伤，而无骨折、脱位等。此病较为常见，表现为伤后患处出现疼痛肿胀、活动受限等临床表现，也可出现局部瘀血瘀斑，主要影响患者局部肢体功能。扭伤多见于剧烈体育锻炼之前未进行充分热身，突然发力导致过度紧张及牵拉，可出现局部软组织损伤，出现疼痛肿胀等症状。行走于不平整路面或上下楼梯时不慎踩空可致踝关节出现过度内翻或外翻形成踝关节扭伤。重体力劳动或抬举重物时由于腰部力量薄弱或发力姿势不当可导致急性腰扭伤。突然跌倒或从高处跌落时，落地姿势不当也可导致扭伤。发生扭伤后应立即制动，禁止患肢负重，如果是腰肌扭伤则应该卧床休息。制动的同时,可给予冰敷,有利于止痛和消肿。因扭伤可合并骨折,所以扭伤后应到医院拍片检查,确认有无骨折。没有骨折时,可行石膏固定,一般可通过保守治疗得到缓解,多可痊愈。

二、跌伤

如果伤口小而浅,只是擦破点儿皮,先碘酒消毒,沿着伤口的边缘由里向外擦。伤口内如有异物,不要勉强取,以免把细菌带入伤口或增加出血。如果伤口大或深,出血较多,要先止血,将伤部抬高,立即送医院处理。幼儿跌伤后,除应注意局部损伤情况外,还应注意有无骨折、内出血或脑震荡。这可根据幼儿的神情来判断。神态木然,反应迟钝,说明病情严重。出现休克,应考虑脑及内脏受到损伤。

皮肤未破(属挫伤),伤处肿痛,肤色青紫,可局部冷敷,防止内部继续出血。一天后再热敷,以加速患处的血液循环,促进血液吸收。受伤部位要限制活动。

三、挤伤

手指被门、抽屉等挤伤,严重时指甲会脱落。处理:若无破损,则可用水冲洗,然后冷敷。若指甲掀开或脱落,则应立即去医院。

四、割伤

用干净的纱布按压伤口止血后,用碘酒消毒,敷上消毒纱布,用绷带包扎。被碎玻璃扎伤,应用镊子清除碎片后再包扎。伤口较深要送医院处理。

五、刺伤

有些花草、木棍、竹棍带刺或木屑,若扎入幼儿皮肤,应立即取出。处理:可先将伤口清洗干净,绷紧皮肤,用消过毒的针或镊子顺着刺的方向挑出刺,并挤出瘀血,随后用酒精消毒。若拔不出,则应送医院处理。

任务实施

扭伤的急救

(1)安抚小小情绪,受伤后马上休息,限制患肢活动。

(2)用毛巾包裹冰袋进行冷敷,可使血管收缩,减少肿胀、疼痛及痉挛。一般冷敷 15 min 后休息 5 min,冷敷和休息交替进行。

(3)加压包扎,露出脚趾以观察颜色。若有疼痛、皮肤变色、麻痹、刺痛等症状,表示包得太紧,应解开重包。

（4）把左下肢抬高，可以止血止肿。

（5）送医院做进一步检查和处理。如果怀疑有骨折，应先将伤处用夹板固定后再抬高。

（6）及时通知幼儿家长，做好解释、说明和安抚工作。

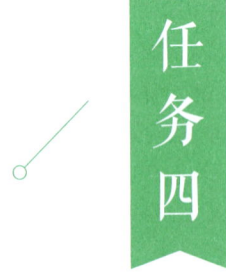

任务四 托幼机构常用的护理技术认知

任务情景

午睡后，老师发现一向活泼的平平小脸红红的，趴在桌子上无精打采。老师问平平怎么了，平平说有点儿头晕。老师摸了摸平平的额头，感觉体温有点儿高。老师决定先给他测量一下体温。

任务目标

能够进行简单的护理操作，在操作中体现人文关怀。

任务探究

常用护理技术

托幼机构的孩子年龄尚小，各方面能力较差，不会自己照顾自己，生病后的护理就显得尤为重要。精心的护理可减少各种疾病对儿童健康的危害，保证儿童的病后康复，因此，掌握一些常见的护理技术，是做好护理工作的必要条件，也是幼教工作者的职责。

一、测体温

体温是指机体内部的温度。正常人腋下温度为36~37 ℃，口腔温度比腋下温度高0.2~0.4 ℃，直肠温度又比口腔温度高0.3~0.5 ℃。幼儿的体温比成人略高，正常体温（腋下）为36.0~37.4 ℃。一昼夜之间，体温有生理性波动。

体温测量最常用腋下测量法，操作如下：先将体温计的水银柱甩到 35 ℃ 以下，再将体温计头端置于受测者腋窝深处，用上臂将体温计夹紧，5~10 min 后读数。读数方法是一手拿住体温计尾部，即远离水银柱的一端，使眼与体温计保持同一水平，读出水银柱右端所对的数字。读数时注意千万不要触碰体温计的头端，否则会影响水银柱而造成测量不准；眼睛不要高于或低于体温计。

测量体温的注意事项：

（1）测量体温前，水银柱在 35 ℃ 以下，水银柱无断裂，确保测量的正确与安全。
（2）测量时要将幼儿腋窝的汗液擦干。
（3）幼儿进食、饮水，腋窝局部冷热敷后，应隔 30 min 再测量腋温。
（4）凡给幼儿测体温时，应有专人看护，以免发生意外。
（5）测量时间为 5~10 min，时间太短、太长都会影响所测体温的准确性。
（6）体温计用完后要用酒精消毒，避免交叉传染。

二、高热护理

高热是指体温超过 39 ℃。发烧是人体的一种防御反应，但是，发高烧就需要采取降温的措施了。常用的退烧方法有药物降温和物理降温两种。药物降温（降温效果好，由专业医务人员完成）就是吃退烧药，打退烧针；物理降温（有一定的辅助效果）是用冷敷等方法降温。

冷敷的操作方法：把小毛巾折叠成几层，浸在凉水里，拧成半干，敷在前额，也可以敷在颈部两侧、腋窝、肘窝、大腿根等大血管通过的地方。每 5~10 min 换一次毛巾。也可以将热水袋灌进凉水或碎冰，做成冰枕。

进行物理降温要注意避风，一般体温降至 38 ℃ 左右即可。对于发烧的幼儿，要松解、脱去外衣或减少被子让体热逐渐发散。除了物理降温外，还应该多喝白开水，这有利于体温下降和毒素排出，也可防止脱水。

三、服用药物

（一）口服药物

由于托幼机构的环境特殊，经常出现多个孩子同时生病的情况，这就要求幼儿教师认真记下每个孩子服用的药物名称、药物剂量及吃药时间，在吃药前先核对药名，防止出现吃错药的情况。

年龄小的幼儿需要喂药。如果是药片，要压成粉末，放在小勺里，加点糖和少许水，调成半流状。把幼儿抱坐在大人腿上，孩子的右胳膊放在大人左侧腋下靠近背部，大人再用左臂压住幼儿的左胳膊，稳固幼儿身体。把小勺伸进幼儿的嘴角，轻轻压住他的舌头，见他把药咽下去了，再取出小勺，慢慢地把药全喂下去。液体药物也可用喂药器喂食，注意往幼儿口腔内打药时不要对着幼儿喉咙。应将药打入幼儿的两腮，防止误入气管。喂完药后，再喂点糖水或奶，以免药物刺激胃黏膜，引起呕吐。对 3 岁以上的幼儿，要鼓励他们自己吃药。

（二）外用药

幼儿的眼、鼻、耳等器官患病，有时要通过滴药水来治疗。滴药水前操作者必须做到两点：一是查看药名，千万不能拿错药；二是把手洗干净。

1. 点眼药

用软的、干净的棉球擦去眼内分泌物，使幼儿头向后仰，向上看。滴药时用左手食指、拇指轻轻分开上、下眼皮，右手拿滴瓶，距眼 2 cm 高，将药水滴入下眼皮内，每次 1~2 滴。松开左手，让幼儿轻轻闭上眼睛，然后轻提上眼皮，让幼儿转动眼球，使药液均匀布满眼内。如果两眼都有病，则先滴轻的一侧，后滴重的一侧；当要用两种药水时，必须间隔 15 min 以上使用。

眼药膏在睡前涂用。可直接挤在下眼皮内，闭上眼睛轻轻按摩眼球，使眼药膏分布均匀。

2. 滴鼻药

用药前，先让幼儿擤鼻涕，然后让幼儿平躺，肩下垫一个枕头，使头后仰，鼻孔向上；或坐在椅子上，头部取同样姿势。滴药时，左手食指轻推鼻尖部，使鼻孔充分暴露。右手拿滴瓶，在距鼻孔 2~3 cm 处将药液滴入鼻孔，每侧 2~3 滴，轻轻按压鼻翼，使药液均匀接触鼻黏膜，进入鼻道，以发挥药效。滴药后保持原姿势 3~5 min。

3. 滴耳药

让幼儿侧卧，患耳向上。如外耳道有分泌物（脓液），用棉签将其轻轻擦净。滴药时用左手稍向后下方牵拉耳郭，使外耳道变直。右手拿药瓶将药水由外耳道后壁滴入 2~3 滴，轻轻压揉耳屏，使药水充分流入耳道深部。滴药后保持原姿势 5~10 min。若是刚从冰箱内取出滴耳液，要在室温下放一会儿再用，否则会引起不适，甚至发生眩晕。

4. 涂伤口消毒药物

孩子在托幼机构难免出现小的擦伤、跌伤，这时候需要教师在第一时间对伤口进行处理。

处理伤口的原则：先用生理盐水冲洗伤口，再用碘酒消毒。涂碘酒要沿着伤口的边缘由里向外擦。伤口内如有异物，要慎重处理，不易取出的应去医院处理。

四、鼻出血护理

幼儿鼻出血的常见原因有：鼻部外伤，如碰伤鼻子，或幼儿挖鼻孔损伤了鼻黏膜，或发热时鼻黏膜充血。

帮助幼儿止鼻血时要注意：安慰幼儿不要紧张，安静坐着，张口呼吸，头略低。（注意不是仰头，仰头会使血流入咽部，将血咽下虽从鼻孔流出的血很少，但很可能是大量出血。）捏住鼻翼，一般压迫 10 min 可止血。用湿毛巾冷敷鼻部或前额；出血较多时，可将脱脂棉卷塞入鼻腔，填塞紧才能止血；若有麻黄素滴鼻液，可把药洒在上面，止血效果更好。止血后，3 小时内不要做剧烈运动。

若经上述处理，仍无法止血，则应到医院处理。有"出血倾向"的病儿，发生鼻出血难以止住，应尽早去医院治疗。

五、通便

如果幼儿长时间不能排便，大量的粪便会堆积在直肠内，因水分被吸收而变得干硬，更不易排出，此时，应用简单的通便法，帮助幼儿排便。常用的方法有：腹部按摩法，以肚脐为中心，沿顺时针方向按摩腹部，促进肠蠕动；开塞露通便法，使用前将管端封口处平行剪开，挤出少许液体将管口润滑，插入肛门，用力挤压塑料壳的后端，使液体进入肛门内。让幼儿尽量憋一会儿再排便。

任务实施

测体温

用水银温度计测量平平的腋温，具体步骤如下：

（1）从消毒液里取出水银温度计，用生理盐水冲洗后再用酒精棉球擦拭。

（2）先将水银温度计的水银柱甩到35 ℃以下。

（3）用毛巾擦干平平腋窝的汗，保持腋窝干燥。

（4）将水银温度计的金属端夹在平平的腋窝中，让平平手臂屈曲夹紧水银温度计。可用手协助平平夹紧水银温度计。

（5）5~10 min后取出水银温度计，眼与水银温度计保持同一水平，读出水银柱右端所对的数字。

（6）将水银柱甩到35 ℃以下，进行消毒以备下次使用。

参考文献

［1］王波. 学前卫生学[M]. 武汉：中国地质大学出版社，2012

［2］王莉，翟秀华. 学前卫生学.2 版[M]. 大连：大连理工大学出版社，2014

［3］宋文霞，王翠霞. 幼儿园一日生活环节的组织策略[M]. 北京．中国轻工业出版社，2016

［4］张徽. 幼儿卫生与保健.2 版[M]. 上海：华东师范大学出版社，2021

［5］彭英. 幼儿照护职业技能教材[M]. 长沙：湖南科学技术出版社，2012

［6］康松玲. 学前儿童与保健[M]. 武汉：华中师范大学出版社，2013

［7］万钫. 学前卫生学[M]. 长沙：湖南师范大学出版社，2009

［8］张迅捷. 维生素全书[M]. 北京：中国民航出版社，2005

［9］［日］中岛洋子著，王渊译. 健康营养宝典[M]. 北京：外文出版社，2005

［10］中国营养学会. 中国居民膳食营养素参考摄入量[M]. 北京：中国轻工业出版社，2006

附 录

表1　　　　　　　　　　7岁以下男童身高（长）标准值（cm）

年龄	月龄	-3SD	-2SD	-1SD	中位数	+1SD	+2SD	+3SD
出生	0	45.2	46.9	48.6	50.4	52.2	54.0	55.8
	1	48.7	50.7	52.7	54.8	56.9	59.0	61.2
	2	52.2	54.3	56.5	58.7	61.0	63.3	65.7
	3	55.3	57.5	59.7	62.0	64.3	66.6	69.0
	4	57.9	60.1	62.3	64.6	66.9	69.3	71.7
	5	59.9	62.1	64.4	66.7	69.1	71.5	73.9
	6	61.4	63.7	66.0	68.4	70.8	73.3	75.8
	7	62.7	65.0	67.4	69.8	72.3	74.8	77.4
	8	63.9	66.3	68.7	71.2	73.7	76.3	78.9
	9	65.2	67.6	70.1	72.6	75.2	77.8	80.5
	10	66.4	68.9	71.4	74.0	76.6	79.3	82.1
	11	67.5	70.1	72.7	75.3	78.0	80.8	83.6
1岁	12	68.6	71.2	73.8	76.5	79.3	82.1	85.0
	15	71.2	74.0	76.9	79.8	82.8	85.8	88.9
	18	73.6	76.6	79.6	82.7	85.8	89.1	92.4
	21	76.0	79.1	82.3	85.6	89.0	92.4	95.9
2岁	24	78.3	81.6	85.1	88.5	92.1	95.8	99.5
	27	80.5	83.9	87.5	91.1	94.8	98.6	102.5
	30	82.4	85.9	89.6	93.3	97.1	101.0	105.0
	33	84.4	88.0	91.6	95.4	99.3	103.2	107.2
3岁	36	86.3	90.0	93.7	97.5	101.4	105.3	109.4
	39	87.5	91.2	94.9	98.8	102.7	106.7	110.7
	42	89.3	93.0	96.7	100.6	104.5	108.6	112.7
	45	90.9	94.6	98.5	102.4	106.4	110.4	114.6
4岁	48	92.5	96.3	100.2	104.1	108.2	112.3	116.5
	51	94.0	97.9	101.9	105.9	110.0	114.2	118.5
	54	95.6	99.5	103.6	107.7	111.9	116.2	120.6
	57	97.1	101.1	105.3	109.5	113.8	118.2	122.6
5岁	60	98.7	102.8	107.0	111.3	115.7	120.1	124.7
	63	100.2	104.4	108.7	113.0	117.5	122.0	126.7
	66	101.6	105.9	110.2	114.7	119.2	123.8	128.6
	69	103.0	107.3	111.7	116.3	120.9	125.6	130.4
6岁	72	104.1	108.6	113.1	117.7	122.4	127.2	132.1
	75	105.3	109.8	114.4	119.2	124.0	128.8	133.8
	78	106.5	111.1	115.8	120.7	125.6	130.5	135.6
	81	107.9	112.6	117.4	122.3	127.3	132.4	137.6

注：表中3岁前为身长，3岁及3岁后为身高。

表2　　　　　　　　　　7岁以下女童身高（长）标准值（cm）

年龄	月龄	-3SD	-2SD	-1SD	中位数	+1SD	+2SD	+3SD
出生	0	44.7	46.4	48.0	49.7	51.4	53.2	55.0
	1	47.9	49.8	51.7	53.7	55.7	57.8	59.9
	2	51.1	53.2	55.3	57.4	59.6	61.8	64.1
	3	54.2	56.3	58.4	60.6	62.8	65.1	67.5
	4	56.7	58.8	61.0	63.1	65.4	67.7	70.0
	5	58.6	60.8	62.9	65.2	67.4	69.8	72.1
	6	60.1	62.3	64.5	66.8	69.1	71.5	74.0
	7	61.3	63.6	65.9	68.2	70.6	73.1	75.6
	8	62.5	64.8	67.2	69.6	72.1	74.7	77.3
	9	63.7	66.1	68.5	71.0	73.6	76.2	78.9
	10	64.9	67.3	69.8	72.4	75.0	77.7	80.5
	11	66.1	68.6	71.1	73.7	76.4	79.2	82.0
1岁	12	67.2	69.7	72.3	75.0	77.7	80.5	83.4
	15	70.2	72.9	75.6	78.5	81.4	84.3	87.4
	18	72.8	75.6	78.5	81.5	84.6	87.7	91.0
	21	75.1	78.1	81.2	84.4	87.7	91.1	94.5
2岁	24	77.3	80.5	83.8	87.2	90.7	94.3	98.0
	27	79.3	82.7	86.2	89.8	93.5	97.3	101.2
	30	81.4	84.8	88.4	92.1	95.9	99.8	103.8
	33	83.4	86.9	90.5	94.3	98.1	102.0	106.1
3岁	36	85.4	88.9	92.5	96.3	100.1	104.1	108.1
	39	86.6	90.1	93.8	97.5	101.4	105.4	109.4
	42	88.4	91.9	95.6	99.4	103.3	107.2	111.3
	45	90.1	93.7	97.4	101.2	105.1	109.2	113.3
4岁	48	91.7	95.4	99.2	103.1	107.0	111.1	115.3
	51	93.2	97.0	100.9	104.9	109.0	113.1	117.4
	54	94.8	98.7	102.7	106.7	110.9	115.2	119.5
	57	96.4	100.3	104.4	108.5	112.8	117.1	121.6
5岁	60	97.8	101.8	106.0	110.2	114.5	118.9	123.4
	63	99.3	103.4	107.6	111.9	116.2	120.7	125.3
	66	100.7	104.9	109.2	113.5	118.0	122.6	127.2
	69	102.0	106.3	110.7	115.2	119.7	124.4	129.1
6岁	72	103.2	107.6	112.0	116.6	121.2	126.0	130.8
	75	104.4	108.8	113.4	118.0	122.7	127.6	132.5
	78	105.5	110.1	114.7	119.4	124.3	129.2	134.2
	81	106.7	111.4	116.1	121.0	125.9	130.9	136.1

注：表中3岁前为身长，3岁及3岁后为身高。

表3　　　　　　　　　　　　7岁以下男童体重标准值（kg）

年龄	月龄	−3SD	−2SD	−1SD	中位数	+1SD	+2SD	+3SD
出生	0	2.26	2.58	2.93	3.32	3.73	4.18	4.66
	1	3.09	3.52	3.99	4.51	5.07	5.67	6.33
	2	3.94	4.47	5.05	5.68	6.38	7.14	7.97
	3	4.69	5.29	5.97	6.70	7.51	8.40	9.37
	4	5.25	5.91	6.64	7.45	8.34	9.32	10.39
	5	5.66	6.36	7.14	8.00	8.95	9.99	11.15
	6	5.97	6.70	7.51	8.41	9.41	10.50	11.72
	7	6.24	6.99	7.83	8.76	9.79	10.93	12.20
	8	6.46	7.23	8.09	9.05	10.11	11.29	12.60
	9	6.67	7.46	8.35	9.33	10.42	11.64	12.99
	10	6.86	7.67	8.58	9.58	10.71	11.95	13.34
	11	7.04	7.87	8.80	9.83	10.98	12.26	13.68
1岁	12	7.21	8.06	9.00	10.05	11.23	12.54	14.00
	15	7.68	8.57	9.57	10.68	11.93	13.32	14.88
	18	8.13	9.07	10.12	11.29	12.61	14.09	15.75
	21	8.61	9.59	10.69	11.93	13.33	14.90	16.66
2岁	24	9.06	10.09	11.24	12.54	14.01	15.67	17.54
	27	9.47	10.54	11.75	13.11	14.64	16.38	18.36
	30	9.86	10.97	12.22	13.64	15.24	17.06	19.13
	33	10.24	11.39	12.68	14.15	15.82	17.72	19.89
3岁	36	10.61	11.79	13.13	14.65	16.39	18.37	20.64
	39	10.97	12.19	13.57	15.15	16.95	19.02	21.39
	42	11.31	12.57	14.00	15.63	17.50	19.65	22.13
	45	11.66	12.96	14.44	16.13	18.07	20.32	22.91
4岁	48	12.01	13.35	14.88	16.64	18.67	21.01	23.73
	51	12.37	13.76	15.35	17.18	19.30	21.76	24.63
	54	12.74	14.18	15.84	17.75	19.98	22.57	25.61
	57	13.12	14.61	16.34	18.35	20.69	23.43	26.68
5岁	60	13.50	15.06	16.87	18.98	21.46	24.38	27.85
	63	13.86	15.48	17.38	19.60	22.21	25.32	29.04
	66	14.18	15.87	17.85	20.18	22.94	26.24	30.22
	69	14.48	16.24	18.31	20.75	23.66	27.17	31.43
6岁	72	14.74	16.56	18.71	21.26	24.32	28.03	32.57
	75	15.01	16.90	19.14	21.82	25.06	29.01	33.89
	78	15.30	17.27	19.62	22.45	25.89	30.13	35.41
	81	15.66	17.73	20.22	23.24	26.95	31.56	37.39

表4　　　　　　　　　　　7岁以下女童体重标准值（kg）

年龄	月龄	−3SD	−2SD	−1SD	中位数	+1SD	+2SD	+3SD
出生	0	2.26	2.54	2.85	3.21	3.63	4.10	4.65
	1	2.98	3.33	3.74	4.20	4.74	5.35	6.05
	2	3.72	4.15	4.65	5.21	5.86	6.60	7.46
	3	4.40	4.90	5.47	6.13	6.87	7.73	8.71
	4	4.93	5.48	6.11	6.83	7.65	8.59	9.66
	5	5.33	5.92	6.59	7.36	8.23	9.23	10.38
	6	5.64	6.26	6.96	7.77	8.68	9.73	10.93
	7	5.90	6.55	7.28	8.11	9.06	10.15	11.40
	8	6.13	6.79	7.55	8.41	9.39	10.51	11.80
	9	6.34	7.03	7.81	8.69	9.70	10.86	12.18
	10	6.53	7.23	8.03	8.94	9.98	11.16	12.52
	11	6.71	7.43	8.25	9.18	10.24	11.46	12.85
1岁	12	6.87	7.61	8.45	9.40	10.48	11.73	13.15
	15	7.34	8.12	9.01	10.02	11.18	12.50	14.02
	18	7.79	8.63	9.57	10.65	11.88	13.29	14.90
	21	8.26	9.15	10.15	11.30	12.61	14.12	15.85
2岁	24	8.70	9.64	10.70	11.92	13.31	14.92	16.77
	27	9.10	10.09	11.21	12.50	13.97	15.67	17.63
	30	9.48	10.52	11.70	13.05	14.60	16.39	18.47
	33	9.86	10.94	12.18	13.59	15.22	17.11	19.29
3岁	36	10.23	11.36	12.65	14.13	15.83	17.81	20.10
	39	10.60	11.77	13.11	14.65	16.43	18.50	20.90
	42	10.95	12.16	13.55	15.16	17.01	19.17	21.69
	45	11.29	12.55	14.00	15.67	17.60	19.85	22.49
4岁	48	11.62	12.93	14.44	16.17	18.19	20.54	23.30
	51	11.96	13.32	14.88	16.69	18.79	21.25	24.14
	54	12.30	13.71	15.33	17.22	19.42	22.00	25.04
	57	12.62	14.08	15.78	17.75	20.05	22.75	25.96
5岁	60	12.93	14.44	16.20	18.26	20.66	23.50	26.87
	63	13.23	14.80	16.64	18.78	21.30	24.28	27.84
	66	13.54	15.18	17.09	19.33	21.98	25.12	28.89
	69	13.84	15.54	17.53	19.88	22.65	25.96	29.95
6岁	72	14.11	15.87	17.94	20.37	23.27	26.74	30.94
	75	14.38	16.21	18.35	20.89	23.92	27.57	32.00
	78	14.66	16.55	18.78	21.44	24.61	28.46	33.14
	81	14.96	16.92	19.25	22.03	25.37	29.42	34.40

表5　　　　　　　　　　7岁以下男童头围标准值（cm）

年龄	月龄	−3SD	−2SD	−1SD	中位数	+1SD	+2SD	+3SD
出生	0	30.9	32.1	33.3	34.5	35.7	36.8	37.9
	1	33.3	34.5	35.7	36.9	38.2	39.4	40.7
	2	35.2	36.4	37.6	38.9	40.2	41.5	42.9
	3	36.7	37.9	39.2	40.5	41.8	43.2	44.6
	4	38.0	39.2	40.4	41.7	43.1	44.5	45.9
	5	39.0	40.2	41.5	42.7	44.1	45.5	46.9
	6	39.8	41.0	42.3	43.6	44.9	46.3	47.7
	7	40.4	41.7	42.9	44.2	45.5	46.9	48.4
	8	41.0	42.2	43.5	44.8	46.1	47.5	48.9
	9	41.5	42.7	44.0	45.3	46.6	48.0	49.4
	10	41.9	43.1	44.4	45.7	47.0	48.4	49.8
	11	42.3	43.5	44.8	46.1	47.4	48.8	50.2
1岁	12	42.6	43.8	45.1	46.4	47.7	49.1	50.5
	15	43.2	44.5	45.7	47.0	48.4	49.7	51.1
	18	43.7	45.0	46.3	47.6	48.9	50.2	51.6
	21	44.2	45.5	46.7	48.0	49.4	50.7	52.1
2岁	24	44.6	45.9	47.1	48.4	49.8	51.1	52.5
	27	45.0	46.2	47.5	48.8	50.1	51.4	52.8
	30	45.3	46.5	47.8	49.1	50.4	51.7	53.1
	33	45.5	46.8	48.0	49.3	50.6	52.0	53.3
3岁	36	45.7	47.0	48.3	49.6	50.9	52.2	53.5
	42	46.2	47.4	48.7	49.9	51.3	52.6	53.9
4岁	48	46.5	47.8	49.0	50.3	51.6	52.9	54.2
	54	46.9	48.1	49.4	50.6	51.9	53.2	54.6
5岁	60	47.2	48.4	49.7	51.0	52.2	53.6	54.9
	66	47.5	48.7	50.0	51.3	52.5	53.8	55.2
6岁	72	47.8	49.0	50.2	51.5	52.8	54.1	55.4

表6　　　　　　　　　　　7岁以下女童头围标准值（cm）

年龄	月龄	−3SD	−2SD	−1SD	中位数	+1SD	+2SD	+3SD
出生	0	30.4	31.6	32.8	34.0	35.2	36.4	37.5
	1	32.6	33.8	35.0	36.2	37.4	38.6	39.9
	2	34.5	35.6	36.8	38.0	39.3	40.5	41.8
	3	36.0	37.1	38.3	39.5	40.8	42.1	43.4
	4	37.2	38.3	39.5	40.7	41.9	43.3	44.6
	5	38.1	39.2	40.4	41.6	42.9	44.3	45.7
	6	38.9	40.0	41.2	42.4	43.7	45.1	46.5
	7	39.5	40.7	41.8	43.1	44.4	45.7	47.2
	8	40.1	41.2	42.4	43.6	44.9	46.3	47.7
	9	40.5	41.7	42.9	44.1	45.4	46.8	48.2
	10	40.9	42.1	43.3	44.5	45.8	47.2	48.6
	11	41.3	42.4	43.6	44.9	46.2	47.5	49.0
1岁	12	41.5	42.7	43.9	45.1	46.5	47.8	49.3
	15	42.2	43.4	44.6	45.8	47.2	48.5	50.0
	18	42.8	43.9	45.1	46.4	47.7	49.1	50.5
	21	43.2	44.4	45.6	46.9	48.2	49.6	51.0
2岁	24	43.6	44.8	46.0	47.3	48.6	50.0	51.4
	27	44.0	45.2	46.4	47.7	49.0	50.3	51.7
	30	44.3	45.5	46.7	48.0	49.3	50.7	52.1
	33	44.6	45.8	47.0	48.3	49.6	50.9	52.3
3岁	36	44.8	46.0	47.3	48.5	49.8	51.2	52.6
	42	45.3	46.5	47.7	49.0	50.3	51.6	53.0
4岁	48	45.7	46.9	48.1	49.4	50.6	52.0	53.3
	54	46.0	47.2	48.4	49.7	51.0	52.3	53.7
5岁	60	46.3	47.5	48.7	50.0	51.3	52.6	53.9
	66	46.6	47.8	49.0	50.3	51.5	52.8	54.2
6岁	72	46.8	48.0	49.2	50.5	51.8	53.1	54.4

表7　　　　　　　　　　45～110 cm 身长的体重标准值（男）

身长 (cm)	体重 (kg)						
	−3SD	−2SD	−1SD	中位数	+1SD	+2SD	+3SD
46	1.80	1.99	2.19	2.41	2.65	2.91	3.18
48	2.11	2.34	2.58	2.84	3.12	3.42	3.74
50	2.43	2.68	2.95	3.25	3.57	3.91	4.29
52	2.78	3.06	3.37	3.71	4.07	4.47	4.90
54	3.19	3.51	3.87	4.25	4.67	5.12	5.62
56	3.65	4.02	4.41	4.85	5.32	5.84	6.41
58	4.13	4.53	4.97	5.46	5.99	6.57	7.21
60	4.61	5.05	5.53	6.06	6.65	7.30	8.01
62	5.09	5.56	6.08	6.66	7.30	8.00	8.78
64	5.54	6.05	6.60	7.22	7.91	8.67	9.51
66	5.97	6.50	7.09	7.74	8.47	9.28	10.19
68	6.38	6.93	7.55	8.23	9.00	9.85	10.81
70	6.76	7.34	7.98	8.69	9.49	10.38	11.39
72	7.12	7.72	8.38	9.12	9.94	10.88	11.93
74	7.47	8.08	8.76	9.52	10.38	11.34	12.44
76	7.81	8.43	9.13	9.91	10.80	11.80	12.93
78	8.14	8.78	9.50	10.31	11.22	12.25	13.42
80	8.49	9.15	9.88	10.71	11.64	12.70	13.92
82	8.85	9.52	10.27	11.12	12.08	13.17	14.42
84	9.21	9.90	10.66	11.53	12.52	13.64	14.94
86	9.58	10.28	11.07	11.96	12.97	14.13	15.46
88	9.96	10.68	11.48	12.39	13.43	14.62	16.00
90	10.34	11.08	11.90	12.83	13.90	15.12	16.54
92	10.74	11.48	12.33	13.28	14.37	15.63	17.10
94	11.14	11.90	12.77	13.75	14.87	16.16	17.68
96	11.56	12.34	13.22	14.23	15.38	16.72	18.29
98	11.99	12.79	13.70	14.74	15.93	17.32	18.95
100	12.44	13.26	14.20	15.27	16.51	17.96	19.67
102	12.89	13.75	14.72	15.83	17.12	18.64	20.45
104	13.35	14.24	15.25	16.41	17.77	19.37	21.29
106	13.82	14.74	15.79	17.01	18.45	20.15	22.21
108	14.27	15.24	16.34	17.63	19.15	20.97	23.19
110	14.74	15.74	16.91	18.27	19.89	21.85	24.27

表8　　80～140 cm 身高（长）的体重标准值（男）

身高（长）(cm)	体重 (kg)						
	−3SD	−2SD	−1SD	中位数	+1SD	+2SD	+3SD
80	8.61	9.27	10.02	10.85	11.79	12.87	14.09
82	8.97	9.65	10.41	11.26	12.23	13.34	14.60
84	9.34	10.03	10.81	11.68	12.68	13.81	15.12
86	9.71	10.42	11.21	12.11	13.13	14.30	15.65
88	10.09	10.81	11.63	12.54	13.59	14.79	16.19
90	10.48	11.22	12.05	12.99	14.06	15.30	16.73
92	10.88	11.63	12.48	13.44	14.54	15.82	17.30
94	11.29	12.05	12.92	13.91	15.05	16.36	17.89
96	11.71	12.50	13.39	14.40	15.57	16.93	18.51
98	12.15	12.95	13.87	14.92	16.13	17.54	19.19
100	12.60	13.43	14.38	15.46	16.72	18.19	19.93
102	13.05	13.92	14.90	16.03	17.35	18.89	20.74
104	13.52	14.41	15.44	16.62	18.00	19.64	21.61
106	13.98	14.91	15.98	17.23	18.69	20.43	22.54
108	14.44	15.41	16.54	17.85	19.41	21.27	23.56
110	14.90	15.92	17.11	18.50	20.16	22.18	24.67
112	15.37	16.45	17.70	19.19	20.97	23.15	25.90
114	15.85	16.99	18.32	19.90	21.83	24.21	27.25
116	16.33	17.54	18.95	20.66	22.74	25.36	28.76
118	16.83	18.10	19.62	21.45	23.72	26.62	30.45
120	17.34	18.69	20.31	22.30	24.78	27.99	32.34
122	17.87	19.31	21.05	23.19	25.91	29.50	34.48
124	18.41	19.95	21.81	24.14	27.14	31.15	36.87
126	18.97	20.61	22.62	25.15	28.45	32.96	39.56
128	19.56	21.31	23.47	26.22	29.85	34.92	42.55
130	20.18	22.05	24.37	27.35	31.34	37.01	45.80
132	20.84	22.83	25.32	28.55	32.91	39.21	49.23
134	21.53	23.65	26.32	29.80	34.55	41.48	52.72
136	22.25	24.51	27.36	31.09	36.23	43.78	56.20
138	23.00	25.40	28.44	32.44	37.95	46.11	59.62
140	23.79	26.33	29.57	33.82	39.71	48.46	62.96

表 9　　45～110 cm 身长的体重标准值（女）

身长 (cm)	体重 (kg)						
	−3SD	−2SD	−1SD	中位数	+1SD	+2SD	+3SD
46	1.89	2.07	2.28	2.52	2.79	3.09	3.43
48	2.18	2.39	2.63	2.90	3.20	3.54	3.93
50	2.48	2.72	2.99	3.29	3.63	4.01	4.44
52	2.84	3.11	3.41	3.75	4.13	4.56	5.05
54	3.26	3.56	3.89	4.27	4.70	5.18	5.73
56	3.69	4.02	4.39	4.81	5.29	5.82	6.43
58	4.14	4.50	4.91	5.37	5.88	6.47	7.13
60	4.59	4.99	5.43	5.93	6.49	7.13	7.85
62	5.05	5.48	5.95	6.49	7.09	7.77	8.54
64	5.48	5.94	6.44	7.01	7.65	8.38	9.21
66	5.89	6.37	6.91	7.51	8.18	8.95	9.82
68	6.28	6.78	7.34	7.97	8.68	9.49	10.40
70	6.64	7.16	7.75	8.41	9.15	9.99	10.95
72	6.98	7.52	8.13	8.82	9.59	10.46	11.46
74	7.30	7.87	8.49	9.20	10.00	10.91	11.95
76	7.62	8.20	8.85	9.58	10.40	11.34	12.41
78	7.93	8.53	9.20	9.95	10.80	11.77	12.88
80	8.26	8.88	9.57	10.34	11.22	12.22	13.37
82	8.60	9.23	9.94	10.74	11.65	12.69	13.87
84	8.95	9.60	10.33	11.16	12.10	13.16	14.39
86	9.30	9.98	10.73	11.58	12.55	13.66	14.93
88	9.67	10.37	11.15	12.03	13.03	14.18	15.50
90	10.06	10.78	11.58	12.50	13.54	14.73	16.11
92	10.46	11.20	12.04	12.98	14.06	15.31	16.75
94	10.88	11.64	12.51	13.49	14.62	15.91	17.41
96	11.30	12.10	12.99	14.02	15.19	16.54	18.11
98	11.73	12.55	13.49	14.55	15.77	17.19	18.84
100	12.16	13.01	13.98	15.09	16.37	17.86	19.61
102	12.58	13.47	14.48	15.64	16.98	18.55	20.39
104	13.00	13.93	14.98	16.20	17.61	19.26	21.22
106	13.43	14.39	15.49	16.77	18.25	20.00	22.09
108	13.86	14.86	16.02	17.36	18.92	20.78	23.02
110	14.29	15.34	16.55	17.96	19.62	21.60	24.00

表 10　　80～140 cm 身高（长）的体重标准值（女）

身高（长）(cm)	体重 (kg)						
	−3SD	−2SD	−1SD	中位数	+1SD	+2SD	+3SD
80	8.38	9.00	9.70	10.48	11.37	12.38	13.54
82	8.72	9.36	10.08	10.89	11.81	12.85	14.05
84	9.07	9.73	10.47	11.31	12.25	13.34	14.58
86	9.43	10.11	10.87	11.74	12.72	13.84	15.13
88	9.80	10.51	11.30	12.19	13.20	14.37	15.71
90	10.20	10.92	11.74	12.66	13.72	14.93	16.33
92	10.60	11.36	12.20	13.16	14.26	15.51	16.98
94	11.02	11.80	12.68	13.67	14.81	16.13	17.66
96	11.45	12.26	13.17	14.20	15.39	16.76	18.37
98	11.88	12.71	13.66	14.74	15.98	17.42	19.11
100	12.31	13.17	14.16	15.28	16.58	18.10	19.88
102	12.73	13.63	14.66	15.83	17.20	18.79	20.68
104	13.15	14.09	15.16	16.39	17.83	19.51	21.52
106	13.58	14.56	15.68	16.97	18.48	20.27	22.41
108	14.01	15.03	16.20	17.56	19.16	21.06	23.36
110	14.45	15.51	16.74	18.18	19.87	21.90	24.37
112	14.90	16.01	17.31	18.82	20.62	22.79	25.45
114	15.36	16.53	17.89	19.50	21.41	23.74	26.63
116	15.84	17.07	18.50	20.20	22.25	24.76	27.91
118	16.33	17.62	19.13	20.94	23.13	25.84	29.29
120	16.85	18.20	19.79	21.71	24.05	26.99	30.78
122	17.39	18.80	20.49	22.52	25.03	28.21	32.39
124	17.94	19.43	21.20	23.36	26.06	29.52	34.14
126	18.51	20.07	21.94	24.24	27.13	30.90	36.04
128	19.09	20.72	22.70	25.15	28.26	32.39	38.12
130	19.69	21.40	23.49	26.10	29.47	33.99	40.43
132	20.31	22.11	24.33	27.11	30.75	35.72	42.99
134	20.96	22.86	25.21	28.19	32.12	37.60	45.81
136	21.65	23.65	26.14	29.33	33.59	39.61	48.88
138	22.38	24.50	27.14	30.55	35.14	41.74	52.13
140	23.15	25.39	28.19	31.83	36.77	43.93	55.44